運動・からだ図解

初学者でも薬理学がよくわかる1冊

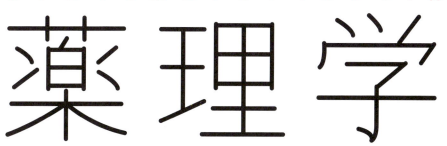

BASICS OF CELL PHARMACOLOGY

の基本

東邦大学医学部 大学院医学研究科 教授 赤羽悟美

はじめに

　薬は、人類が病との闘いの歴史を経て、疾病を癒し生命と健康を護るために創り上げてきた素晴らしい道具であります。しかしながら、薬は私たちの体に働いて治療効果をもたらすとともに、副作用を引き起こすリスクも有しています。薬は「くすりはリスク」あるいは「諸刃の剣」と表現されるように、使い方を誤ると毒にもなります。そのため、薬の副作用のリスクを抑えて治療効果を得るためには、「薬が効くしくみ」や「副作用を引き起こすしくみ」を理解することが重要です。

　薬理学とは、薬が生体に作用して治療効果をもたらすしくみを解き明かす学問です。人体構造（解剖学）や機能（生理学）、外敵からの防御機構（免疫学）、疾患の成り立ち（病態生理学、病理学、感染症学など）、薬が作用する標的となる分子の構造と機能（生化学、分子生物学）の理解のうえに成り立っており、これらの学問領域と密接につながっています。薬理学は、新たな作用を持つ薬を創るための研究、よりよく効いて副作用が少ない薬を創るための研究、複数の薬を組み合わせることで治療効果を高めて副作用を軽減するための研究などを通して、薬物治療の発展に貢献してきました。

　本書は、医療系の大学や専門学校に入学して、はじめて薬理学を学ぶ学生さんたちの入門書として、薬理学の基本をかみ砕き図解とともにまとめました。講義科目としての薬理学は「暗記科目」と見なされているようですが、本書では薬理学の「薬が効くしくみを知ることの面白さ」を伝えることに重点を置き、疾患の成り立ちと治療薬が作用する標的について、わかりやすく説明するように工夫しています。また、薬の歴史や最新の知識なども散りばめています。

　本書を通して薬理学の面白さを知り、薬の作用機序に興味を持ち、本格的な薬理学の成書へと学修を進めていただくことを期待しています。また、薬に興味のある一般の方々にも、本書を手に取っていただけると幸いです。

　最後に、本書の発刊に携わっていただいたすべての方々に、この場をお借りして心より感謝申し上げます。

東邦大学医学部生理学講座統合生理学分野 教授

赤羽　悟美

目次

はじめに ・・・ 2

本書の使い方 ・・・ 8

第1章 薬理学概論

薬理学とはどんな学問か ・・・・・・・・・・・・・・・・・・・・・・・・・・・・・ 10

薬とは何か ・・ 12

剤形のいろいろ ・・・・・・・・・・・・・・・・・・・・・・・・・・・・・・・・・・・・・・・ 14

薬理作用のいろいろ ・・・・・・・・・・・・・・・・・・・・・・・・・・・・・・・・・ 16

リガンドとは ・・ 18

標的分子 (薬物受容体) ・・・・・・・・・・・・・・・・・・・・・・・・・・・・・・ 20

薬の吸収と分布 ・・・・・・・・・・・・・・・・・・・・・・・・・・・・・・・・・・・・・ 22

血液脳関門のしくみ ・・・・・・・・・・・・・・・・・・・・・・・・・・・・・・・・・ 24

薬の代謝と排泄 ・・・・・・・・・・・・・・・・・・・・・・・・・・・・・・・・・・・・・ 26

投与経路と特徴 ・・・・・・・・・・・・・・・・・・・・・・・・・・・・・・・・・・・・・ 28

用量と反応曲線 ・・・・・・・・・・・・・・・・・・・・・・・・・・・・・・・・・・・・・ 30

薬物感受性と耐性 ・・・・・・・・・・・・・・・・・・・・・・・・・・・・・・・・・・ 32

薬の副作用と有害事象 ・・・・・・・・・・・・・・・・・・・・・・・・・・・・・ 34

薬の相互作用 ・・・・・・・・・・・・・・・・・・・・・・・・・・・・・・・・・・・・・・・ 36

服薬アドヒアランスとは ・・・・・・・・・・・・・・・・・・・・・・・・・・・・・ 38

漢方薬とは何か ・・・・・・・・・・・・・・・・・・・・・・・・・・・・・・・・・・・・・ 40

コラム 薬理遺伝学とゲノム薬理学 ・・・・・・・・・・・・・・・・・・ 42

第2章 脳・神経系に働く薬

自律神経系の薬① 交感神経系の薬 ・・・・・・・・・・・・・・・・・・・・ 44

自律神経系の薬② 副交感神経系の薬 ・・・・・・・・・・・・・・・・・・ 46

局所麻酔薬 ・・・・・・・・・・・・・・・・・・・・・・・・・・・・・・・・・・・・・・ 48

統合失調症の薬 ・・・・・・・・・・・・・・・・・・・・・・・・・・・・・・・・ 50

気分障害の薬 ・・・・・・・・・・・・・・・・・・・・・・・・・・・・・・・・・・ 52

不安障害や不眠症の薬 ・・・・・・・・・・・・・・・・・・・・・・・・ 54

てんかんの薬 ・・・・・・・・・・・・・・・・・・・・・・・・・・・・・・・・・・ 56

パーキンソン病の薬 ・・・・・・・・・・・・・・・・・・・・・・・・・・・ 58

認知症の薬 ・・・・・・・・・・・・・・・・・・・・・・・・・・・・・・・・・・・・ 60

鎮痛薬① 痛みとは何か ・・・・・・・・・・・・・・・・・・・・・・ 62

鎮痛薬② オピオイド鎮痛薬 ・・・・・・・・・・・・・・・・・・ 64

鎮痛薬③ 非オピオイド鎮痛薬 ・・・・・・・・・・・・・・・ 66

片頭痛の薬 ・・・・・・・・・・・・・・・・・・・・・・・・・・・・・・・・・・・・ 68

全身麻酔薬 ・・・・・・・・・・・・・・・・・・・・・・・・・・・・・・・・・・・・ 70

コラム アドレナリンとアセチルコリンの発見 ・・・・・・・・・・・・・・・ 72

第3章 循環器系・血液の薬

降圧薬① 高血圧の定義と治療 ・・・・・・・・・・・・・・・・・ 74

降圧薬② 拮抗薬と阻害薬 ・・・・・・・・・・・・・・・・・・・・・ 76

降圧薬③ β遮断薬と利尿薬 ・・・・・・・・・・・・・・・・・・・ 78

狭心症の薬 ・・・・・・・・・・・・・・・・・・・・・・・・・・・・・・・・・・・・ 80

心不全の薬① 心不全の概要 ・・・・・・・・・・・・・・・・・ 82

心不全の薬② 症状に応じた薬 ・・・・・・・・・・・・・・・ 84

不整脈の薬① 不整脈の概要と治療 ・・・・・・・・・・ 86

不整脈の薬② 種類ごとの薬 ・・・・・・・・・・・・・・・・・ 88

血栓治療薬① 血栓ができるしくみ ・・・・・・・・・・ 90

血栓治療薬② 主に使われる薬 ・・・・・・・・・・・・・・・ 92

貧血の薬 ・・・・・・・・・・・・・・・・・・・・・・・・・・・・・・・・・・・・・・ 94

コラム ノーベル賞の誕生秘話と硝酸薬 ・・・・・・・・・・・・・ 96

第4章 消化器系の薬

- 消化不良・食欲不振の薬 ･････････････････････････････････ 98
- 消化性潰瘍の薬① 消化性潰瘍の概要 ･････････････････････ 100
- 消化性潰瘍の薬② 抑制薬と増強薬 ･･･････････････････････ 102
- 便秘の薬 ･･ 104
- 下痢の薬① 下痢の分類と治療 ･･･････････････････････････ 106
- 下痢の薬② 止瀉薬 ･･････････････････････････････････････ 108
- 悪心・嘔吐の薬 ･･ 110
- 肝機能障害の薬 ･･ 112
- 肝炎（ウイルス性肝炎）の薬 ･････････････････････････････ 114
- 膵炎の薬 ･･ 116
- 胆石症の薬 ･･ 118
- コラム　痛み止めによる腹痛 ･････････････････････････････ 120

第5章 代謝・内分泌系、腎・泌尿器系の薬

- 糖尿病の薬① 糖尿病の概要 ･････････････････････････････ 122
- 糖尿病の薬② 経口血糖降下薬 ･･･････････････････････････ 124
- 糖尿病の薬③ インスリン製剤の種類 ･････････････････････ 126
- 脂質異常症の薬 ･･ 128
- 骨粗鬆症の薬 ･･ 130
- 甲状腺機能障害の薬① 亢進症の薬 ･･･････････････････････ 132
- 甲状腺機能障害の薬② 低下症の薬 ･･･････････････････････ 134
- 利尿薬① 尿生成と薬の作用点 ･･･････････････････････････ 136
- 利尿薬② 主な利尿薬の作用 ･････････････････････････････ 138
- 腎不全の薬 ･･ 140
- 尿路結石の薬 ･･ 142
- 排尿機能障害の薬 ･･ 144

蓄尿機能障害の薬 ･････････････････････････････････ 146

コラム　SGLT2阻害薬の可能性 ･･････････････････････ 148

第6章　呼吸器系の薬

かぜ症候群の薬 ････････････････････････････････････ 150

咳と痰の薬① 咳と痰のしくみと薬 ･･････････････････ 152

咳と痰の薬② 痰を出しやすくする薬 ････････････････ 154

気管支喘息の薬 ････････････････････････････････････ 156

鼻炎の薬 ･･ 158

COPDの薬 ･･･････････････････････････････････････ 160

コラム　禁煙の治療薬 ･･････････････････････････････ 162

第7章　炎症、免疫、アレルギーの薬

アレルギー疾患の薬 ･･･････････････････････････････ 164

アトピー性皮膚炎の薬 ･････････････････････････････ 166

炎症を抑える薬 ････････････････････････････････････ 168

痛風の薬① 痛風の概要と治療 ･･････････････････････ 170

痛風の薬② 高尿酸血症の治療薬 ････････････････････ 172

関節リウマチの薬 ･････････････････････････････････ 174

コラム　副腎皮質ステロイドの作用と副作用の機序 ･････････ 176

第8章　感染症の薬

感染症と薬の概要 ･････････････････････････････････ 178

細菌感染症の薬① 種類と効果範囲 ･･････････････････ 180

細菌感染症の薬② 抗菌薬の作用① ･･････････････････ 182

細菌感染症の薬③ 抗菌薬の作用② ･･････････････････ 184

肺炎の薬 ・・・ 186

尿路感染症の薬 ・・・・・・・・・・・・・・・・・・・・・・・・・・・・・・・・・ 188

ピロリ菌感染症の薬 ・・・・・・・・・・・・・・・・・・・・・・・・・・・ 190

結核の薬 ・・ 192

ウイルス感染症の薬① ウイルスの概要 ・・・・・・・・・・・ 194

ウイルス感染症の薬② 薬の作用 ・・・・・・・・・・・・・・・・・ 196

インフルエンザの薬 ・・・・・・・・・・・・・・・・・・・・・・・・・・・ 198

COVID-19の薬 ・・・・・・・・・・・・・・・・・・・・・・・・・・・・・・・ 200

ヘルペスウイルス感染症の薬 ・・・・・・・・・・・・・・・・・・・ 202

HIV感染症の薬 ・・・・・・・・・・・・・・・・・・・・・・・・・・・・・・・ 204

真菌感染症の薬① 真菌感染症と薬 ・・・・・・・・・・・・・・ 206

真菌感染症の薬② 抗真菌薬の作用 ・・・・・・・・・・・・・・ 208

コラム アルコール消毒と薬剤耐性（AMR）・・・・・・・・・・ 210

第9章　がんに対する薬

がんとがん治療の概要 ・・・・・・・・・・・・・・・・・・・・・・・・・ 212

がんの薬物療法の概要 ・・・・・・・・・・・・・・・・・・・・・・・・・ 214

殺細胞性抗がん薬① 薬の作用 ・・・・・・・・・・・・・・・・・・ 216

殺細胞性抗がん薬② 薬の種類と作用 ・・・・・・・・・・・・ 218

殺細胞性抗がん薬③ 主な副作用 ・・・・・・・・・・・・・・・・ 220

分子標的薬① 標的分子と薬 ・・・・・・・・・・・・・・・・・・・・ 222

分子標的薬② 薬の作用 ・・・・・・・・・・・・・・・・・・・・・・・・ 224

分子標的薬③ 主な副作用 ・・・・・・・・・・・・・・・・・・・・・・ 226

免疫チェックポイント阻害薬① 薬の作用 ・・・・・・・・・ 228

免疫チェックポイント阻害薬② 主な副作用 ・・・・・・・ 230

ホルモン療法薬と支持療法薬 ・・・・・・・・・・・・・・・・・・・ 232

コラム 微小管阻害薬の歴史・・・・・・・・・・・・・・・・・・・・・・ 234

索引 ・・ 235

7

本書の使い方

ポイント
このページで学習する内容のポイントを、箇条書きでまとめています。

3種類の注釈

用語解説

このページの内容を理解するために必要な用語を解説しています。

メモ

理解を深めるための補足的な情報や、より詳しい関連内容を解説しています。

ちょっと一息

薬理学やページの内容にまつわる、雑学的な知識を紹介しています。

2種類のコラム

COLUMN

ページ内で解説した内容に関する幅広い関連知識を掲載しています。

Athletics Column

ページ内で解説した内容に関連した運動や体の知識を、掘り下げて掲載しています。

薬物の表
ページ内で解説した内容に関連する薬物の詳細をまとめています。

カラー図解イラスト
薬理学の基礎を、わかりやすいカラーイラストで図解しています。

第1章

薬理学概論

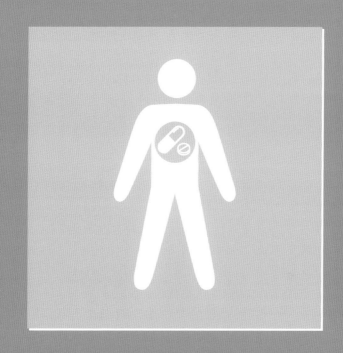

薬理学概論

薬理学とはどんな学問か

ポイント
- 薬理学は、薬の作用や生体内運命を探求する学問
- 薬がどのように作用するのかを探求するのが薬力学
- 投与から排泄まで薬のたどる運命を探求するのが薬物動態学

薬の作用や体内での動きを探求する学問

薬理学は、薬が体内でどのように作用するのか、また、薬がどのように体内に入り、どこをどう巡り、体外へ排出されるのかを探求する学問です。前者の「薬の作用」を取り扱う分野を薬力学といいます。

薬力学は、薬が標的分子（薬のターゲットとする分子）に作用して、薬理作用（薬が生体に及ぼす有効な作用）を起こすしくみや、薬の量や濃度と、効果の関係などを探る学問です。狭義の薬理学とされることもあります。後者の投与された薬が、体内でどう動くのかを探求する分野は薬物動態学と呼ばれます。薬物動態学では、薬が体内に「吸収」され、血液に乗り運ばれて臓器や組織に「分布」するしくみや、薬が「代謝」されて化学構造が変化したり、尿や便などで「排泄」されたりするしくみを探求します。

解剖・生理学や、薬剤学などと関係が深い

薬力学や薬物動態学の理解には、人体の解剖学や生理学、生化学の知識が必要です。たとえば口から飲んだ薬が吸収され、血液に乗って体内を巡るしくみの理解には、消化管や循環器などの構造（解剖学）と機能（生理学）の知識が欠かせません。また、薬が細胞に作用するしくみや、酵素によって代謝されるしくみの理解には、生理学や生化学の知識が欠かせません。また薬物動態学は、薬剤学と関係が深い学問です。薬剤学とは、より効率よく薬の効果が現れるようにするには、どんな添加剤を加えるのがよいか、どんな形状が最適なのかを研究する学問です。

用語解説

薬理学
薬の作用を探求する薬力学と、投与された薬の動態を探求する薬物動態学のこと。

薬力学
薬が細胞や組織の標的分子にどのように作用し、効果を発揮するのかを探求する学問。狭義の薬理学。

薬物動態学
投与された薬の吸収、分布、代謝、排泄のしくみを探求する学問。

メモ

薬の生体内運命
薬が投与され、吸収されて目的とする場所に分布され効力を発揮し、やがて代謝されたり排泄されたりして消失する一連の過程を薬の生体内運命という。

薬理学とは

薬理学は薬について探求する学問で、薬が細胞や組織にどのように作用するかを探る薬力学と、薬の体内での動態を探る薬物動態学からなる。薬剤の添加剤や剤形などを研究する薬剤学も関係する。薬理学は、解剖学や生理学、生化学などの学問とも関係が深い。

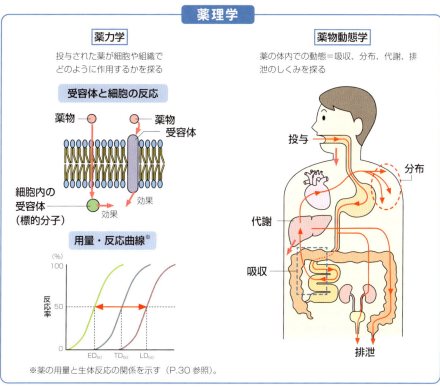

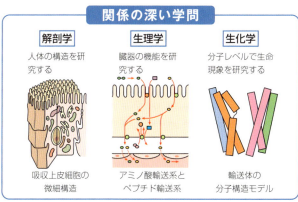

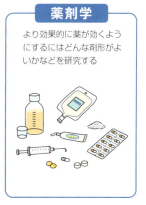

薬とは何か

薬理学概論

ポイント
- 薬とはヒトや動物の健康状態を回復し，保持させる物質の総称
- 薬物とは生体（ヒトや動物）に何らかの作用を及ぼす物質
- 薬剤とは薬物を錠剤や注射剤などにして使える形にしたもの

薬、薬物、薬剤、医薬品とはそれぞれ何のこと？

薬は、ヒトや動物の健康状態を回復し、保持させる物質の総称です。病気の治療や検査、予防に用いられるものまで、さまざまなものが含まれます。

薬物とは、生体（ヒトや動物）に何らかの作用を及ぼす物質のことです。そして、薬物に添加剤を加えて、使える形にしたものを薬剤といいます。「医薬品」とは、その有効性と安全性が検証され、ヒト（または動物）の疾病の診断、治療または予防を目的として使用するために製造・販売することが承認された薬剤です。医薬品の製造や販売等については薬機法に定められています（用語解説参照）。また薬品という言葉もあります。これは、精製・配合された化学物質のこととされ、薬物にとどまらず、農薬や火薬、さまざまな実験に使う試薬なども含みます。

医師が処方する医療用医薬品と店で買えるOTC医薬品

私たちが病気や症状を治すために使っている医薬品は、医療用医薬品とOTC医薬品に分けられます（右ページ表参照）。医療用医薬品は、製造・販売が厚生労働省から承認されており、医師または歯科医師による処方箋が必要な薬です※。OTC医薬品は、処方箋なしで街の薬局などで買える市販薬のことです（メモ参照）。OTC医薬品には、薬剤師による指導等が必要な要指導医薬品と、薬局やインターネットなどで購入できる一般用医薬品（第1類～第3類）があります。第1類は副作用等のリスクがあるため、薬剤師による情報提供が必要です。

※一般に処方薬と呼ぶ。

用語解説

薬物
体に何らかの薬理作用をもたらす単一の物質のこと。

薬剤
薬物に添加剤や別の薬物などを配合し、服用や注射ができるようにしたもの。

薬機法
正式名は「医薬品、医療機器等の品質、有効性及び安全性の確保等に関する法律」。日本における医薬品、医薬部外品、化粧品、医療機器等に関する運用などを定めた法律。たとえば医療機器の製造・販売は、薬機法にもとづき薬事承認されることで行うことができる。

メモ

医薬部外品とは？
薬機法では、一定の有効成分を含み、効果・効能が認められるが、主に防止や衛生を目的として使われる、人への作用が穏やかなものとされている。スキンケアのための商品や口臭防止などの商品がある。「医薬品」とは目的と効果が異なる。

OTC医薬品とは？
薬局などで買える市販薬。OTCはOver The Counterの頭文字。軽度の不調などを自分の責任で手当てするセルフメディケーションのための医薬品。

薬物と薬剤とは

薬物とは薬理作用を持つ単一の物質のこと。それを添加剤などと組み合わせて、飲んだり注射したりできるような形にしたものが薬剤である。

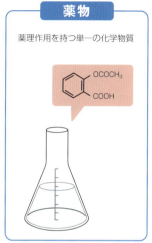

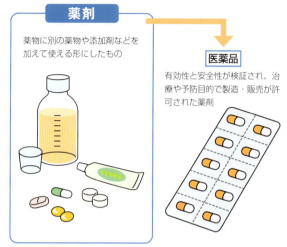

医療用医薬品とOTC医薬品

医薬品は、医師・歯科医師の処方箋が必要な医療用医薬品と、処方箋が不要でセルフメディケーションのために提供されるOTC医薬品がある。OTC医薬品は、副作用のリスク等によって、要指導医薬品と第1類～第3類の医薬品に分類される。

医療用医薬品 （処方薬）	OTC医薬品 （市販薬）			
医師または歯科医師の 処方箋が必要	処方箋は必要ない			
^	要指導 医薬品	一般用医薬品		
^	^	第1類	第2類	第3類
●病気の治療のため、医師・歯科医師が処方するもの ●病院の薬局または街の調剤薬局で、処方箋にもとづいて調剤 ●書面を用いて、医薬品の名称や用法・用量、副作用などを説明する義務がある（医師または薬剤師）	●新たにOTC医薬品になったもので、慎重な販売が必要 ●対面で書面を用いての情報提供の義務（薬剤師）	●副作用などで日常生活に支障をきたす恐れがあるもの ●書面を用いての説明義務がある（薬剤師）	●まれに入院等が必要な副作用が起こる ●書面を用いての説明は努力義務（薬剤師または登録販売者）	●副作用が起きる可能性はあるが、日常生活に支障をきたすほどではない ●書面を用いての説明は不要
^	●購入者から相談があった場合は、対応する義務がある			

薬理学概論

剤形のいろいろ

ポイント
- 剤形とは、錠剤やシロップ剤などの薬の形状のこと
- 剤形は投与経路や薬の吸収・分布と関係がある
- 薬物と添加剤を合わせて適切な剤形にする

錠剤やシロップ剤、貼付剤などの剤形がある

剤形とは、薬（薬剤）の形のことです。たとえば内服薬の錠剤、カプセル剤、顆粒剤、シロップなど、点鼻薬の噴霧剤、皮膚につける軟膏やクリーム剤、肩こりのときに貼る湿布などの貼付剤など、さまざまな剤形があります。主な剤形と特徴を右ページの表にまとめました。

剤形は、薬の有効成分がより効果的に目的とする臓器・組織に届くように工夫されています。そのため剤形は、薬の投与経路（P.28参照）や吸収・分布（P.22参照）と関係しています。たとえば、胃腸の消化液で分解されてしまうため内服薬にできない薬は、血管や皮下などに投与する注射剤にしたり、坐剤にしたりします。また鎮痛薬には、長時間効果が続くように皮膚から少しずつ吸収させるため、貼付剤にしたものもあります。

薬を成形し、効果的に効くようにするための添加剤

薬は、薬理作用をもたらす薬物＝有効成分と、添加剤（添加物）でできています。添加剤は、薬を適切な剤形にするために加えられるもので、薬理作用がなく、無害なものが使われます。添加剤には錠剤などに成形し、かつ消化管のどこで薬効成分が溶け出すかを設計するための賦形剤（増量剤）や、飲んで水分を含むと崩れて薬効成分がすみやかに溶け出すようにする崩壊剤、粉状のものを錠剤に圧縮するときの効率を高め表面に光沢を与える滑沢剤、材料の粒子をしっかり結合させるための結合剤、糖衣など表面を覆うコーティング剤、着色剤などがあります。

 用語解説

剤形
薬の形状のこと。固形のものや液状のもの、半固形のもの、貼付剤や軟膏、クリームなどがある。剤形によって、薬の作用が発現するまでの時間、作用の持続時間、副作用の出やすさなどをコントロールすることができる。

添加剤
添加物、または医薬品添加剤ともいう。適切な剤形にするために加えるもの。薬理作用がなく、人体に無害なものが使われる。例：でんぷん、乳糖、グリセリン、水、アルコールなど。

薬効成分
厚生労働省により、効果の認められた成分。

 ちょっと一息

添加剤でアレルギーも
添加剤は基本的に無害なものが使われるが、人によってはアレルギーを起こすこともある。さまざまな物質のアレルギーがある人は、薬の添加剤にも注意が必要。たとえば牛乳アレルギーを持つ人は、乳糖やカゼインに注意する。

主な剤形とその特徴

剤形は、内用剤（内服薬）と注射剤、外用剤に大別される。主な剤形とその特徴、利点と欠点は以下の通りである。

分類	剤形	特徴
内用薬	錠剤	丸や楕円などの固形の薬。水などといっしょに飲むもののほか、口腔内で溶かしたり噛み砕いたりして服用するものもある。携帯でき、服用方法がわかりやすい。まずい薬も飲みやすく加工されている。嚥下障害がある場合は使いにくい。用量の微調節が難しい
	カプセル剤	硬カプセル剤と軟カプセル剤がある。まずい薬も飲みやすい。大きくなる場合があり、高齢者や小児には飲みにくい。用量の微調整が難しい
	顆粒剤 散剤	顆粒剤は顆粒状、散剤は粉状の薬。嚥下能力が低い高齢者や小児には、錠剤等より飲みやすい。吸収が速い。服用するときに飛び散ったり、袋の中に残ってしまったりする
	経口剤 シロップ剤 ゼリー剤	液状、またはゲル状、ゼリー状のもの。甘味がついている場合も多く、小児でも飲みやすい。顆粒状のものを水に溶いて使うものもある。吸収が速い。開封後は長期保存できない。携帯には不便。正確な計量が必要
注射剤	溶液性 懸濁性 乳濁性	皮下・筋肉・静脈注射用の薬。液状の溶液性注射剤、150μm以下の粒子を溶液に分散させた懸濁性注射剤（主に殿部への筋肉注射用。血管内や脊髄腔には使わない）、7μm以下の液体粒子を分散させた乳濁性注射剤（脊髄腔には使わない）がある。ほかに、使用直前に液体に溶解・懸濁させるための固形（粉末など）のものもある
外用薬	ローション クリーム 軟膏 ゲル	皮膚に塗る薬。基剤の違いで、液状または半固形のものがある。同じ有効成分で剤形が違う薬剤があるので、使用感などで選べる。簡単に使える。直接患部に塗布するので、ほかの部位への影響を最小限にできる。皮膚から吸収されて、全身に作用する薬もある
	点鼻剤 点眼剤 点耳剤	点鼻剤は液状または粉末（噴霧剤）、点眼剤は液状（水性・油性・懸濁剤も）または軟膏、点耳剤は液状または使用時に溶解・懸濁する粉末など。点眼剤は複数使う場合があり、順番や間隔などに注意が必要
	貼布剤	皮膚に貼る薬。テープ剤（薄く粘着力が強い）とパップ剤（水分を含み厚く粘着力はやや弱い）がある。テープ剤には、局所作用型と、全身作用型がある。全身作用型（鎮痛薬など）は、使い方に注意が必要
	坐剤 膣錠など	直腸・肛門に使う坐剤、クリーム、注腸剤、腟に使う腟錠や腟用坐剤などがある。直腸から投与すると、すみやかに吸収され、肝臓を通らず全身の血流に入る。初回通過効果（P.22 参照）を受けない

薬理学概論

剤形のいろいろ

薬理学概論

薬理作用のいろいろ

ポイント
- 薬の主作用とは、目的とする有益な作用のこと
- 副作用とは主作用以外の作用のこと
- 興奮作用と抑制作用、局所作用と全身作用などに分類

副作用は有害作用だけではない

薬理作用とは薬が体にもたらす作用のことで、右ページの表のようにさまざまなものがあります。

薬の主作用とは、目的とする有益な作用のことで、薬効ともいいます。そしてそれ以外の作用を副作用（P.34参照）といいます。副作用というと有害な作用＝有害作用をイメージしがちですが、広い意味では、本来の目的ではない有益な作用も副作用に含まれることがあります。

主作用と副作用の関係は、目的によって変わることがあります。たとえばアスピリンを解熱・鎮痛のために使う場合、抗血小板作用（血液を固まりにくくする作用）は副作用です。逆に、抗血小板作用を目的としてアスピリンを使う場合、解熱・鎮痛作用は副作用といえます。

薬の効き方などで作用を分類

体の機能にアクセルをかける作用を興奮作用、ブレーキをかける作用を抑制作用といいます。カフェインなどは興奮作用、麻酔薬などは抑制作用を持つ薬です。

また、湿布薬を貼った場所の痛みを緩和するような作用を局所作用、内服薬や注射などで全身に作用するものを全身作用といいます。

投与してすぐ、数分程度で作用が現れるものを速効性作用、投与して数時間以上してから作用が現れるものを遅効性作用といいます。

薬の中には、投与し始めてから効果が現れるまで、何週間、または何ヶ月もかかるものもあります。

用語解説

主作用
薬の目的とする作用のこと。便秘薬なら便秘の解消、鎮痛薬なら痛みの緩和など。

副作用
薬の主作用以外の作用。一般的には、薬により現れた有害な作用をさすが、広い意味では、有害な作用だけでなく、有益な作用も含む。

メモ

外用薬は大半が局所作用の薬だが……
貼付剤やクリーム・軟膏などの外用薬の多くは局所作用の薬だが、一部の鎮痛薬の貼付剤や坐剤などには全身作用を持つ薬もある。

ちょっと一息

速効性の漢字を間違えないように
すみやかに薬の効果が現れることを速効性というが、「速攻」や「即効」ではないので注意する。

薬理作用の分類

薬が体にもたらす薬理作用は、以下のように分類される。

作用	分類	特徴
主作用	有効性	その薬が目的とする有益な作用
副作用		その薬の主作用以外の作用 例1：アスピリンによる胃腸障害や蕁麻疹などは副作用。広い意味では有害な作用だけではなく有益な作用も含む。例2：アスピリンを解熱・鎮痛を目的として使用する場合、抗血小板作用は副作用になる
興奮作用	作用の発現	臓器や組織等の機能を亢進させる作用 例：カフェインなどの中枢神経刺激作用など
抑制作用		臓器や組織等の機能を抑制する作用 例：麻酔薬などの中枢神経抑制作用など
直接作用	直接か間接か	薬が標的分子に働くことで、直接的に現れる作用
間接作用		薬が標的分子に結合して標的分子の働きが促進（または抑制）されたことにより、間接的に目的とする作用が現れること
局所作用	作用部位	投与したところだけに現れる作用 例：肩こりに対する貼付剤や、皮膚炎に対するかゆみ止めクリームなど
全身作用		血中に吸収された薬によって全身に現れる作用 例：内服薬、注射剤など
選択的作用	選択性	血中に吸収された薬が、特定の部位や分子のみに作用すること 例：分子標的薬
非選択的作用		全身の組織・臓器に一様に現れる作用 例：消毒薬による作用など
速効性作用	作用発現までの時間	薬を投与して数分以内に作用が現れること 例：静脈注射など
遅効性作用		薬を投与してから数時間程度、またはそれ以上経過してから作用が現れること。作用発現まで数週間から数ヶ月を要する薬もある
一過性作用	作用持続時間	薬の作用の持続時間が数分〜数十分程度のもの 例：ニトログリセリン舌下錠など
持続性作用		薬の作用が半日〜数時間と長いもの 例：ニトログリセリン貼付剤など

薬理学概論

薬理作用のいろいろ

リガンドとは

薬理学概論

ポイント
- 薬物は薬物受容体に結合するリガンドである
- 受容体を刺激するリガンドをアゴニストという
- 受容体へのアゴニストの結合を阻むものをアンタゴニストという

リガンドは標的分子に結合する物質

　薬の作用は、薬物が体の細胞表面や細胞内にある受容体や、酵素などにある特定の分子に結合することで現れます。この薬物が結合する分子を標的分子（P.20参照）または薬物受容体（レセプター）といい、そこに結合する薬物などの物質をリガンドといいます。リガンドと標的分子は鍵と鍵穴の関係にあります。鍵と鍵穴が合っていればがっちりとはまり、薬理作用が現れますが、鍵と鍵穴が合わなければ鍵ははまらず、細胞に薬理作用は現れません。

受容体を刺激するアゴニストと塞ぐアンタゴニスト

　リガンドには、薬物受容体に結合すると、体内の生理活性物質が結合したときと同じように細胞にシグナル（情報）を伝え、細胞の働きを引き起こすアゴニスト（作動薬）があります。また、薬物受容体を塞ぎ、体内の生理活性物質やアゴニストが作用しないようにするアンタゴニスト（拮抗薬）があります。

　アゴニストは、体内の生理活性物質と同じ強い作用をもたらす完全アゴニスト（フルアゴニスト）と、やや弱い作用を現す部分アゴニスト（パーシャルアゴニスト）、アゴニストの刺激がない状態で活性化している受容体に結合して不活性化させ、シグナルの伝達を低下させる逆アゴニスト（インバースアゴニスト）に分けられます。

　アンタゴニストには、可逆的に結合する競合的アンタゴニストと、不可逆的に結合する非競合的アンタゴニストなどの種類があります。

 用語解説

リガンド
薬物受容体に特異的に結合する物質のこと。薬物や生理活性物質などがリガンドである。

生理活性物質
生体内のさまざまな生理活動の調整や、活性化させるなどの影響を与える化学物質の総称。

アゴニスト
作動薬、または刺激薬と呼ばれる。リガンドのうち、受容体に結合することで細胞等にシグナルを伝達させ、細胞の働きを引き起こすもの。

アンタゴニスト
拮抗薬、または遮断薬ともいう。リガンドのうち、受容体を塞ぎ、アゴニストの結合を阻害して作用を遮断するもの。アンタゴニスト自体は、何の反応も起こさない。

 メモ

「アゴニストは機能を亢進させるもの」ではない
受容体の中には細胞の機能を抑制する役割を担うものもあるので、アゴニストは必ずしも細胞の働きを亢進させるというわけではない。アゴニストが結合する受容体は、それぞれ固有の細胞応答を引き起こすのである。

リガンドとは何か

薬物は、標的分子や薬物受容体（レセプター）に結合することで薬理作用を発揮する。

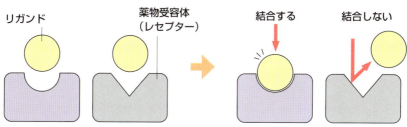

細胞膜や細胞内、酵素などが持つ薬物受容体に結合する薬物や生理活性物質をリガンドという

薬物受容体とリガンドは鍵穴と鍵の関係にある

アゴニストとアンタゴニスト

アゴニストが受容体に結合すると、体内の生理活性物質と同じように受容体の活性化に影響を及ぼす。アンタゴニストは受容体を塞ぎ、生理活性物質などの結合を阻害する。

← ：シグナル伝達　　→：生理活性物質と同程度のシグナル伝達
◁‥‥：やや弱いシグナル伝達　　⊢：シグナル伝達の抑制

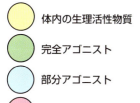
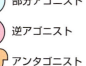
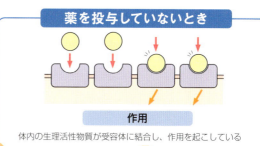

体内の生理活性物質が受容体に結合し、作用を起こしている

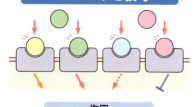

アゴニストが受容体に次々結合し、受容体がより活性化される（アゴニストには受容体を不活性化させるものもある）

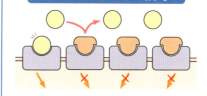

アンタゴニストが受容体を塞ぎ、生理活性物質の作用が低下する。アンタゴニストは受容体に対して何の作用も起こさない

標的分子(薬物受容体)

薬理学概論

ポイント
- 薬物は標的分子に結合して薬理作用を起こす
- 細胞表面や細胞内の受容体は代表的な標的分子
- ほかにイオンチャネルや酵素などが標的分子になる

標的分子には受容体やイオンチャネルなどがある

　薬物は、体の細胞などにある**標的分子**に結合することで薬理作用を発揮します。標的分子となるものには、受容体、イオンチャネル、トランスポーター、**酵素**、**核酸**などがあります(右ページ表参照)。これらの標的分子は、細胞どうしの情報伝達や、細胞内外の物質の出入り、代謝といった体のさまざまな機能のために備わっているものです。そこに薬物がリガンド(P.18参照)として結合すると、その分子が持つ本来の働きを作動させたり、あるいは遮断したりして、薬理作用を引き起こすのです。

　薬物と標的分子は鍵と鍵穴の関係にあり、ぴったり合わないと結合しません(**特異的**)。標的分子は、薬物が結合するところという意味で、**薬物受容体**とも呼ばれます。

代表的な標的分子である受容体

　受容体には実にさまざまなものがあり、細胞膜に埋まっているものと、細胞内にあるものとに分けられます。

　細胞膜に存在する受容体は、ホルモンや神経伝達物質などが結合すると、細胞に何らかのシグナルを伝えるしくみになっています。一方の細胞内の受容体は、ステロイドなどが結合すると核のDNAに作用して、タンパク質の合成を促す働きを持っています。この細胞内の受容体には、細胞膜を通り抜けて細胞内に入れる脂溶性の物質しか結合できません。

　そしてこれらの受容体に薬物が結合すると、受容体が持つ働きが刺激または遮断され、薬理作用が生じるのです。

用語解説

標的分子
薬物が結合する分子。細胞が持つ受容体やイオンチャネル、トランスポーター、酵素、核酸などがある。

特異
特定の受容体や標的分子にのみ結合・作用して、それ以外のものとは結合・作用しないこと。たとえば、ある薬物は特定の受容体だけに結合することを特異的という。選択的ともいう。

薬物受容体
薬物が結合する受容体。もともとホルモンや神経伝達物質などの生理活性物質が結合するために備わっているものや、細胞内に存在する酵素などが含まれる。

メモ

酵素
大半はタンパク質でできていて、体内で行われるさまざまな代謝などの化学反応を触媒するもの。酵素があると化学反応がより確実に速く進む。

核酸
DNA(デオキシリボ核酸)とRNA(リボ核酸)のこと。細胞核にあり、遺伝情報の伝達に関わる。

主な標的分子と結合

薬物は標的分子に結合することで薬理作用をもたらす。標的分子は薬物受容体とも呼ばれる。

標的分子	模式図	特徴
リガンド受容体	酵素内蔵型受容体　Gタンパク質共役型受容体 受容体にリガンドとなる薬物が結合すると生体反応が起こる	● 細胞膜上、または細胞内にあり、ホルモンや神経伝達物質などの生理活性物質が結合することでさまざまな生体反応を起こす ● リガンドとして薬物が結合すると、受容体が持つ働きが刺激または阻害され、その結果薬理作用が引き起こされる
イオンチャネル	イオン　チャネル リガンドの結合や膜電位※の変化などでチャネルが開くとイオンが通過する。刺激で閉じるチャネルもある	● イオンは細胞膜を直接通り抜けられないので、イオンが細胞を出入りするには、膜輸送タンパク質と呼ばれるものが必要で、そのひとつがイオンチャネル ● イオンチャネルを開く薬物や、遮断する薬物がある
イオンチャネル内蔵型受容体	リガンド リガンドの結合でチャネルが開くと、イオンが細胞内外に移動する	● イオンを細胞の内外に出入りさせるイオンチャネルの役割を持つ受容体 ● チャネルを開いたり、遮断したりする薬物がある
トランスポーター	細胞の内外に物質を移動させる輸送体。エネルギーを必要とするものもある	● イオンチャネルと違い、細胞の中と外の濃度差に逆らって物質を移動させることができる ● トランスポーターに作用して、細胞の内外の物質輸送を変化させる薬物がある
酵素	酵素に基質が組み込まれると化学反応が触媒される	● 酵素は大半がタンパク質で、基質が組み込まれると化学反応を触媒する ● 酵素に作用する薬の大半は阻害薬である
核酸	DNAやRNAは遺伝情報の伝達やタンパク質の合成に関わる	● DNAやRNAは細胞の増殖やタンパク質の合成に必要 ● 抗菌薬や抗がん薬などには、DNAやRNAに働いて増殖を抑えるものがある

※細胞内外における電位の差のこと。

薬理学概論

標的分子（薬物受容体）

薬理学概論

薬の吸収と分布

ポイント
- 吸収とは、薬が粘膜や皮膚から血流に入ること
- 内服薬は吸収されると肝臓で初回通過効果を受ける
- 分布は、吸収された薬がどこでどのように存在しているかを示す

投与された薬が吸収されるプロセス

薬の吸収とは、投与された薬が粘膜や皮膚などを通過して血液（一部はリンパ）の流れに入ることです。

投与された薬の量と吸収の速度が、その薬の有効性や安全性を左右します。吸収のしくみは、投与経路（P.28参照）や剤形（P.14参照）とも関係があります。

たとえば内服薬は、消化管の主に小腸、一部は胃や大腸の粘膜で吸収されます。吸収後すぐに肝臓を通るので、そこで代謝・分解されると薬の効果が減弱、または消失してしまいます。このように全身の血液循環に乗る前に代謝されることを初回通過効果といいます。初回通過効果の影響を受けやすい薬は、投与経路を注射などに変えたり、代謝されて初めて薬効を発揮するように加工したりします。

分布とは吸収された薬が臓器や組織に移行すること

分布とは、吸収された薬が血液に乗って全身を巡り、末梢の毛細血管から臓器や組織に届くことです。いかに効果的に十分な薬が目的地に届くかが、薬効を左右します。分布には、毛細血管の壁の構造、血液量、薬の分子量、脂溶性か水溶性か、血漿タンパク質と結合しやすいか等の要因が深く関係しています。

毛細血管には、壁を構成する内皮細胞どうしがぎっちり結合しているもの（P.24参照）や、隙間があるもの、壁に穴が開いているものがあります（右ページ下図参照）。内皮細胞どうしの隙間が小さい場合は、分子量の小さい薬や脂溶性の薬しか臓器・組織に分布することができません。

用語解説

吸収
投与された薬が、皮膚や粘膜から血液、またはリンパの流れに入ること。投与経路と関係がある。

初回通過効果
小腸などで薬が吸収されると、門脈を経て肝臓に到達し、肝臓で代謝されるため、薬効が減弱または消失してしまうこと。静脈投与や口腔粘膜、皮膚、鼻腔、直腸下部からの投与は、初回通過効果を受けない。

分布
吸収された薬が、臓器や組織に移行すること。分布には薬物の性質や、血漿タンパク質との結合の強さ等が重要である。

メモ

薬物の体内動態
薬の吸収（absorption）、分布（distribution）、代謝（metabolism）、排泄（excretion）の一連のしくみを薬物の体内動態（生体内運命）といい、それぞれの頭文字をとってADMEと呼ぶ。

ちょっと一息

静脈注射と吸収
静脈に直接薬剤を注入する静脈注射では、吸収のプロセスはない。

薬の吸収

投与された薬が、皮膚や粘膜から血液、一部はリンパの流れに入ることを吸収という。投与経路によっては、吸収経路や効果の推移も異なる。

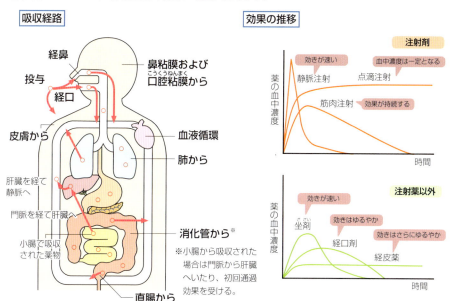

薬の分布に影響する毛細血管の構造

吸収された薬が臓器や組織に移行するとき、その組織の毛細血管の構造によって、分布しやすさが異なる。毛細血管の壁に隙間や窓があると、高分子の薬も通過しやすい。

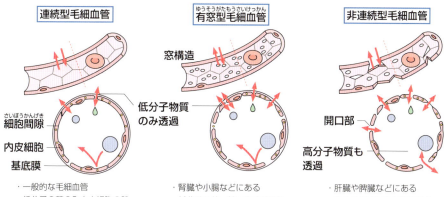

薬理学概論

血液脳関門のしくみ

ポイント
- 脳には有害物資が入らないようにガードするしくみがある
- 脳の毛細血管の構造が物質の通過を阻む血液脳関門（けつえきのうかんもん）
- 脳室の脈絡叢が物質の通過を阻む血液脳脊髄関門（けつえきのうせきずいかんもん）

脳への薬の分布を阻む血液脳関門

　脳には、毒物などの有害物質がむやみに入ってこないようにするための特別な〝ゲート〞が備わっています。それが血液脳関門（けつえきのうかんもん）と血液脳脊髄関門（けつえきのうせきずいかんもん）です。血液脳関門は血管壁に、血液脳脊髄関門は脳脊髄液（のうせきずいえき）が入っている脳室にあります。関門としての役割は血液脳関門のほうが大きく、脳への薬の分布にも深く関わっています。

　血液脳関門の実体は、脳の毛細血管壁の特徴的な構造です。P.23の下図のように、毛細血管の基本構造は平べったい内皮細胞がタイルのように1層に並んだもので、内皮細胞に小さい穴がたくさん開いているものや、内皮細胞どうしのつながりがゆるく、大きく隙間が開いているものなどがあります。その反対に血液脳関門の毛細血管は、内皮細胞どうしがぎっちりと組み合っていて隙間がほとんどなく、さらに血管の外側に脳血管周皮細胞やアストロサイトと呼ばれる細胞があるため、薬や有害物質などの多くが通過できず、脳実質（脳そのもの）に届かないのです。

脳に薬を届けるにはどうすればよいか

　脳の治療には、脳の毛細血管の内皮細胞どうしの隙間を通れる分子量が小さい薬や、脂質でできている内皮細胞の壁を直接通り抜けられる脂溶性の薬を使います。また、血液脳関門を通れる特徴を持ち、脳に入ってから代謝されて化学構造が変化し、薬効（やっこう）を発揮するようになる物質を使うこともあります。パーキンソン病に対するレボドパ（P.58参照）がその一例です。

 用語解説

血液脳関門
毒物などが脳に到達しないようにする関門。毛細血管の内皮細胞どうしのつながりが強く、外を脳血管周皮細胞などが覆っていて、薬物などが通過しにくい。

血液脳脊髄関門
脳室の脈絡叢の上皮細胞が、互いに強く接着しているので、間を物質が通りにくい。さらに細胞膜上に有害物質などを脳に入れないようにする輸送担体がある。

脳脊髄液
脳は脳脊髄液に浮かんでいる。脳脊髄液は主に脳室の脈絡叢から分泌され、脳室やくも膜下腔を循環し、血管やリンパに吸収される。

アストロサイト
脳の神経細胞を支えたり、栄養を提供したりする支持細胞（グリア細胞）の一種。

ちょっと一息

アルコールや麻薬は血液脳関門を通過できる
お酒で酔ったり、一部の麻薬が陶酔感を引き起こしたり、鎮静・鎮痛作用や覚醒作用等を引き起こすのは、これらの物質が血液脳関門を通過してしまうからである。

血液脳関門と血液脳脊髄関門の構造

血液脳関門と血液脳脊髄関門は、毒物などの有害な物質が脳実質に届かないようにするゲートとして中心的役割を果たしている。

血液脳関門の構造

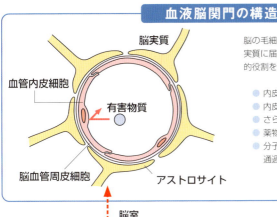

脳の毛細血管は、毒物などの有害な物質が脳実質に届かないようにするゲートとして中心的役割を果たしている

- 内皮細胞どうしの結合が強い
- 内皮細胞の外を脳血管周皮細胞が覆う
- さらにその外をアストロサイトが覆う
- 薬物は、血管内から脳実質に届きにくい
- 分子量の小さい物質や、脂溶性の物質は通過できる

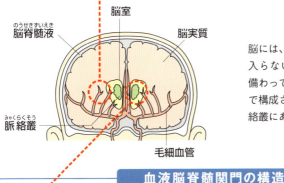

脳には、毒物などの有害物質が簡単に入らないようにするためのゲートが備わっている。それが、脳の毛細血管で構成される血液脳関門と、脳室の脈絡叢にある血液脳脊髄関門である。

血液脳脊髄関門の構造

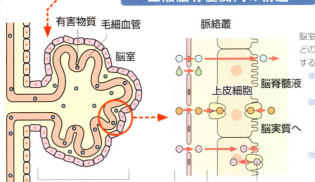

脳室の脈絡叢にあり、脳に毒物などの有害な物質が入らないようにするしくみ

- 脈絡叢の上皮細胞どうしの結合が強い
- 脈絡叢の上皮細胞に、必要な物質を脳室〜脳実質へと送る輸送担体と、有害物質を脳の外に運び出す輸送担体がある
- 分子量の小さい物質や、脂溶性の物質は通過できる

薬の代謝と排泄

ポイント
- 薬を代謝する酵素の代表格はシトクロム P450
- 薬の主な代謝の場は酵素を多く持つ肝臓
- 薬の多くが水溶性物質に変えられ、尿として排泄される

薬を代謝するのは主に肝臓の役目

　薬の代謝とは、特に脂溶性の薬を、酵素の働きで水溶性の物質に変えることです。水溶性の物質になれば、腎臓から尿として体外へ排出できます。そして代謝されると薬効は失われるのです。一方で水溶性の薬は多くの場合、代謝を受けず（未変化体）に、そのまま尿として排泄されます。

　薬を代謝する酵素は、全身のほとんどの組織が持っていますが、もっとも多く酵素を持っているのは肝臓です。薬の代謝は主に肝臓で行われます。薬の代謝に関わる酵素で特に重要なのは、シトクロム P450 と呼ばれる酵素群です。これはたくさんの種類（分子種）の酵素の総称で、主に酸化反応を触媒する働きを持っています。特異性が低いため、多種多様な物質の代謝を触媒できる万能選手で、薬の代謝の約8割を担っているといわれています。

大半は尿として、一部は便として排出される

　排泄とは、薬が体外に排出されることです。多くの場合、薬は肝臓で代謝されて水溶性の物質になり、腎臓から尿として排出されます。また水溶性の薬は、多くの場合、代謝を受けないまま腎臓から排泄されます。あるいは、一部は肝臓で胆汁の成分となり、胆嚢から十二指腸に出て、便に混じって排出されます。

　ただし胆汁として腸管に出たものの一部は吸収され、肝臓に戻って再利用されます（腸肝循環）。

　尿や便のほか、乳汁や唾液、呼気に、またはわずかですが、汗や涙、毛髪に排泄される薬もあります。

用語解説

シトクロム P450
主に酸化反応を触媒する酵素群。特異性が低く、薬物代謝の中心的役割を担う。たくさんの種類（分子種）がある。

胆汁
胆汁は、肝臓でつくられ、胆嚢に溜められて、十二指腸に注がれる。成分はビリルビン、胆汁酸塩、コレステロールなど。脂質の消化を助ける働きがある。

腸肝循環
胆汁として腸管内に出た物質が吸収され、再び肝臓に戻ること。腸肝循環しやすい薬物は、排泄して一度血中濃度が下がるが、再吸収によって血中濃度が上がるので注意が必要である。

ちょっと一息

消失とは
代謝によって薬が薬効を失ったり、排泄によって体外に出たりして、体内に薬効を持つ物質がなくなることを消失という。

薬の代謝と排泄

特に脂溶性の薬は、そのままでは尿として排泄されないので、肝臓で代謝され、水溶性の物質に変換される。水溶性の薬や代謝されて水溶性になった物質は、多くが尿として排泄される。一部の物質が胆汁となって腸管に出て、便として排泄される。

代謝

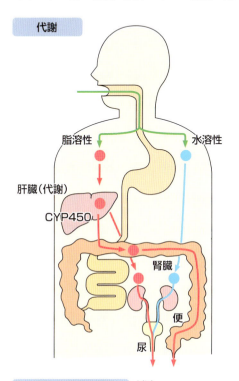

- 特に脂溶性の薬は、肝臓の酵素で代謝され、水溶性の物質に変換される
- 薬は肝臓で代謝されると薬効を失う（消失）
- 薬を代謝する酵素は全身の組織が持っているが、特に豊富に持っているのが肝臓で、肝臓が代謝の主な場となっている
- 薬の代謝に関わる酵素の代表的なものはシトクロム P450 と呼ばれる酵素群

尿や便以外の排泄

乳汁や唾液、呼気などに排泄される薬もある

乳汁
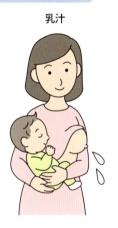

唾液
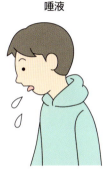

呼気
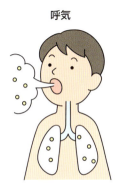

わずかだが、汗や涙、毛髪に排泄される薬もある

27

薬理学概論

投与経路と特徴

ポイント
- 投与経路には経口、注射、皮膚、鼻腔などがある
- 服用が簡単で苦痛がない経口投与の薬が多い
- 胃腸で消化・分解される薬は経口投与できない

投与経路は薬の吸収や代謝のしくみと関係がある

　薬をどこから投与するかを**投与経路**といいます。投与経路は、薬の吸収・分布・代謝・排泄のしくみと関係があります。たとえば、胃腸で消化・分解されてしまう薬は、内服薬にはできませんから、注射などで投与するのです。

　主な投与経路（右ページ表参照）には、注射（静脈、筋肉、皮下）や口腔、気管支・肺、直腸、皮膚、経口、鼻腔、膣があります。**経口投与**された薬は、消化管で吸収されて全身作用をもたらします。皮膚に貼る薬の場合、貼った場所の痛みや炎症を緩和する局所作用（P.16参照）を持つものや、鎮痛薬を少しずつ皮膚から吸収させて全身の痛みを緩和する全身作用（P.16参照）を持つものがあります。

飲むのが簡単で苦痛がない経口投与

　口から飲む内服薬を、経口剤といいます。自分で飲むことができるので投与が簡単で、特に苦痛がないのが利点です。一方で、胃腸で消化・分解される薬は経口投与できないことや、吸収されるとすぐに肝臓に入って代謝を受ける＝初回通過効果（P.22参照）を受けることが欠点です。

　経口投与と似た投与方法に口腔内への投与があります。**口腔内投与**とは、舐めたり舌下に入れたりして、口腔内で溶かして投与するものです。口腔内投与の薬には、トローチなどのように、舐め溶かして口腔内やのどに作用させる局所作用の薬と、狭心症のときに心臓の血管を広げるために使う**ニトログリセリン**などのように、舌下の血管から吸収させる全身作用の薬があります。

用語解説

投与経路
薬をどこから投与するかを投与経路という。経口、皮膚、気管支・肺などがある。

経口投与
口から薬を飲み込む投与方法。水などといっしょに錠剤等を飲むのが一般的だが、舐め溶かして服用するチュアブル錠などもある。

口腔内投与
飲み込まずに口腔粘膜から吸収させたり、のどに作用させたりするもの。舌下錠やトローチなど。

ニトログリセリン
爆薬の一種でもあるが、血管を拡張させる作用があるため狭心症の治療薬として使われる。狭心症の発作時から舌下に投与すると、舌下の血管からすみやかに吸収され、心臓の冠状動脈が拡張し、狭心症発作がおさまる。また血管が拡張するため血圧が下がる。

ちょっと一息

勝手に投与経路を変えてはいけない
薬の投与経路は、吸収や代謝のしくみ等をふまえて決められているので、勝手に変更してはいけない。たとえば、点鼻薬を口から飲んでも鼻づまりは治らない。

投与経路と特徴

主な投与経路と、剤形、吸収の場所や特徴等は以下の通りで、吸収が速い順に並べた。ほかの経路に鼻腔、目、耳、腟などがある。

投与経路	主な剤形	吸収と作用	特徴
静脈注射	注射剤、輸液剤	[吸収] 直接血管に入るため吸収プロセスはない [作用] 全身作用	⊛ 静脈に注射や点滴で投与する ⊛ 吸収と代謝のプロセスを経ずに臓器や組織に分布するため、速効性がある ⊛ 医師や看護師などが行う必要があり、自分ではできない ⊛ 血中濃度の上昇が速いため、用量を間違えないように注意が必要
口腔内	トローチ、含嗽剤など	[吸収] 口腔や咽頭の粘膜から吸収 [作用] 全身作用と局所作用	⊛ 飲み込まずに口腔内の粘膜から吸収させたり、のどに直接作用させたりする ⊛ 舌下から吸収させるものは吸収が速く、初回通過効果も受けない
気管支・肺	吸入剤	[吸収] 気管支・肺胞粘膜から吸収 [作用] 主に局所作用	⊛ 喘息時の吸入剤など。吸い込んで霧状の薬を気管支等の粘膜から吸収させる ⊛ 直接作用させるので速効性がある
直腸	坐剤	[吸収] 肛門と直腸粘膜から吸収 [作用] 全身作用と局所作用	⊛ 直腸に直接作用させる局所作用の薬と、直腸の血管から吸収させる全身作用の薬がある ⊛ 吸収が速い
筋肉注射皮下注射	注射剤	[吸収] 皮下組織や筋肉から吸収 [作用] 全身作用	⊛ 注射器で皮下や筋肉内に投与する ⊛ 比較的速く吸収される ⊛ 静脈注射より持続時間が長い ⊛ 原則として医師や看護師などが行う必要があり、自分ではできない ⊛ 血中濃度の上昇が速いため、用量を間違えないように注意が必要
皮膚	貼付剤、クリーム、軟膏剤	[吸収] 皮膚から吸収 [作用] 全身作用と局所作用	⊛ 局所に作用させるための薬が一般的 ⊛ 全身作用を目的としたテープ剤もある ⊛ 血中濃度は穏やかに上昇し安定する ⊛ 粘膜からよりも吸収は遅い
経口	錠剤、カプセル、顆粒剤、散剤、シロップ剤チュアブルなど	[吸収] 消化管粘膜で吸収 （主に小腸） [作用] 全身作用	⊛ 口から飲むため、簡単で苦痛がない ⊛ 多くは水などといっしょに飲み込む ⊛ 肝臓で初回通過効果を受ける ⊛ 嚥下機能に問題があると投与が難しい

速

吸収速度

遅

薬理学概論

投与経路と特徴

29

用量と反応曲線

薬理学概論

ポイント
- 投与する薬の量を用量という
- 用量が少なすぎれば効果なし、多すぎれば有害事象が生じる
- 50%有効量に近い量を用量に設定することが多い

薬は多ければ多いほどよいわけではない

薬の投与量を増やせば、吸収されて標的分子に結合する量も増え、より強い薬理作用が得られます。その一方で、効果が強すぎて有害な作用が生じたり、目的とする臓器や組織以外への作用も強まり、副作用が現れたりする可能性も高まります。したがって、投与する薬の量は多すぎず少なすぎず、ちょうどよい量でなければなりません。

投与する薬の量を用量といいます。用量は少ないほうから順に、効果が得られないレベルの無効量、目的とする主作用がちょうどよく現れる有効量（治療量）、有害な作用が生じる中毒量、死亡する可能性がある致死量に分けることができます。

薬の用量と反応の関係

右ページの上図は用量-反応曲線と呼ばれるもので、横軸に薬の量の対数を、縦軸に何らかの生体反応が生じた個体（ヒトや動物）の割合を示したものです。薬が少量のときには何の作用も現れませんが（無効量）、量を増やすと主作用が現れ始め（最小有効量）、その後、作用が現れる個体が急速に増加して、半数に見られるようになり（50%有効量）、その後も増加するもののやがて頭打ちになります（最大有効量）。中毒量や致死量も、同じようなS字状の曲線（シグモイド曲線）を描きます。一般的に、薬は50%有効量に近い用量が使われます。

50%致死量を50%有効量で割った数＝安全域（治療係数）が大きいほど、安全性が高い薬といえます。

用語解説

用量
投与する薬の量のこと。

無効量
目的とする薬理作用が現れない量。

有効量
英語で「Effective dose」。主作用が現れる量。集団の50%に作用が現れる量を50%有効量という。

中毒量
英語で「Toxic dose」。中毒作用が現れる量。集団の50%に作用が現れる量を50%中毒量という。動物実験にもとづき推定する。

致死量
英語で「Lethal dose」。致死作用が現れる量。集団の50%に作用が現れる量を50%致死量という。動物実験にもとづき推定する。

シグモイド曲線
S字のような形の曲線のこと。ギリシャ文字のシグマから名付けられた。正規分布するものを累積頻度で示すと、この曲線になる。

用量 - 反応曲線

薬の量の対数を横軸に、作用が現れた個体割合を縦軸にグラフ化したもの。有効量、中毒量、致死量ともにS字曲線を描く。

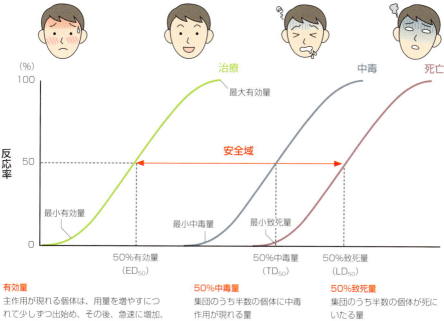

有効量
主作用が現れる個体は、用量を増やすにつれて少しずつ出始め、その後、急速に増加、やがて頭打ちになる

50%中毒量
集団のうち半数の個体に中毒作用が現れる量

50%致死量
集団のうち半数の個体が死にいたる量

安全な薬と副作用のリスクが高い薬

ED_{50} と LD_{50} の差が大きい薬ほど安全域が大きく、差が小さい薬ほど安全域が小さい。安全域が大きいほど、安全性は高いといえる。

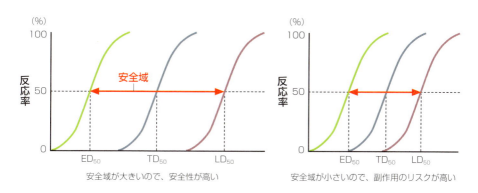

安全域が大きいので、安全性が高い　　　　安全域が小さいので、副作用のリスクが高い

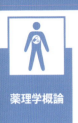

薬物感受性と耐性

薬理学概論

ポイント
- 人によって薬物感受性が違うので薬の効き方が違う
- 同じ薬を持続的または頻回に使うと脱感受性が起こる
- 同じ薬を長期に連続してまたは間欠的に使うと耐性が起こる

効きやすさに個人差が生じる薬物感受性

　身長180cm・体重100kgの人と、150cm・45kgの人に同じ薬を同じ量投与した場合、薬の血中濃度に差が出ますから、効果に違いが出るのは当然です。しかし、同じ体格の人に同じ量を投与しても、ある人はあまり効かず、別の人は効きすぎてしまうといったことが起こります。その原因として、薬の代謝能力には個人差があり血中濃度に差が生じることと、薬の効きやすさ（**薬物感受性**）の個人差が挙げられます。薬物感受性の違いには、人種、性別、年齢、遺伝的要因、病気の有無などが関わっています。

薬を使い続けると効かなくなってくるしくみ

　同じ薬を使い続けると、薬物感受性が低下して、前ほど効かなくなる（作用減弱）ことがあります。作用減弱の例には、**脱感受性**（脱感作、急性耐性）と**耐性**があります。

　脱感受性は、薬を持続的に投与したり、短時間に頻回に投与したりするときに起こるもので、分単位で急激に作用が低下します。これは基本的には一時的な反応です。

　耐性とは、薬に対する反応性が低下することです。同じ薬を長期間にわたり連続して、または間欠的に投与すると起こります。主な原因は薬の受容体の減少や、受容体の遺伝子変異による薬の結合親和性の低下、薬物代謝酵素や薬物排出輸送担体の機能が亢進することです。抗菌薬（P.180参照）の場合、細菌が耐性を獲得すると薬が効かなくなり、治療に難渋します。抗がん薬（P.214参照）の治療においても、耐性が問題となります。

用語解説

薬物感受性
薬の効きやすさに個人差が生じる要因のひとつで、薬への反応性のこと。人種、性別、年齢、遺伝的要因、病気の有無などが関係する。

脱感受性
脱感作、急性耐性ともいう。同じ薬を持続的に使ったり、頻回に使ったりしたときに、急に作用が低下すること。

耐性
長期に、同じ薬を連続して、または間欠的に使うことで、薬が効かなくなってくること。耐性機構として受容体の減少、薬物を細胞外に排出する機構、薬物を分解する機構、薬物の標的分子の遺伝子変異により鍵穴の形が変わる等が挙げられる。

 ちょっと一息

脱感受性より耐性のほうが問題
耐性が起きた場合、しばらく薬をやめたり、治療薬を切り替えたりする必要が出てくるなど、治療上問題になることがある。たとえば抗菌薬の場合は、細菌が薬物に対する耐性を獲得した結果、薬が効かなくなることがある。

薬物感受性とは

人によって薬物感受性が違い、それが薬の効き方に影響を及ぼす。薬物感受性には、人種、性別、年齢、遺伝的要因、病気の有無などが関わる。

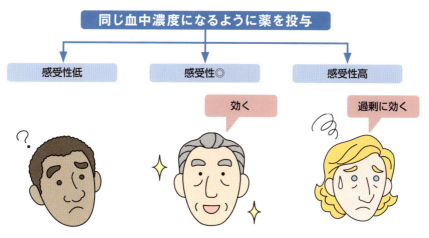

薬物感受性は、薬の効き方に個人差を生じさせる要因のひとつ

脱感受性と耐性

同じ薬を使い続けたときに、薬が前よりも効かなくなってくることがある。このように作用が減弱する現象には、脱感受性と耐性がある。

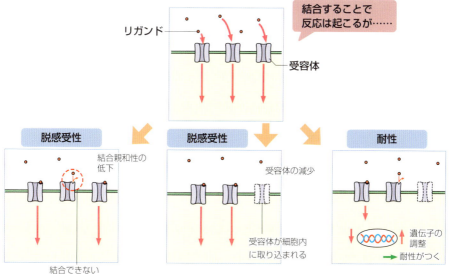

薬理学概論

薬の副作用と有害事象

ポイント
- 副作用とは主作用以外の作用で、広義には有益な作用も含む
- 有害な副作用が狭義の副作用で、薬物有害反応ともいう
- 有害事象は、投与中の薬との因果関係が不明のものも含む

副作用と薬物有害反応と有害事象

　副作用とは、薬の主作用以外の作用のことで、広い意味では有益な作用も有害な作用も含みます。しかし一般的に副作用というときは、薬による有害な作用、または薬による影響を否定できない有害な作用のことをさします。この狭い意味での副作用は、**薬物有害反応**とも呼ばれます。

　また病気の治療のために何らかの薬を使っているときに、不快な症状や苦痛、想定外の症状などが現れた場合、薬との因果関係が明確でないものも含めて、これを**有害事象**といいます。つまり有害事象のうち、薬との因果関係があるものが薬物有害反応（狭義の副作用）です。

頻度の高い副作用と、頻度は低いが重大な副作用

　狭義の副作用は、薬の量が多すぎたり、薬物感受性が高すぎたり、吸収や分布に問題があり特定の臓器中や組織内の薬物濃度が高くなりすぎたりすることで起こります。また特異性が低い薬が、本来の目的でない臓器・組織に作用してしまうのも一因です。ほかにもアレルギーや、発がん性、胎児毒性など、薬効とは関係ない副作用もあります。

　副作用には、発現頻度が多いものと、頻度は少ないものの症状が重い重大なものとに分けることができ、医薬品の説明書（添付文書）にも明記されています。薬によって生じる症状は違いますが、倦怠感や吐き気、食欲低下、発熱などは多くの薬で見られる症状です。重大な副作用としては、神経系の薬で生じる**悪性症候群**や、脂質異常の薬で起こる**横紋筋融解症**などがあります（右ページ表参照）。

　用語解説

薬物有害反応
狭義の副作用のこと。ある薬を使ったことで生じた有害な反応。

有害事象
ある薬を使っているときに、生じた何らかの有害な反応や、予期しない症状などのことで、薬との因果関係がわからないものも含む。

 メモ

骨折も有害事象のひとつ
有害事象は薬物使用中に起こる、あらゆる不快な症状や苦痛などをさす。そのため、薬物治療中の患者さんが骨折した場合、骨折も有害事象とされる。

薬の添付文書を読む習慣を
市販薬についている添付文書には、副作用や使用上の注意など重要なことが書かれている。特に新しく使う薬は、必ず添付文書を読むようにする。

副作用と薬物有害反応と有害事象の例

アスピリンは抗血小板作用を有し、低用量アスピリンは血栓予防の目的で使用される。一方、アスピリンを抗炎症薬として使用する場合、抗血小板作用は副作用となり得る。

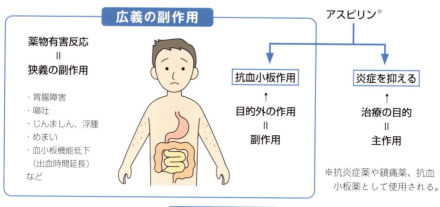

※抗炎症薬や鎮痛薬、抗血小板薬として使用される。

有害事象

薬物治療中に起きた、予期しない有害な症状など。ある薬を使っているときに、もとの病気とは無関係のがんが見つかったなど、薬との因果関係が不明なものを含む

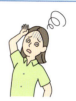

重篤な副作用の例

頻度はまれだが、重篤な副作用が生じる場合がある。代表的なものを一部挙げた。

副作用	主な症状	代表的な薬	特徴
悪性症候群	高熱、意識障害、筋強直、横紋筋融解など	ドパミン遊離促進薬、三環系抗うつ薬、抗精神病薬など	詳しい機序は不明。ドパミン神経系の急な機能低下等が考えられる
セロトニン症候群	不安、混乱、イライラ、興奮、体の震え、発汗、発熱、下痢など	抗うつ薬（特に多剤併用で起こりやすい）	服薬後数時間以内に起こることが多い。脳のセロトニン伝達の過剰による
錐体外路症状	動作緩慢、仮面様顔貌、手の震えなど	抗精神病薬、抗うつ薬など	ドパミンの作用が弱められるため。薬物誘発性パーキンソニズム（パーキンソン病様症状）ともいう
横紋筋融解症	筋肉の痛みやこわばり、四肢の脱力、赤褐色尿など	脂質異常症治療薬、ニューキノロン系抗菌薬、抗精神病薬など	横紋筋＝骨格筋の細胞が融解・壊死する。筋内のミオグロビンの大量流出で、腎不全になることも

薬の相互作用

ポイント
- 薬と薬、または飲食物との併用で起こる薬物相互作用
- 効きすぎになる協力作用と、効果が減弱する拮抗作用
- 相互作用に注意が必要な飲食物や嗜好品も少なくない

薬理学概論

薬と薬、薬と飲食物との組み合わせで起こる相互作用

　複数の薬を同時に使うとき、ある薬がほかの薬の作用に何らかの影響を与えて、効かなくなったり、効きすぎたりすることがあります。これを薬物相互作用といいます。また、薬と飲食物などの組み合わせでも、同様のことが起こる場合があります。相互作用を起こす薬や飲食物との組み合わせには、実に多種多様なものがあり、注意が必要なものは薬の添付文書にも明記されています。薬物相互作用には、薬力学的相互作用と薬物動態学的相互作用があります。薬力学的相互作用には、効果が増強される協力作用と、効果が減弱する拮抗作用があります。協力作用は、主に同じような効果の薬を複数使ったときに見られます。拮抗作用は、アンタゴニスト（P.18参照）の作用によるものです。一方、薬物動態学的相互作用では、効果が減弱していても、血中濃度が下がっているわけではありません。特に薬物代謝酵素に影響を与える薬物との相互作用に注意します。

注意が必要な飲食物や嗜好品

　薬と相互作用が起こる可能性がある飲食物や嗜好品などに、牛乳・乳製品、ビタミンC、緑茶やコーヒー、グレープフルーツ、納豆、アルコール、タバコなどがあります。たとえばグレープフルーツは、免疫抑制薬や降圧薬などの代謝酵素を阻害する成分が含まれているため、薬が分解されにくくなり、薬が効きすぎたり、副作用が現れやすくなったりします。ワルファリン（P.92参照）は、納豆などに含まれるビタミンKにより効果が減弱します。

 用語解説

薬物相互作用
薬と薬、または薬と飲食物などの組み合わせで、薬理作用が変化すること。効きすぎる場合と効かなくなる場合がある。

協力作用
同じような作用の薬を複数使ったときなどに起こる。効果が足し算になるものを相加作用、総和以上に効果が強くなるものを相乗作用という。

拮抗作用
一方の薬がアンタゴニストで、もう一方の薬の作用を阻害すること。作用は減弱するが、血中濃度は変わらない。

ワルファリン
血液が凝固するのを防ぐ作用がある薬。血栓症などの治療に使われる。

 ちょっと一息

サプリメントの使用にも注意
何かの治療で薬を使っている場合は、サプリメントにも十分に注意したい。自分が使っている薬とサプリメントに有害な相互作用がないか、必ず確認する。

36

薬物相互作用

複数の薬を使うと、相互の関係で作用が増強されたり、減弱したりすることがある。相互作用は、薬と飲食物の組み合わせでも生じる。

薬力学的相互作用

協力作用
協力

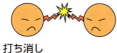

競合
拮抗作用（きっこうさよう）
打ち消し

同じ作用を持つ薬が協力して作用が増強される。過剰な作用や副作用の発現を招く恐れがある

作用が競合したり打ち消されたりすることで、作用が低下する

薬物動態学的相互作用

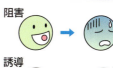

薬物代謝酵素による作用
阻害

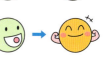

誘導

シトクロム P450 の阻害や誘導により、代謝速度が変動する

薬と相互作用を起こす主な飲食物・嗜好品

日常的に食べたり飲んだりしているものの中には、薬と相互作用を引き起こすものがあるので注意が必要である。

飲食物・嗜好品	影響を受ける薬	引き起こされる相互作用
牛乳・乳製品、脂肪の多い食事	脂溶性の薬	脂質の摂取によって胆汁の分泌が促進され、脂溶性の薬の吸収が促進される
ビタミンC	鉄剤	ビタミンCが鉄の吸収を促進させる
緑茶、紅茶、コーヒーなど	鉄剤	緑茶等に含まれるタンニンが鉄の吸収を阻害する（ただし影響は大きくないとされる）
アルコールの常飲	アセトアミノフェン	アルコールの常飲で、薬を代謝する酵素のひとつが誘導され、アセトアミノフェンが分解され、肝障害や腎障害を起こす物質ができる
アルコールと薬の同時飲用	睡眠薬、抗精神病薬、抗不安薬、抗うつ薬など	アルコールは、これらの中枢神経を抑制する薬と同じ作用を持つ。同時に飲用すると効果が増強される
グレープフルーツ	抗不整脈薬、免疫抑制薬、降圧薬、脂質異常症治療薬、	グレープフルーツのフラノクマリン系化合物が、これらの薬の代謝酵素を阻害するため、薬が代謝されにくくなり、血中濃度が上昇する
セント・ジョーンズワート※（薬用植物）	抗不安薬など	これらの薬の代謝酵素が誘導されるため、薬が代謝されやすくなり、血中濃度が低下する
タバコ	気管支拡張薬、降圧薬、抗精神病薬	これらの薬の代謝酵素が誘導されるため、薬が代謝されやすくなり、血中濃度が低下する
納豆、青汁など（ビタミンK）	ワルファリン	ワルファリンは血液凝固に必要なビタミンKの働きを阻害する薬。そのためビタミンKを多く摂取するとワルファリンの効果が減弱する

※うつ病や不眠症などに効果があるとされる薬用植物で、ヨーロッパで治療に用いられてきた。日本ではサプリメントとして販売されている。

服薬アドヒアランスとは

ポイント
- 服薬アドヒアランスには、患者さんの理解や意思が重要
- 服薬コンプライアンスでは指示通り服薬できていればよしとされた
- 服薬アドヒアランス低下の要因は患者さんと医療者にある

医師の指示だからではなく、自分の意思で服薬する

　処方された薬は医師の指示通り服薬する必要があります。つい忘れたり、めんどうになってやめてしまったり、それなのに「ちゃんと飲んでいます」と医師に嘘の申告をしたり。それでは目指すような治療効果は得られません。

　医師の指示通りに服薬することを、かつて**服薬コンプライアンス**＝服薬遵守といいました。ただしこの概念は、仮に患者さんが「よくわからないけど、医師の指示だから」と思っていても、とにかく指示通り服薬できていればよしとするものでした。しかし現在では、**インフォームド・コンセント**（説明と同意）の考え方が定着し、服薬に関しても、患者さん自身が、医師が提案する治療法やその意義などを理解し、治療方針の決定にも参加したうえで、自らの意思で治療方針にしたがって、治療を受けることが重要だとする概念に変わりました。この概念を**服薬アドヒアランス**（adherence）といい、服薬遵守という言葉も服薬アドヒアランスをさすようになりました。

服薬アドヒアランス低下の要因は医療従事者にもある

　服薬アドヒアランス低下の患者さん側の要因には、治療に対して無関心、または意欲がない場合や、認知機能が低下していて飲み方がわからない場合、身体機能に問題があり、薬を取り出して飲むという動作が難しい場合などがあります。医師・薬剤師・看護師など医療従事者側の要因には、服薬の説明が不十分、またはわかりにくい場合、服薬の方法が複雑で混乱させてしまう場合などがあります。

 用語解説

服薬コンプライアンス
コンプライアンス（compliance）は法令遵守と訳され、企業や個人が社会的ルールを守ることを意味する。服薬コンプライアンスは、医師の指示通りに服薬すること。

服薬アドヒアランス
アドヒアランス（adherence）は、固守＝守り通すことという意味。患者さん自身が治療方針や治療内容を理解、同意し、自らの意思でその方針にしたがって服薬すること。

インフォームド・コンセント
「説明と同意」と訳される。病気の治療においては、医師による十分な説明と、患者さん自身の理解や同意が必要という概念。治療方針等の決定に患者さん自身も参加し、患者さんが自らの意思で治療に参加すること。医療倫理の原則のひとつ。

服薬コンプライアンスと服薬アドヒアランス

服薬アドヒアランスとは、患者さん自身が自らの意思で治療に参加し、正しく服薬することである。より効果的な治療のためには、患者さんの服薬アドヒアランスが重要。

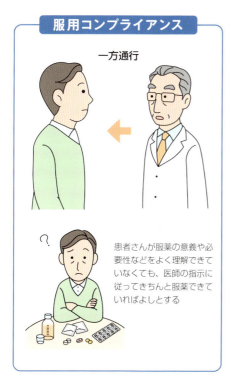

服用コンプライアンス
一方通行
患者さんが服薬の意義や必要性などをよく理解できていなくても、医師の指示に従ってきちんと服薬できていればよしとする

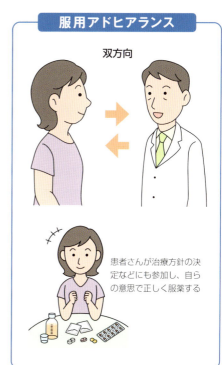

服用アドヒアランス
双方向
患者さんが治療方針の決定などにも参加し、自らの意思で正しく服薬する

COLUMN　アドヒアランス不良で起こる不都合

　服用アドヒアランスがうまくいかなかった場合、主に3つの不都合が起こります。治療効果を医師が正しく判断できないこと、副作用が起きやすくなること、医療費がかさむことです。薬は正しい用法・用量で服用しなければ治療効果が十分に発揮されませんが、アドヒアランス不良はその原因になりかねません。もしも治療効果が十分に出ず、医師がその原因がアドヒアランス不良にあると気付けなかった場合、治療効果を正しく判断できず必要以上の薬を処方してしまう可能性があります。その結果、薬の過剰な服用につながり、副作用が起きてしまうかもしれません。また、正しく服用できていないせいで治療が長引いたり、さまざまな治療を試したりすることで医療費がかさんだりする可能性もあるのです。

薬理学概論

漢方薬とは何か

ポイント
- 2種類以上の生薬を漢方処方で調合したものが漢方薬
- 生薬は、薬効のある植物や動物、鉱物を加工したもの
- 漢方薬にはさまざまな剤形があり、臨床でも利用される

天然由来の生薬を調合したものが漢方薬

漢方薬は漢方製剤ともいい、生薬を漢方処方にしたがって調合したものとされます。生薬とは、植物の葉や茎、根などや、動物由来のもの、鉱物などの天然由来のものの中で、薬効があるとされるものを、細かく砕いたり、蒸したり、乾燥させたりして加工したものです。この生薬を基本的には2種類以上、漢方処方で定められた組み合わせと量で調合し、漢方薬がつくられます。

漢方薬の内服薬には、ティーバッグ状でお茶のように煎じて飲む湯剤（煎じ薬）、水飴のような性状にした軟エキス剤やそれを乾燥させた乾燥エキス剤、エキス剤に添加剤を加えて飲みやすい顆粒にしたエキス顆粒、生薬を粉末にした散剤、丸く固めた丸剤などの剤形があります。また皮膚に塗るため、油脂性の基剤に生薬を加えて軟膏状にした膏剤もあります。これらの中でもエキス顆粒は、飲みやすく、携帯できるため、よく使われています。

漢方薬にも副作用はある

いわゆる西洋薬は病気や症状に直接作用するのに対して、漢方薬は体の調子を整えたり、自然な治癒力を高めたりして治療効果をもたらそうとします。効きめが穏やかで、いくつもの成分が含まれているため、複数の病気や症状に効果が期待できるのが特徴です。

漢方薬にも副作用（有害作用）はあります。大量に使った場合や、ある種の西洋薬と併用した場合などに、重大な副作用が起こることもあるので、十分な注意が必要です。

 用語解説

漢方薬
漢方製剤ともいう。生薬を、漢方処方にしたがって調合したもの。顆粒剤や湯剤などさまざまな剤形がある。漢方薬の有効成分とその薬理作用が明らかになり、さまざまな疾患の治療に処方されるようになってきた。

生薬
植物、動物、鉱物などで薬効があるとされるものを原料に、粉砕、蒸し、乾燥などの加工をしたもの。漢方薬は生薬を調合してつくられる。

 ちょっと一息

女性の不定愁訴に漢方薬も
女性の場合、特に更年期などには、不定愁訴と呼ばれるさまざまな不快症状が現れ、日常生活にも支障をきたすことがある。漢方薬にはいくつもの成分が含まれており、女性の不定愁訴の改善にもよく使われる。

漢方薬とは

漢方薬は、植物や動物、鉱物由来の薬効のあるものを加工した生薬を、基本的に2種類以上、漢方処方にしたがって調合したもの。湯剤や顆粒剤などさまざまな剤形がある。

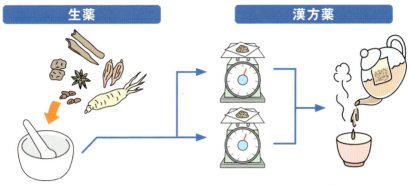

植物の葉や茎、動物、鉱物など、薬効のあるものを粉砕、蒸し、乾燥などして加工したもの

基本的に2種類以上の生薬を、漢方処方にしたがって調合したもの。湯剤、エキス剤、顆粒剤、丸剤などさまざまな剤形がある。外用の膏剤などもある

代表的な漢方薬

漢方薬にはさまざまな種類がある。代表的な漢方薬について以下にまとめた。

漢方製剤名	調合する生薬	効能・適応症状
葛根湯	カッコン、マオウ、ショウキョウ、タイソウ、ケイヒ、シャクヤク、カンゾウ	体力がある場合の初期の風邪、鼻炎、肩こり、筋肉痛、頭痛、じんましんなど
小青竜湯	マオウ、シャクヤク、カンキョウ、カンゾウ、ケイヒ、サイシン、ゴミシ、ハンゲ	気管支炎、気管支喘息、鼻炎・花粉症、風邪、むくみなど
八味地黄丸	ジオウ、サンシュユ、サンヤク、タクシャ、ブクリョウ、ボタンピ、ケイヒ、ブシ	下肢痛、腰痛、しびれ、かすみ目、排尿困難、夜間尿、頻尿、むくみ、かゆみなど
麻黄湯	マオウ、キョウニン、ケイヒ、カンゾウ	体力がある場合の初期の風邪、気管支炎、気管支喘息、鼻づまりなど
小柴胡湯	サイコ、ハンゲ、オウゴン、ニンジン、タイソウ、ショウキョウ、カンゾウ	食欲不振、慢性胃腸障害、風邪後期の諸症状、慢性肝炎による肝機能障害など
大黄甘草湯	ダイオウ、カンゾウ	便秘症
抑肝散	ジュツ、ブクリョウ、トウキ、チョウトウコウ、センキュウ、サンコ、カンゾウ	神経症、不眠症、小児の夜泣き、認知症の興奮やイライラ、起こりっぽさなど

コラム Column

薬理遺伝学とゲノム薬理学

薬物の効果や副作用の現れやすさ（有効性や安全性）には、個人差が生じる場合があります。

その理由として薬物と受容体の結合親和性や、反応の強さに遺伝的要因による個人差があるためだと考えられます。

それに加えて、薬物投与後の血中薬物濃度に個人差が生じることも理由として挙げられます。血中薬物濃度の差は、代謝酵素やトランスポーターの活性や発現量が遺伝的要因により個々人で異なるために生じます。血中薬物濃度が低いと薬効は低くなり、反対に高すぎると副作用のリスクが増加するのです。

このように、薬の作用や副作用の個人差を規定する遺伝的要因の中でも、特に DNA 配列の変異を研究する学問を「薬理遺伝学（pharmacogenetics）」といいます。

薬理遺伝学という用語が生み出されたのは、1957 年のこととされています。

その発端は、1956 年に抗マラリア薬のプリマキンに高い感受性を示す原因として、グルコース6-リン酸脱水素酵素の遺伝的欠損によると解明されたことでした。

その後、筋弛緩薬のスキサメトニウムの効きすぎにより、ある患者さんが死亡したのですが、その原因は血清コリンエステラーゼの遺伝的欠乏症にあることが解明されています。

一方でゲノム薬理学（pharmacogenomics）は、「薬物応答と関連するDNA および RNA の特性の変異に関する研究」と定義されており、薬理遺伝学は、ゲノム薬理学の一部を構成する学問と見なされています。

薬理遺伝学およびゲノム薬理学の目的は、薬物応答の個人差を解決することにあるのです。

これらの学問を応用して、個々の患者さんに最適な薬物を選択し最適な投与量を設定する、いわゆる「テーラーメード医療」が実現に向けて大きく進展しつつあります。

第 2 章

脳・神経系に働く薬

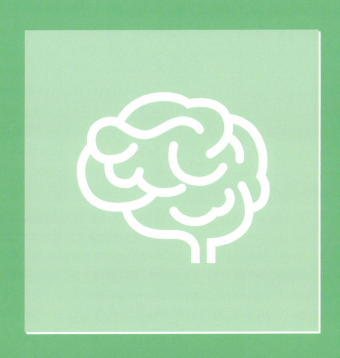

脳・神経系に働く薬

自律神経系の薬① 交感神経系の薬

ポイント
- 自律神経系は無意識下で体をコントロールしている
- 自律神経系には交感神経と副交感神経がある
- 交感神経系に作用する薬の機序にはアドレナリン受容体が関わる

ノルアドレナリンが結合する受容体とサブタイプ

　自律神経系とは、体のさまざまな機能を、意思とは関係なくコントロールする神経のことで、交感神経系と副交感神経系があります。薬には、この自律神経系の働きを刺激したり、抑制したりするものが数多くあります。交感神経系は、肉食動物に遭遇した草食動物のように、体を臨戦態勢にします。脈拍や血圧を上昇させ、瞳孔を開き、気管支を拡張し、胃腸の働きを抑制します。交感神経系のニューロンは、胸髄から上位腰髄を出て、脊髄の両側にある交感神経幹や、腹部の神経節でニューロンを乗り換え、臓器や器官（効果器）に届いています。この乗り換える前のニューロンを節前線維、あとのニューロンを節後線維といい、節前線維の末端ではアセチルコリンが、節後線維の末端ではノルアドレナリンが分泌されています。効果器が持つアドレナリン・ノルアドレナリンが結合するアドレナリン受容体には、$α_1$・$α_2$、$β_1$・$β_2$・$β_3$のサブタイプがあり、臓器や器官によって持つ受容体のタイプが異なります。

交感神経系を刺激する薬と抑制する薬

　交感神経系を刺激する薬をアドレナリン作動薬、アドレナリン受容体を遮断する薬をアドレナリン受容体遮断薬といいます（P.47参照）。それぞれ、どのサブタイプの受容体に作用または遮断するかで「$α_2$受容体刺激薬」や「$αβ$受容体刺激薬」「$β_1$受容体遮断薬（$β_1$遮断薬）」などに種類が分かれます。それらの中から、治療目的や標的とする臓器に合わせて、薬が選択されるのです。

用語解説

ニューロン
英語で「neuron」。神経細胞のこと。樹状突起や細胞体で受け取った入力信号を、軸索から出力する。ニューロン同士の隙間はシナプス間隙と呼ばれ、神経伝達物質が情報の伝達を担う。

ノルアドレナリン
交感神経系に関わる神経伝達物質。アドレナリンは別名「エピネフリン」とも呼ばれるため、ノルアドレナリンは別名「ノルエピネフリン」とも呼ばれる。アドレナリン、ノルアドレナリン、ドパミンはカテコール基を持つため、まとめてカテコールアミンと呼ばれる。

アドレナリン受容体
アドレナリンとノルアドレナリンがそれぞれ結合する受容体で、心血管系をはじめ全身の臓器に影響を持つ。

メモ

節前繊維と節後線維
自律神経系は中枢から末梢の支配器官にいたるまでに、ニューロンを1回乗り換える。ニューロンが乗り換える場を神経節（ganglion）と呼び、中枢側の神経線維を節前線維（preganglionic fiber）、末梢側の神経線維を節後線維（postganglionic fiber）と呼ぶ。

交感神経系の主な分布と働き

交感神経系と副交感神経系が働くことで血管や内臓の働きを操っているほか、体温や瞳孔の動き、涙腺などの働き、ホルモン分泌、発汗を調節している。

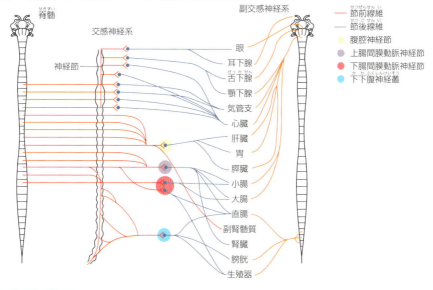

自律神経系と受容体の関係と抗コリン薬

交感神経系のニューロンは、節前線維から以下の流れを経て、それぞれの受容体にたどり着く。この動きを阻害するのが、抗コリン薬である。

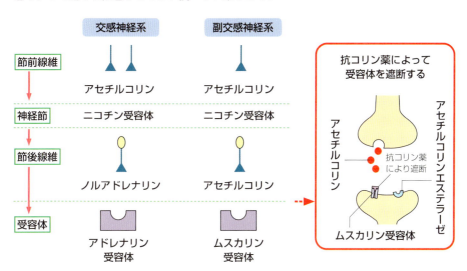

脳・神経系に働く薬

自律神経系の薬② 副交感神経系の薬

ポイント
- 副交感神経系は体をリラックスさせる
- 神経伝達物質としてアセチルコリンが用いられる
- 副交感神経系に作用する薬をコリン作動薬と抗コリン薬という

副交感神経の神経伝達物質はアセチルコリン

　副交感神経系は、体をリラックスした状態にコントロールする自律神経です。副交感神経が優位に働くと、安静、消化、排泄などの機能が活性化され、血圧や脈拍が落ち着き、気管支は収縮します。

　副交感神経系のニューロンは脳幹と仙髄（せんずい）を出て、効果器となる臓器や器官の近くでニューロンを乗り換えます。副交感神経系の神経伝達物質は、節前線維（せつぜんせんい）、節後線維（せつごせんい）ともにアセチルコリンです。

　各効果器が持つアセチルコリンの受容体には、ムスカリン受容体とニコチン受容体[※]という2つのタイプがあり、さらにムスカリン受容体には $M_1 \sim M_3$、ニコチン受容体にはNNとNMというサブタイプがあります。特に M_3 受容体は、これを持っている臓器・器官が多いのが特徴です。

受容体を刺激するコリン作動薬、遮断する抗コリン薬

　副交感神経系を刺激する薬をコリン作動薬、遮断する薬を抗コリン薬といいます。コリン作動薬には、直接受容体を刺激するものと、アセチルコリンを分解する酵素を阻害して、シナプス間隙（かんげき）のアセチルコリンを増やすものなどがあります。抗コリン薬には、ムスカリン受容体を遮断するムスカリン受容体遮断薬があります。ニコチン受容体を遮断する薬のうち、NN受容体を遮断する薬は臨床では使われていません。またNM受容体は神経と筋肉の接合部にあるため、これを遮断する薬は骨格筋に作用をもたらすものであり、副交感神経系に作用する薬ではありません。

用語解説

アセチルコリン
交換神経系と副交感神経系の節前線維、さらに副交感神経系の節後線維の神経伝達物質。心拍数の調節や腸の蠕動（ぜんどう）運動をはじめ、全身の生理機能に関与している。

ムスカリン受容体
副交感神経系に関与する受容体。唯一の例外として汗腺では交感神経系の受容体となっている。ムスカリン受容体のサブタイプは副交感神経系では $M_1 \sim M_3$ のみだが、中枢神経系には M_5 まで存在する。

メモ

コリンとは？
アセチルコリンなどの生体物質の材料。卵黄や大豆に含まれている。

ちょっと一息

ムスカリン中毒による死亡例
2005年にオーストラリアで53歳の女性が亡くなった。死因はムスカリンを含むキノコの摂取であった。摂取後1時間で頭痛や腹痛、嘔吐や大量の発汗などのムスカリン中毒特有の症状が報告され、3時間後に低血圧や徐脈、瞳孔の収縮などの症状が現れたのち、8時間後に心停止にいたった。

※自律神経節や副交感神経系のアセチルコリンによる情報伝達を担う。

自律神経系に作用する薬の例

自律神経系の薬は、その働きを刺激したり、抑制したりする。

交感神経系に作用する薬

●アドレナリン作動薬

種類	一般名	作用
$\alpha\beta$ 受容体刺激薬	アドレナリン	α受容体とβ受容体の両方を刺激する。アドレナリンは血管収縮や心機能の刺激、気管支拡張など、ノルアドレナリンは血管収縮を起こす
	ノルアドレナリン	
α_1受容体刺激薬	フェニレフリン	α_1受容体を刺激し、血圧の上昇や散瞳を起こす
β_1受容体刺激薬	ドブタミン	β_1受容体を刺激し、主に心機能を亢進させる
β_2受容体刺激薬	サルブタモール	β_2受容体を刺激し、気管支や子宮などの平滑筋を弛緩させる

●アドレナリン受容体遮断薬

種類	一般名	作用
α受容体遮断薬	フェントラミン	α_1受容体とα_2受容体を遮断し、主に血圧を下げる
α_1受容体遮断薬	プラゾシン	α_1受容体を遮断し、血圧を下げ、排尿障害を改善する
β受容体遮断薬	プロプラノロール	β_1受容体とβ_2受容体を遮断し、主に心機能を抑制して血圧を下げる
β_1受容体遮断薬	アテノロール	β_1受容体を遮断し、心機能を抑制して血圧を下げる
$\alpha\beta$受容体遮断薬	カルベジロール	α受容体とβ受容体の両方を遮断し、血管を拡張し、心機能を抑制する
中枢性交感神経抑制薬（α_2受容体刺激薬）	クロニジン	α_2受容体を刺激し、ノルアドレナリンの分泌を抑制する

副交感神経系に作用する薬

●コリン作動薬

種類	一般名	作用
直接型コリン作動薬	アセチルコリン	自律神経節を刺激し、さらに副交感神経が支配する臓器のムスカリン受容体とニコチン受容体を刺激して、心機能抑制を起こす
ムスカリン受容体作動薬	ベタネコール	副交感神経のムスカリン受容体を刺激し、消化管運動を促進する
間接型コリン作動薬（可逆的コリンエステラーゼ阻害薬）	ネオスチグミン	アセチルコリンを分解する酵素のコリンエステラーゼを阻害して、シナプスのアセチルコリン濃度を高め、腸管や膀胱などの平滑筋を収縮させる

●抗コリン薬

種類	一般名	作用
抗ムスカリン薬	アトロピン	ムスカリン受容体を遮断し、心拍数増加、気管支拡張、消化管運動の抑制などを起こす

脳・神経系に働く薬

自律神経系の薬②　副交感神経系の薬

47

脳・神経系に働く薬

局所麻酔薬

ポイント
- 麻酔には全身麻酔と局所麻酔がある
- 局所麻酔は末梢神経を遮断して痛みを抑制・消失させる
- 局所麻酔薬はエステル型とアミド型の2種類に分けられる

小さい範囲の手術や神経ブロックなどに使われる

　意識や痛みを消失させる麻酔には、全身麻酔（P.70参照）と局所麻酔があります。このうち局所麻酔は、末梢の神経を遮断し、その神経が支配する領域の感覚、主に痛みを抑制または消失させるものです。歯や耳、目、皮膚などの小さい範囲の手術や、内視鏡検査などの際の苦痛や反射の抑制のほか、四十肩や腰痛などの痛みを緩和するブロック注射でも行われます。また大きな手術では全身麻酔と併用することもあります。局所麻酔には、表面麻酔、浸潤麻酔、伝達麻酔、硬膜外麻酔、脊椎麻酔（脊髄くも膜下麻酔）があります。ニューロンはNa^+チャネルが開き、細胞内へNa^+イオンが流入することで活動電位を発生し、情報を伝えます。局所麻酔薬は、ニューロンの細胞内に入り、その中でNa^+チャネルに結合してNa^+イオンの流入を阻害し、活動電位の発生を抑えることで痛みの情報が伝わらないようにするものです。

もっとも多用途で広く使われるリドカイン

　局所麻酔薬は、エステル型とアミド型に分けられます。
　エステル型にはプロカインなどがあり、作用時間が短いものが多く、全身性の副作用が少ない一方で、分解産物でアレルギーが起こることがあるのが特徴です。
　アミド型のうちリドカインは効果の発現が速く、作用時間が長いものが多いため、もっとも広く使われている局所麻酔薬です。肝臓で代謝されるため、肝機能に問題があると副作用が起きやすいという特徴があります。

用語解説

麻酔
意識や痛みを消失させる医療行為のひとつ。

ブロック注射
痛みを伝えている神経そのものやその近傍に局所麻酔薬を注射することをさす。遮断する意味の「ブロック」が名前の由来。

エステル型
エステル結合を持つ局所麻酔。血漿中にあるコリンエステラーゼにより容易に代謝され、尿から排泄される。

アミド型
アミド結合を持つ局所麻酔。アミド型は肝臓で代謝されるため、肝臓に障害のある患者には慎重に使用する必要がある。

メモ

活動電位とは何？
神経や筋肉などの細胞は、静止状態では、細胞外に対して細胞内が負の電位にある（静止膜電位）が、刺激を受けると細胞内の電位が大きくプラス方向に変化する。これを活動電位という。

分解産物
物質が分解されることにより生成される物質をさす。

局所麻酔薬と作用機序

局所麻酔のしくみはNa⁺イオンの流入を阻害し、活動電位の発生を抑えることで痛みの情報が伝わらないようにするというもの。

局所麻酔薬

種類	一般名	作用	主な副作用
エステル型局所麻酔薬	プロカイン、テトラカインなど	末梢神経の軸索のNa⁺チャネルを遮断する	ショック症状、振戦・けいれんなどの中毒症状など
アミド型局所麻酔薬	リドカイン、ジブカインなど		振戦・けいれんなどの中毒症状、異常感覚、知覚・運動障害、ショック症状など

構造

局所麻酔はエステル型とアミド型に大別され、そこから構造の異なる種類に分かれる

エステル型

プロカイン

テトラカイン

アミド型

リドカイン

ジブカイン

作用機序

局所麻酔薬は生体内でH⁺イオンと解離することで脂溶性となり、細胞膜を通過できる。その後、細胞の内側から電位依存性Na⁺チャネルに結合することで、Na⁺イオンの流入を防ぐ

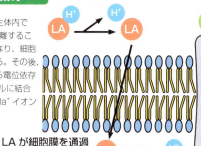

H⁺と解離する

LA：局所麻酔薬
H⁺：水素イオン
Na⁺：ナトリウムイオン

Na⁺チャネル

細胞膜

LAが細胞膜を通過

結合

Na⁺イオンの流入を防ぐ

脳・神経系に働く薬

統合失調症の薬

ポイント
- 統合失調症は陽性症状と陰性症状が現れる疾患
- 発症には神経伝達物質のドパミンが関与している
- 薬はドパミンD_2受容体を遮断して報酬系の過剰活動を抑える

発症のメカニズムは解明されていない

　統合失調症は、主に思春期から青年期に発症し、幻覚や妄想などの**陽性症状**や、感情鈍麻や意欲の低下、自発性の消失などの**陰性症状**が現れる疾患です。また、問題解決能力低下などの認知機能障害が生じ、社会生活が難しくなります。慢性的に経過し、ほぼ回復する人もいる一方で、徐々に悪化し、やがて症状が安定しても感情鈍麻や興味・意欲の低下などの後遺障害を残す人もいます。

　原因はわかっていませんが、何らかの素因にストレスなどが重なり、発症すると考えられています。また、神経伝達物質の**ドパミン**が作用する神経経路が、発症に関係していると考えられています。たとえば陽性症状の幻覚や妄想は、中脳辺縁系（**報酬系**）のドパミンニューロンが過剰に活動するために起こるとの説が有力です。また陰性症状は、意欲や行動力等に関係する中脳皮質系のドパミンニューロンの活動低下が原因で生じると考えられています。

報酬系の過剰な活動を抑える薬を投与

　治療には抗精神病薬が使われます。抗精神病薬には、定型抗精神病薬と非定型抗精神病薬がありますが、統合失調症の場合、**非定型抗精神病薬**の単剤投与が基本です。この薬は、ドパミン受容体のD_2というサブタイプを遮断して、陽性症状を抑えます。またセロトニン受容体遮断作用を合わせ持つため、陰性症状も改善します。ただしドパミンニューロンを抑えることで、錐体外路症状や高プロラクチン血症などの副作用を起こしやすくなります。

用語解説

陽性症状
健康なときにはなかった症状が現れる状態で、例として幻覚や妄想などが挙げられる。

陰性症状
健康なときにあったものが失われた状態で、例として感情の平板化や意欲の減退、集中力の低下などが挙げられる。

ドパミン
神経伝達物質。脳内の報酬系に深く関わり、腹側被蓋野で生産され、側坐核と前頭前皮質に放出される。黒質で産生されるドパミンは運動系に関わる。「ドーパミン」とも呼ぶ。

報酬系
中脳辺縁系を中心とするシステムで、生存に有利なものや状況を報酬刺激として見出し、それを得るために行動や意欲を駆り立てるシステムといえる。

 ちょっと一息

日常のワクワクはドパミンのせい？
報酬系に関わるドパミンは、報酬を得られたときよりも報酬を期待しているときに多く分泌される。「このケーキは美味しいだろうな」という期待感を生み出す正体がドパミンである。

抗精神病薬の作用点

統合失調症の場合は非定型抗精神病薬を単剤投与する。ドパミンD_2受容体を遮断して陽性症状を抑え、セロトニン受容体を遮断して陰性症状を抑える。

非定型抗精神病薬

種類	一般名	作用	主な副作用
❶ セロトニン・ドパミン拮抗薬	リスペリドン、パリペリドンなど	セロトニンの5-HT2A受容体とドパミンのD2受容体を遮断し、陰性症状、陽性症状、認知機能障害を改善する	悪性症候群（無動、筋強直、発熱等）、高血糖、体重増加、錐体外路症状、高プロラクチン血症など
❷ ドパミン受容体部分作動薬	アリピプラゾール	ドパミンのD2受容体を部分作動※させ、脳のドパミン神経を調整する	高血糖、体重増加、悪性症候群（無動、筋強直、発熱等）など
❸ セロトニン・ドパミンアクティビティモジュレーター	ブレクスピプラゾール	ドパミンのD2受容体を部分作動、セロトニンの5-HT2A受容体を遮断、5-HT1A受容体を部分作動し、ドパミンとセロトニンの活性を調整する	高血糖、悪性症候群、遅発性ジスキネジアなど
多元受容体作用抗精神病薬	クロザピン、オランザピンなど	さまざまな受容体に作用し、症状を改善する。気分安定作用や抗うつ作用も持つ	高血糖・糖尿病性ケトアシドーシス、糖尿病性昏睡、心筋炎・心筋症、無顆粒球症など

※受容体の一部と結合して、少しだけ作用を示すこと。

発症に関わる伝達物質と作用点

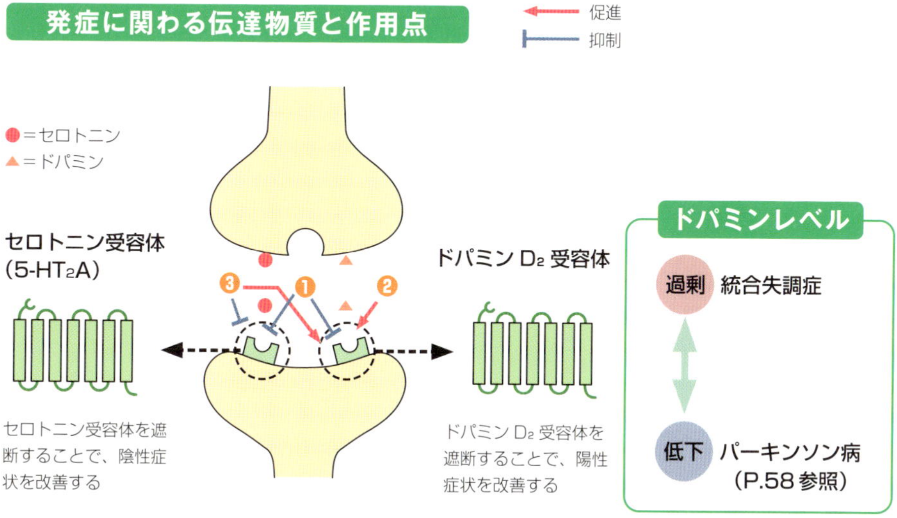

脳・神経系に働く薬

統合失調症の薬

脳・神経系に働く薬

気分障害の薬

ポイント
- 気分障害とはうつ・躁状態や、それらを繰り返す双極性障害のこと
- うつ病の原因はモノアミンの欠乏や受容体の問題が関わるとされる
- 抗うつ薬はシナプス間隙のモノアミン濃度を高める

長期にわたり繰り返す気分の浮き沈み

　気分障害とは、気持ちがひどく塞ぎ込むうつ状態や、過度に高揚する躁状態、またはその両方を行き来する双極性障害のことです。誰にでもある一時的な落ち込みとは違い、気分の変動が大きく、長く続くのが気分障害です。

　うつ病は、うつ状態と、特に問題がない間欠期を繰り返すもので、大うつ病性障害ともいいます。うつ病の原因はわかっていませんが、脳の神経伝達物質のセロトニンやノルアドレナリンといったモノアミンが欠乏しているために起こるとする説や、モノアミンの受容体に問題があるために起こるとする説などがあります。

効果が現れるまで時間がかかる抗うつ薬

　うつ病に対する治療は、抗うつ薬の単剤投与が基本です。抗うつ薬には、右ページの表のような種類があります。もっとも強力な抗うつ作用を持つのは三環系ですが、抗コリン作用※などの副作用が強いのが欠点です。そこで最近では、安全性の高さなどの理由で、新規抗うつ薬と呼ばれる薬が第一選択になっています。これらの抗うつ薬に共通する作用は、シナプス間隙のモノアミンの濃度を高めることです。ただし、モノアミン濃度は服用してすぐに高くなってくるものの、うつ病の症状改善の効果が現れてくるまでには、一般的に2～4週間ほどかかります。

　双極性障害の場合、特に躁状態の際は病識が低いなどの理由で危険なため、原則として入院し、気分安定薬の炭酸リチウムや非定型抗精神病薬（P.50参照）で治療します。

用語解説

うつ状態
気分が非常に落ち込んだ状態。寝つきが悪くなる、話すことが見つからない、簡単なことさえできないと感じるなどの症状が現れる。

躁状態
気分が非常に高揚している状態。普段より活動的で、睡眠時間が減る、発想が突飛になる、早口で話すなどの症状が現れる。

セロトニン
神経伝達物質の一種で、5-ヒドロキシトリプタミン（5-HT）をさす。脳幹と腸粘膜で合成され、行動・気分・記憶などに関わる。

モノアミン
1個のアミノ基が、2個の炭素鎖を経て芳香環につながる化学構造を持つ化合物の総称。神経伝達物質のセロトニン、アドレナリン、ノルアドレナリン、ドパミンを含む。これらの神経伝達物質は情動に深く関わる。

メモ

ノルアドレナリンはドパミンから生合成される
体内ではL-チロシン→L-DOPA→ドパミン→ノルアドレナリン→アドレナリンの順で生合成される。

※アセチルコリンの働きを阻害する作用。

抗うつ薬の作用点

うつ病の治療には、抗うつ薬の単独投与が基本となる。抗うつ薬には、モノアミン濃度を高める作用がある。

治療薬

●抗うつ薬　基本の治療で用いる

種類	一般名	作用	主な副作用
① 三環系抗うつ薬	イミプラミン、ノルトリプチリンなど	シナプスに放出されたセロトニンとノルアドレナリンの再取り込みを阻害する	口渇、便秘、排尿障害といった抗コリン作用、めまい、起立性低血圧、不整脈、眠気など
① 四環系抗うつ薬	マプロチリンなど	シナプスに放出されたノルアドレナリンの再取り込みを阻害する	三環系より抗コリン作用は少ない。眠気など
①② トラゾドン		シナプスに放出されたセロトニンの再取り込みを阻害する。鎮静作用が強い	錯乱や発熱、振戦などを起こすセロトニン症候群、不整脈、めまいなど
① 選択的セロトニン再取り込み阻害薬	フルボキサミンなど	シナプスに放出されたセロトニンの再取り込みを阻害する	セロトニン症候群、けいれん、不整脈
① セロトニン・ノルアドレナリン再取り込み阻害薬	デュロキセチンなど	シナプスに放出されたセロトニンとノルアドレナリンの再取り込みを阻害する	セロトニン症候群、けいれん、抗利尿ホルモン不適合分泌症候群（低Na血症、低浸透圧血症等）、肝障害など
セロトニン再取り込み阻害・セロトニン受容体調節薬	ボルチオキセチン	シナプスに放出されたセロトニンの再取り込みを阻害し、複数のセロトニン受容体に作用してシナプスのセロトニンやほかのモノアミンを調節する	セロトニン症候群、けいれん、抗利尿ホルモン不適合分泌症候群（低Na血症、低浸透圧血症等）、悪心・嘔吐など
③ ノルアドレナリン作動性・特異的セロトニン作動性抗うつ薬	ミルタザピン	ノルアドレナリン神経に作用してノルアドレナリンの放出を増やし、セロトニン神経に作用してセロトニンの放出を増やす。また不安などと関係があるセロトニン受容体だけを活性化する	眠気、体重増加、セロトニン症候群、無顆粒球症、肝障害など

●気分安定薬　特に双極性障害の治療で用いる

種類	作用	主な副作用
炭酸リチウム	不明な点が多い。細胞内のイノシトール（ビタミン様物質）の減少などが関与すると考えられている	リチウム中毒（発熱、消化器症状、めまい、運動失調等）、不整脈、悪性症候群、腎障害、甲状腺機能低下、振戦、脱力、意識障害など

作用点

●＝セロトニン

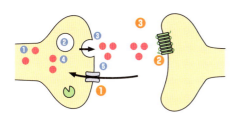

[脳内の情報伝達]
❶ニューロン内でセロトニンを生成
❷セロトニンを輸送
❸セロトニンを放出
❹MAO（モノアミンオキシダーゼ）がセロトニンを分解
❺セロトニンの再取り込み

[治療薬の作用機序]
①セロトニンの再取り込みを阻害
②セロトニン受容体を阻害
③モノアミン濃度を高める
※主な治療薬は上記表を参照

脳・神経系に働く薬

不安障害や不眠症の薬

ポイント
- 不安障害は精神的・身体的な症状をともなう
- 治療にはセロトニンの再取り込みを阻害する薬を用いる
- 不眠症にはGABA（ギャバ）やセロトニンに作用する薬を用いる

不安障害にはシナプスのセロトニンを増やす薬

　強いストレスなどの心理的・精神的要因で、精神的・身体的な症状が現れるものを**不安障害**といいます。数週間から数ヶ月以上の長期間、常に漠然とした不安感をかかえ、「○○があったらどうしよう」といった心配ごとが、次々と頭に浮かびます。発汗や手足の冷え、動悸などの自律神経系の症状や、肩こりや頭痛などの身体症状をともないます。治療には、抗うつ薬でもある選択的セロトニン再取り込み阻害薬（SSRI）が使われます。セロトニンを神経伝達物質とするセロトニン神経は、脳内で不安を抑制する作用を持っていて、セロトニンの放出が減ると不安が高まります。そこでSSRIでセロトニンの再取り込みを阻害し、シナプスのセロトニンを増やすのです。この薬は効果が現れるまで時間がかかるのが特徴です。また、中枢神経の機能を抑制する方向に働く**GABA**（ギャバ）の作用を増強する**抗不安薬**の、**ベンゾジアゼピン系薬**を使うこともあります。

不眠症を改善する薬

　不眠症は、寝つきが悪い、夜中に何度も目がさめる、早朝に目がさめてしまうなどのパターンで、夜間に十分な量と質の睡眠が取れないことで、熟睡感が得られず、日中にひどい眠気に襲われたり、集中力が低下したりして、日常生活に支障をきたすものです。不眠症に対しては、前述のベンゾジアゼピン系薬のほか、同様の作用を持つ非ベンゾジアゼピン系睡眠薬、入眠を改善する**メラトニン受容体作動薬**、**オレキシン受容体拮抗薬**などが使われます。

用語解説

GABA
アミノ酸の一種で、γ-アミノ酪酸（らくさん）をさす。GABA受容体に結合することで活動電位の伝達を抑制する。脊髄（せきずい）と脳で抑制性の神経伝達物質として働く。

抗不安薬
GABAの作用を強くして神経活動を抑えることで、抗不安作用や抗けいれん発作作用などをもたらす。

ベンゾジアゼピン系薬
中枢神経系のベンゾジアゼピン受容体に作用する。てんかんの治療等にも用いる。

メモ

メラトニン
松果体（しょうかたい）で生成・分泌されるホルモンで、セロトニンから合成。概日リズムの調整に関わり、睡眠を促進して覚醒を抑制する。

オレキシン
摂食と飲水、代謝、睡眠・覚醒サイクルなど多くの機能を持つ神経ペプチド。

ちょっと一息

お腹が空いて眠れない？
食事の摂取量が少ないと覚醒作用のあるオレキシン濃度が上昇し、目がさめて眠れなくなる。

不安障害や不眠症に対する薬

治療薬　不安障害と不眠症に対する治療薬は、それぞれ下記の通りである

●抗不安薬

種類	一般名	作用	主な副作用
選択的セロトニン再取り込み阻害薬	フルボキサミンなど	セロトニンの再取り込みを阻害し、シナプスでのセロトニンを増やす	錯乱や発熱、振戦などを起こすセロトニン症候群、けいれん、不整脈など
ベンゾジアゼピン系薬	エチゾラム、ロラゼパム、オキサゾラム、ロフラゼプ酸エチル	中枢神経にある $GABA_A$ 受容体※に作用し、神経の活動を抑える	比較的少なく、安全性が高い。眠気、めまい、筋弛緩、倦怠感など

※ GABAが結合する受容体のひとつ（P.56参照）。

●睡眠薬

種類	一般名	作用	主な副作用
ベンゾジアゼピン系薬	トリアゾラム、ブロチゾラム、ニトラゼパム、フルラゼパム	中枢神経の $GABA_A$ 受容体に作用し、神経の活動を抑える	比較的少なく、安全性が高い。眠気、めまい、筋弛緩、倦怠感など
非ベンゾジアゼピン系睡眠薬	ゾルピデムなど	中枢神経の $GABA_A$ 受容体に作用し、神経の活動を抑え、催眠作用を起こす	めまい、ふらつき、筋弛緩など
メラトニン受容体作動薬	ラメルテオン	メラトニン受容体を刺激して睡眠に導く	傾眠、頭痛、めまい、倦怠感など
オレキシン受容体拮抗薬	スボレキサント、レンボレキサント	覚醒した状態を保つオレキシンに対する拮抗作用で睡眠に導く	傾眠、頭痛、めまい、悪夢、倦怠感など

ベンゾジアゼピン系薬の作用機序

ベンゾジアゼピン系薬は $GABA_A$ 受容体に結合して、GABAの作用を増強するので、抗不安薬だけでなく、抗けいれん薬や筋弛緩薬、睡眠薬としても用いられる。

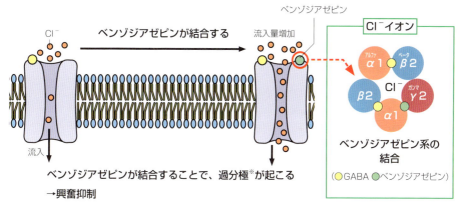

※ Cl^- が過流入することで、膜電位がマイナスになる。

脳・神経系に働く薬

てんかんの薬

ポイント
- けいれんや意識障害が発作的に起こる疾患
- てんかん発作は大脳が過剰に興奮することで起こる
- 治療にはGABA_A受容体に作用して脳を鎮める薬を用いる

脳のニューロンの過剰な興奮が発作を起こす

てんかんは、けいれんや意識障害などが発作的に起こり、やがておさまるという、てんかん発作を繰り返す疾患です。通常、神経系は、興奮させるシグナルと抑制するシグナルがバランスよく働くことで正常な機能を維持しています。ところが何らかの理由で興奮性のシグナルが強すぎたり、あるいは抑制性のシグナルが弱すぎたりすると、ニューロンが過剰に興奮した状態となり、これがてんかん発作を引き起こすと考えられています。

てんかんは、大脳の一部が過剰に興奮して起こる部分発作と、脳全体の興奮で起こる全般発作に分けられ、それぞれいくつかの型があります。

脳の興奮を抑え、抑制を強める薬を飲み続ける

多くの場合、てんかん発作は短時間でおさまるので、発作を止める治療は必要ありませんが、発作が5分以上続いたり、意識の回復がないまま発作を繰り返したりする重積状態になった場合は、GABA_A受容体の活性を増強して脳の興奮を抑えるベンゾジアゼピン系抗てんかん薬などの薬で、直ちに発作を抑えます。

また、てんかん発作がない状態を維持するため、発作の型にあった予防薬を飲み続ける必要があります。薬には、興奮性のシグナルを弱める薬と、抑制性のシグナルを増強する薬、両方の作用を持つ薬があります。抗てんかん薬は、有効な血中濃度の範囲が狭いため、自己判断で増減することなく、指示通り規則的に服用することが大切です。

用語解説

発作重積状態
発作が長引いたり、意識が戻らないうちに何度も発作を繰り返したりする状態。「てんかん発作が5分以上続くか、意識の回復がないまま発作の反復が5分以上続く状態」とされている。

GABA_A受容体
GABAが結合する受容体・GABA_AとGABA_Bが存在する。GABA_A受容体はイオンチャネル内蔵型受容体で、GABAが結合することでCl⁻チャネルが開き、神経の活動を抑制する。

てんかんのメカニズムと薬の作用点

てんかんはニューロンの過剰興奮によって起こるため、治療薬は興奮を直接抑えるか、興奮を抑制するシグナルを増強させる作用を持つ。

治療薬

●発作重積状態を止める薬（早期＝5分以内）

種類	一般名	作用	主な副作用
ベンゾジアゼピン系抗てんかん薬	❻ ジアゼパム、ロラゼパム	中枢神経のGABA_A受容体に作用し、神経の過剰な興奮を抑制する	呼吸抑制、眠気、ふらつき、悪心・嘔吐など

●部分発作、全般発作を予防する薬（第一選択薬）

種類	一般名	作用	主な副作用
部分発作を予防する薬	❶ カルバマゼピン ❶ ラモトリギン ❷ ガバペンチン ❹ ペランパネル ❺ レベチラセタム	それぞれ異なる作用で興奮性神経を抑制し、部分発作を抑える	眠気、めまいは共通の副作用。薬によって複視、重症薬疹、易怒性、悪心・嘔吐など
全般発作を予防する薬	❶❸❻ バルプロ酸（全般発作の予防）	GABA神経伝達促進作用により、大脳の過剰な興奮を抑える	眠気、めまい、高アンモニア血症
	❷ エトスクシミド（欠伸発作の予防）	Ca²⁺チャネルを遮断、視床-大脳皮質路の興奮性のシグナルを抑える	眠気、めまい、消化器症状など
	❻ クロナゼパム（ミオクロニー発作の予防）	GABA_A受容体に作用し、抑制性のシグナルを増強する	眠気、めまい、気道分泌亢進など

作用点

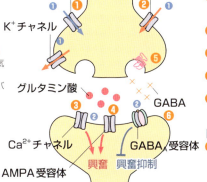

●＝グルタミン酸
×＝GABA

[てんかんのメカニズム]
❶過剰な興奮により異常な電気刺激を発生
❷興奮性神経と抑制性神経のバランスが崩れる

[興奮性神経抑制薬]
❶ Na⁺イオンの流入阻害（カルバマゼピン、ラモトリギン、バルプロ酸）
❷ Ca²⁺イオン流入の阻害（ガバペンチン、エトスクシミド）
❸ NMDA受容体の阻害（バルプロ酸）
❹ AMPA受容体の阻害（ペランパネル）
❺ SV2Aに結合する（レベチラセタム）

[抑制性神経増強薬]
❻ GABA_A受容体の活性化（バルプロ酸、クロナゼパム）

脳・神経系に働く薬

パーキンソン病の薬

ポイント
- 大脳基底核を構成する黒質の神経細胞が減少して起こる
- 運動の調節に障害が生じ、体をスムーズに動かせなくなる
- ドパミンの前駆物質やドパミンの作用を起こす薬を投与する

体がスムーズに動かせなくなる疾患

パーキンソン病は、多くは50〜70歳代で発症し、徐々に体を動かしにくくなり、運動が減少していく疾患です。

大脳基底核にある黒質という部分の神経細胞が減少し、神経伝達物質のドパミンが十分に分泌されなくなることで起こる、進行性の神経変性疾患です。

大脳皮質から発せられた動作の指令は、まず大脳基底核の線条体に届きます。線条体はドパミンの作用を受け、淡蒼球※の活動を適切なレベルにコントロールしています。ところがドパミンが足りなくなると、線条体が淡蒼球を制御できなくなって、淡蒼球のブレーキが効きすぎた状態になり、うまく動けなくなるのです。

薬でドパミンやその作用を補う治療

パーキンソン病の治療には、主にレボドパ（L-dopa）やドパミンアゴニストなどが使われます。

実は、ドパミンを薬として投与しても、脳には届きません（メモ参照）。そこで脳に入ってからドパミンに変わるレボドパを経口投与し、脳のドパミンを増やします。さらに、脳に届く前に血中の酵素で代謝されてしまうのを防ぐため、酵素を阻害するDCI合剤も併用します。

ドパミンアゴニストは、線条体の神経細胞にあるドパミンの受容体に結合することで、ドパミンと同様の作用をもたらすことができる薬です。

ほかに、ドパミンの合成を促す薬などを併用することもあります。

用語解説

大脳基底核
黒質、線条体、淡蒼球、視床下核からなる。大脳皮質と視床や脳幹をつないでいる。運動の調節のほか、認知機能などさまざまな働きに関わる。

黒質
大脳基底核にある。黒質緻密部のドパミン含有ニューロンが線条体へ投射してドパミンを放出し、運動の調節や認知機能などに関わる。

メモ

ドパミンのままでは脳に入れない
ドパミンは血液脳関門（P.24参照）を通れないが、レボドパは通ることができる。

ちょっと一息

合成麻薬がパーキンソン病の原因に？
1977年、アメリカの学生が合成ヘロインを注射すると、パーキンソン病と似た症状が現れた。原因はこれに含まれるMPTPという成分で、パーキンソン病患者と同じく黒質の神経細胞が減っていた。これ以降MPTPはパーキンソン病を再現する成分として、研究に利用されている。

※大脳基底核の主要な構成要素のひとつで、GABA作動、運動機能への関与が知られる。

パーキンソン病の治療薬

パーキンソン病の治療には、不足するドパミンを補う薬や、ドパミンの受容体に結合してドパミン様の作用をもたらす薬などを使う。

種類	一般名	作用	主な副作用
ドパミン前駆物質	レボドパ（L-dopa）	脳に入ってドパミンに変化し、不足するドパミンを補充する。レボドパを代謝する酵素を阻害するDCI（脱炭酸酵素阻害薬）を合わせた製剤もある	嘔吐、悪性症候群、ジスキネジア（不随意運動。おかしな動きを自分で止められない）、幻覚など、長期使用で持続時間短縮や、急な中断で高熱や精神症状など
ドパミンアゴニスト	ブロモクリプチン、プラミペキソールなど	ドパミン受容体に結合し、ドパミンと同様の作用を起こす	吐き気、食欲不振、むくみ、幻覚など、薬によって心臓弁膜症や眠気などが起こることがある
抗コリン薬	トリヘキシフェニジル、ビペリデンなど	ドパミンの不足によって相対的に過剰になったアセチルコリンの作用を抑える	口が渇く、排尿困難、めまいなど、高齢者では認知症の症状も
その他	ドパミン遊離促進薬（神経細胞からのドパミンの放出を促す）、MAO-B阻害薬（細胞内でドパミンを代謝する酵素を阻害する）、COMT阻害薬（末梢でレボドパを代謝する酵素を阻害する）、レボドパ（L-dopa）賦活薬（ドパミンの合成を促す）		

正常な脳の働きとパーキンソン病の脳の働き

パーキンソン病では、ドパミンの不足で運動の調節がうまくいかなくなり、動作がスムーズにできなくなる。主な症状として、安静時に手足が震える、筋肉がこわばる、動作が遅いなどがある。

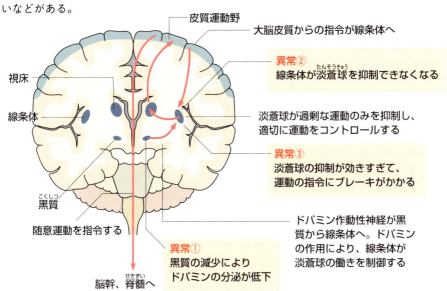

脳・神経系に働く薬

認知症の薬

ポイント
- 認知症は認知機能が低下して生活に支障をきたす状態
- コリンエステラーゼ阻害薬はシグナル伝達を改善する
- NMDA受容体拮抗薬はニューロンが傷つくことを防ぐ

アルツハイマー型認知症がもっとも多い

　認知症とは、一度正常に発達した認知機能が、後天的な脳の器質的障害によって徐々に低下し、日常生活に支障をきたす疾患のことです。アルツハイマー型認知症※がもっとも多く、ほかに血管性認知症、レビー小体型認知症などがあります。認知症の発症率は85歳以上で4割を超えるとされ、高齢化が進む我が国では社会的に大きな問題になっています。認知症の症状は、記憶障害や見当識障害などの中核症状と、幻覚や妄想、うつ、徘徊、興奮などの行動・心理症状（BPSD、周辺症状）に分けることができます。中核症状はどの患者にも見られるのに対して、行動・心理症状は患者によってさまざまな形で現れます。

記憶に関わるシグナル伝達を助ける薬を使う

　現時点でアルツハイマー型認知症の根治療法はありません。治療の目標は、できるだけ早い段階で治療を開始し、進行を遅らせることです。主な治療薬は、コリンエステラーゼ阻害薬とNMDA受容体拮抗薬です。

　認知症では、記憶に関わるアセチルコリンが減少しているので、シナプスでアセチルコリンを分解する酵素のコリンエステラーゼを阻害する薬を投与し、アセチルコリンを増やして、ニューロンのシグナル伝達を改善するのです。

　NMDA受容体拮抗薬は、認知症で記憶に関係するNMDA受容体が過剰に活性化しているのを抑えて、シグナルが正常に伝わるようにし、ニューロンが傷つくのを防ぎます。ほかにも漢方薬の抑肝散を使うこともあります。

用語解説

レビー小体型認知症
脳内にαシヌクレインと呼ばれる、タンパク質が異常沈着する疾患。この沈着物をレビー小体と呼ぶため、レビー小体型認知症と名前が付いた。

NMDA受容体
N-メチル-D-アスパラギン酸（NMDA）受容体は、ヒトの脳における興奮性神経伝達物質であるグルタミン酸の受容体として働く。

メモ

アルツハイマー病
脳内にアミロイドβが固まり（凝集体）となって、神経毒性を示すことで神経細胞が死に、脳が萎縮する進行性の神経変性疾患。高齢者の認知症の主要な原因。

アルツハイマー病の抗体医薬
レカネマブは抗体医薬で、可溶性アミロイドβ凝集体に結合して、脳内から取り除くことで、アルツハイマー病の進行を抑制すると考えられる。アルツハイマー病による軽度認知障害および軽度の認知症の治療に使用されている。

※認知症の一種で、1906年にドイツのアルツハイマー博士が初めて報告したことからアルツハイマー型と呼ばれる。

アルツハイマー型認知症の原理と薬の作用点

現在、アルツハイマー型認知症は、脳内にアミロイドβの凝集体が蓄積し、神経毒性により神経細胞を破壊して、脳が萎縮することで発症するという考えが主流とされる。

治療薬

種類	一般名	作用	主な副作用
❶ コリンエステラーゼ阻害薬	ドネペジル、ガランタミン、リバスチグミン	アセチルコリンを分解するコリンエステラーゼを阻害して、脳内のアセチルコリンを増やす	不整脈、消化性潰瘍、食欲不振や悪心・嘔吐などの消化器症状、肝炎、てんかんなど
❷ NMDA受容体拮抗薬	メマンチン	NMDA受容体の過剰な活動を抑制し、記憶の刺激の伝達を正常化。ニューロンの傷害も防ぐ	けいれん、失神、めまい、妄想や幻覚、せん妄などの精神症状、肝機能傷害など
❸ 抗アミロイドβ抗体薬	レカネマブ、ドマネマブ	アミロイドβの沈着を抑制し、軽度認知障害・軽度の認知症の進行を抑制する	使い始めの頭痛、発熱、吐き気等。使用して数ヶ月以内に脳浮腫、微小脳出血など

作用点

❶記憶に関わるアセチルコリンの減少を防ぐために、コリンエステラーゼを阻害する
❷NMDA受容体の過剰な活性化を抑えて、シグナルが正常に伝わるようにする
❸神経細胞を死に追いやるアミロイドβ凝集体を取り除く

⊢―― 抑制

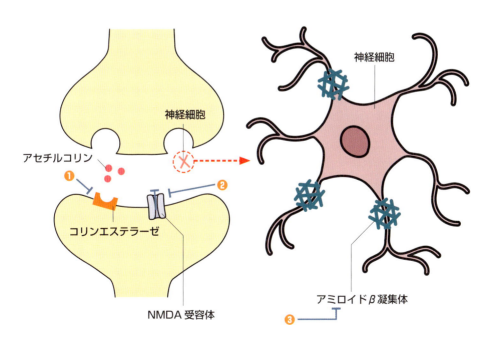

脳・神経系に働く薬

鎮痛薬① 痛みとは何か

ポイント
- 痛みには非器質性と器質性という2つの種類がある
- 侵害受容性疼痛は痛みの刺激が脳に伝わることで発症する
- 神経障害性疼痛は神経が傷ついたり圧迫されたりして発症する

痛みは主観的で個人的なとても不快な感覚

国際疼痛学会は痛みを「組織損傷が実際に起こったとき、あるいは起こりそうなときに付随する不快な感覚および情動体験、あるいはそれに似た不快な感覚および情動体験」と定義しています。つまり痛みは主観的で個人的なもので、痛みの程度を客観的に測定する方法はありません。

痛みは、心身に異常が起きていることを知らせてくれる、いわば警報です。痛みが続くと、とてもつらく日常生活にも支障が生じてしまいますから、我慢することなく、早急に原因解明や鎮痛などの対処をするべきです。

非器質性の疼痛と器質性の疼痛に分けられる

痛みは、心因性など体の組織には問題がない非器質性のものと、体の組織に異常が生じている器質性のものに分けられます。

さらに非器質性の痛みは痛覚変調性疼痛に、器質性の痛みは侵害受容性疼痛と神経障害性疼痛に分類されます。侵害受容性疼痛とは、痛みの刺激を末梢の侵害受容器が感知し、それが脳に伝わって痛みを感じるものです。

刺激には、炎症などによる化学的刺激、針や包丁などの機械的刺激、熱いお湯や氷などの熱刺激があります。危険を感知して生じる生理的なもので、多くは急性の痛みです。神経障害性疼痛は、神経自体が傷ついたり圧迫されたりして、神経の機能が障害されて生じる慢性的な痛みです。わずかな刺激や正常な状態では、痛みと感じないような刺激で非常に強い痛みを感じるなどの感覚異常が生じます。

用語解説

痛覚変調性疼痛
英語で「nociplastic pain」。侵害受容器を活性化するような損傷や体性感覚神経の変性、疾患がないにもかかわらず、痛みの知覚異常や過敏によって生じる痛み。

侵害受容性疼痛
英語で「nociceptive pain」。熱や物理的刺激、炎症などを侵害受容器が感知して生じる痛み。

神経障害性疼痛
英語で「neuropathic pain」。体性感覚神経（侵害受容器や痛覚伝達経路を含む）の変性や、疾患によって生じる痛み。これを引き起こす原因としては、たとえば、外傷（外傷が治癒したにもかかわらず残る痛み）、帯状疱疹、糖尿病、がん、抗がん薬の副作用などがある。

侵害受容性疼痛と神経障害性疼痛

痛みは心因性の非器質性と、体の組織に異常が生じている器質性に大別される。さらに器質性の痛みは、侵害受容性疼痛と神経障害性疼痛に分類できる。

痛みの種類とメカニズム

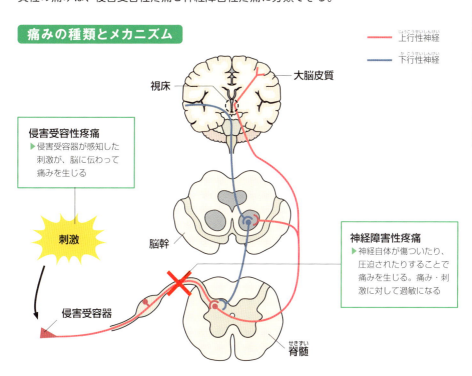

COLUMN 最新の研究によりわかってきた第3の痛みのしくみ

痛覚変調性疼痛は、侵害受容器の活性化や神経の病変などがないにも関わらず生じる痛みのことで、これまで原因は明らかになっておらず「第3の痛み」として、人々を苦しめてきました。しかし最近の研究で、少しずつ痛みのメカニズムが明らかになってきています。2017年に国際疼痛学会は、不安やストレスをはじめとするさまざまなことが原因で、脊髄から脳の痛みに関する神経のしくみが変化し、痛みを強く感じたり、痛みを生じたりするという説を提唱しました。英語の名称である「nociplastic pain」に対して、日本では「noci」は「末梢から中枢までの痛みの成立に関わる機構と過程」と、「plastic」は変化を示していると解釈して「痛覚変調性疼痛」と名付けられました。慢性化した疼痛では侵害受容性疼痛、神経障害性疼痛、痛覚変調性疼痛が混合している場合があります。

脳・神経系に働く薬

鎮痛薬② オピオイド鎮痛薬

ポイント
- 鎮痛薬にはオピオイド鎮痛薬と非オピオイド鎮痛薬がある
- オピオイドはモルヒネやその構造を模した合成鎮痛薬等をさす
- シグナルを伝える2つの神経に作用して鎮痛作用などをもたらす

ケシの実から取れるオピウムやそれに似た構造の物質

痛みは放置したり我慢したりせず、できるだけ早く取り除くべきです。痛みを和らげ、取り除く方法には、鎮痛薬による薬物療法、局所麻酔薬などによる神経ブロック、手術やリハビリテーション、心理療法などがあります。

鎮痛薬は、オピオイド鎮痛薬と非オピオイド鎮痛薬（P.66参照）に分けられます。

<u>オピオイド</u>（オピウム類縁物質）はケシの実から取れるアヘン（オピウム）に含まれるモルヒネなどの成分や、それに構造が似ている合成鎮痛薬、体内で分泌される内因性モルヒネ様ペプチドなどをさします。脳や脊髄にあるオピオイド受容体に結合し、鎮痛作用などをもたらします。

麻薬性の鎮痛薬は主にがんの激しい痛みの緩和に

オピオイド鎮痛薬は、痛みの情報を脳に伝える<u>上行性神経</u>のシグナル伝達を抑制するとともに、脳から脊髄に痛みを抑制するシグナルを伝える<u>下行性神経</u>を活性化することで、強力な鎮痛作用を発揮します。

オピオイド鎮痛薬には、モルヒネやコデインのほか、半合成のジヒドロコデインやオキシコドン、合成麻薬性鎮痛薬のフェンタニルやメサドンなどがあります（右ページ表参照）。これらは麻薬性の鎮痛薬で、主にがんによる激しい痛みや術後の緩和に使われます。これらの薬物は依存性があるため、処方や取り扱いは「麻薬及び向精神薬取締法」で厳しく規制されています。またオピオイドには、トラマドールやペンタゾシンなど非麻薬性の薬もあります。

用語解説

オピオイド
英語で「opioid」。ケシの実から取れるアヘン（オピウム）に含まれるモルヒネなどの成分のこと。「opium」（オピウム）と「-oid」（似ている構造を表す接尾語）より、名付けられた。

上行性神経
末梢から脳に向かう神経経路。求心性神経ともいう。

下行性神経
脳から末梢に向かう神経経路。

メモ

フェンタニルの効能
フェンタニルはオピオイドと比較して作用が強く、がんによる痛みの緩和以外にも、麻酔による鎮痛やその補助、あるいは手術後の痛みの緩和にも用いられる。

オピオイドの切り替え
副作用が強く、継続した投与が困難な場合や、鎮痛効果が得られない場合は、投与中のオピオイドから別のオピオイドへの切り替え（オピオイドスイッチング）を行う。

感覚神経とオピオイド鎮痛薬の作用機序

オピオイド鎮痛薬は、痛みの情報を脳に伝えるシグナルを抑制すると同時に、痛みを抑制するシグナルを活性化することで鎮痛作用を発揮する。

オピオイド鎮痛薬

種類	一般名	作用	主な副作用
❶ アヘンアルカロイド	モルヒネ、コデイン、ジヒドロコデイン、オキシコドン、ヒドロモルフォン	中枢神経のμ受容体に結合し、上行性痛覚伝達を抑制、下行性痛覚抑制系を亢進させて痛みを抑える	便秘、悪心・嘔吐、眠気が三大副作用。、呼吸抑制、依存性、せん妄など
合成麻薬性鎮痛薬	フェンタニル、メサドン	フェンタニルはμ受容体を刺激、メサドンはμ受容体の刺激と NMDA 受容体の拮抗作用で痛みを抑える	便秘、悪心・嘔吐、眠気、呼吸抑制、依存性、メサドンは不整脈も
非麻薬性鎮痛薬	トラマドール、ペンタゾシン、ブプレノルフィン	トラマドールはμ受容体刺激とノルアドレナリン・セロトニンの再取り込み阻害、ペンタゾシンはκ受容体の作動とμ受容体の部分作動、ブプレノルフィンはμ受容体の部分作動により痛みを抑える	ショック、けいれん、呼吸抑制、依存性など

作用機序

上行性神経のシグナル伝達を抑制することで、痛みの情報が脳に伝わるのを抑える。それと同時に下行性神経を活性化することで、痛みを抑制するシグナルを脊髄に伝える。これにより、強力な鎮痛作用が発揮される

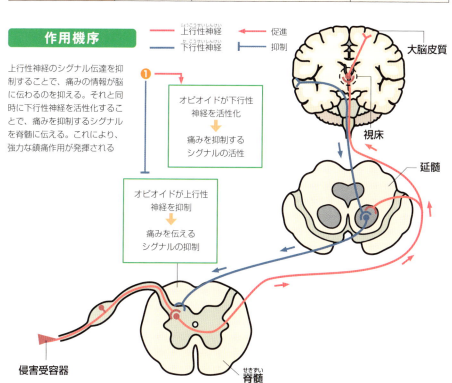

脳・神経系に
働く薬

鎮痛薬③ 非オピオイド鎮痛薬

ポイント

- 非オピオイド鎮痛薬はNSAIDs（エヌセイド）とアセトアミノフェンがある
- NSAIDsはCOXを阻害して抗炎症・鎮痛作用を発揮する
- アセトアミノフェンは体から熱の発散を促進し、熱を下げる

さまざまな剤形がある非ステロイド性抗炎症薬

　非オピオイド鎮痛薬には、非ステロイド性抗炎症薬（NSAIDs（エヌセイド））とアセトアミノフェンがあります。

　NSAIDsは、シクロオキシゲナーゼ（COX）という酵素を阻害することで、抗炎症・鎮痛作用を発揮します。体に炎症が起きているとき、プロスタグランジンが産出され、これが発痛物質のブラジキニンに対する感受性を高めて痛みを引き起こします。COXは、リン脂質由来のアラキドン酸からプロスタグランジンをつくる酵素で、NSAIDsはこれを阻害し、プロスタグランジンの産生を抑制して、痛みと炎症を抑えるのです（P.170参照）。

　NSAIDsには、アスピリン、イブプロフェン、ジクロフェナクなどの薬があり、内服薬や注射剤、坐剤（ざざい）のほか、クリームや貼付剤など、さまざまな剤形のものがあります。

子どもにも使える解熱鎮痛薬

　アセトアミノフェンは、市販薬でも広く利用されている解熱鎮痛薬です。NSAIDsよりも副作用が少なく、子どもにも使えるのが利点です。ただし、大量に投与すると肝障害を引き起こすので注意が必要です。

　アセトアミノフェンの主な作用は、視床下部（ししょうかぶ）の体温調節中枢に作用して、皮膚の血管を拡張させて体からの熱の発散を促進し熱を下げることです。また視床と大脳皮質での痛覚の閾値を上げることで、痛みを和らげます。NSAIDsと同様、COXを阻害して痛みを抑える働きもありますが、その作用は弱く、抗炎症作用はほとんどありません。

用語解説

NSAIDs
Nonsteroidal Anti-Inflammatory Drugs（非ステロイド性抗炎症薬）の略。シクロオキシゲナーゼ（COX）を阻害することによって効果を発揮する。

COX
Cyclooxygenase（シクロオキシゲナーゼ）の略。アラキドン酸をトロンボキサン・プロスタグランジン・プロスタサイクリンに変換する酵素。COX-1とCOX-2のアイソザイム（同一の反応を触媒するが化学構造が異なる酵素）が存在する。

プロスタグランジン
アラキドン酸から合成される生理活性物質で、さまざまな強力な生理活性作用を持つ（P.102、170参照）。

感覚神経と非オピオイド鎮痛薬の作用機序

非オピオイド鎮痛薬はプロスタグランジンの生成を抑制したり、視床と大脳での痛覚の閾値を上げたりすることで、痛みや炎症を抑える。

非オピオイド鎮痛薬

種類	一般名	作用	主な副作用
❶ 非ステロイド性抗炎症薬（NSAIDs）	アスピリン、イブプロフェン、ジクロフェナク、インドメタシン、ロキソプロフェン	COXを阻害し、プロスタグランジンの生成を抑える	消化性潰瘍、腎障害、アスピリン喘息など
❷ アセトアミノフェン		視床と大脳皮質の痛みの閾値を上げる。視床下部の体温調節中枢に作用して熱を下げる	肝障害、アナフィラキシー、喘息発作、顆粒球減少症など
❸ ガバペンチン・プレガバリン疼痛治療薬	ガバペンチン、プレガバリン	神経障害性疼痛の治療薬。中枢神経のシナプス前終末へのCa^{2+}の流入を抑え、神経の興奮を抑える	めまい、傾眠、頭痛、歩行障害、浮腫、心不全、肝機能障害、胃腸障害など

作用機序

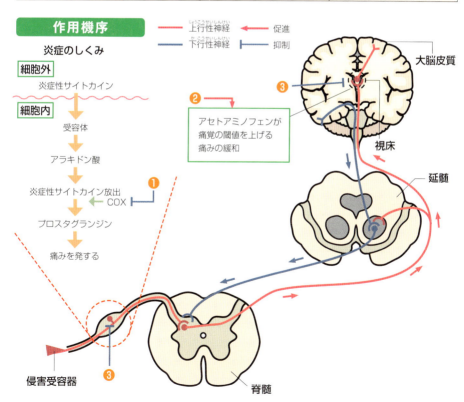

脳・神経系に働く薬

片頭痛の薬

ポイント
- 片頭痛はこめかみのあたりに脈打つ痛みが生じる疾患
- 痛みの原因は三叉神経やマスト細胞への刺激といわれている
- 発作時は血管収縮や神経ペプチドの放出抑制が目的の薬を使う

脈打つような痛みが繰り返し起こる慢性の頭痛

片頭痛は、数日から数週間程度の間隔で、こめかみのあたりに脈打つような痛みが生じる疾患です。片側に起こることが多いものの、両側に起こることもあります。吐き気やめまい、光や音に敏感になるといった症状をともなうことがあります。発作は数時間から長い場合は2〜3日続き、動くと痛みが強くなるため、寝込んでしまう人もいます。

発作前の前兆として、視野にキラキラしたギザギザの光が現れる閃輝暗点などが見られることがあります。

脳の血管の拡張や神経の炎症が原因と考えられる

片頭痛が生じるメカニズムとしては、血管説と三叉神経説を合わせた三叉神経血管説が有力とされます。血管説は、ストレスなどで血中にセロトニンが増えると、その作用で脳の血管が収縮。セロトニンが酵素によって分解されると、今度は血管が反射的に拡張し、血管の浮腫もあいまって、三叉神経が刺激され痛みが生じるとするものです。三叉神経説は、何らかの刺激で三叉神経から血管を拡張させる神経ペプチド（CGRP）などが放出され、血管が拡張、透過性が増して血漿成分が漏れ出します。それによって周囲にあるマスト細胞が刺激されて炎症を起こす物質を放出し、三叉神経が炎症を起こし、痛みが生じるとするものです。発作時は、血管や三叉神経にあるセロトニン受容体を刺激して血管を収縮させるとともに、三叉神経からの神経ペプチドの放出を抑制するトリプタン製剤を投与します。また近年は、発作を予防する薬も開発されています。

用語解説

三叉神経
英語で「trigeminal nerve」。顔の皮膚、口内、歯と歯茎の感覚を司る神経。こめかみにある三叉神経節から3本に枝分かれすることから三叉神経と呼ばれる。

CGRP
カルシトニン遺伝子関連ペプチド（calcitonin gene-related peptide）。三叉神経から放出され血管を拡張させる。

マスト細胞
英語で「mast cell」。別名肥満細胞とも呼ばれる。ほぼすべての臓器の結合組織に存在しており、炎症カスケード（連鎖）の誘導に重要な役割を果たす免疫細胞。

片頭痛の薬の作用点

片頭痛は三叉神経から神経ペプチドが放出され、血管の拡張と血漿成分の漏れ出しが起こり、マスト細胞に刺激が伝わって起こるという説が有力である。そのため、主にCGRPに作用する薬を用いる。

発作時の治療薬

種類	一般名	作用	主な副作用
❶ トリプタン製剤	スマトリプタン、ゾルミトリプタンなど	血管や神経のセロトニン5-HT₁B/₁D受容体を刺激、脳血管を収縮させる	アナフィラキシー、不整脈、虚血性心疾患、てんかん様発作など
❷ 鎮痛薬	NSAIDs	COXを阻害し、プロスタグランジンの生成を抑える	消化性潰瘍、腎障害、アスピリン喘息など
	アセトアミノフェン	視床と大脳皮質の痛みの閾値を上げる	吐き気、嘔吐、食欲不振、肝機能障害など
❸ 抗CGRP抗体	ガルカネズマブ	片頭痛に関与すると考えられているカルシトニン遺伝子関連ペプチド（CGRP）に対する抗体で、CGRPの作用を阻害して片頭痛を予防する	アナフィラキシー、めまい、便秘など

片頭痛のしくみと作用点

片頭痛のしくみは、三叉神経血管説が有力とされる ├── 抑制

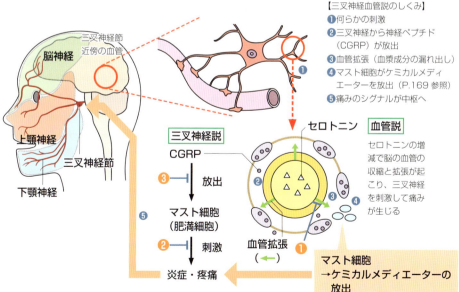

【三叉神経血管説のしくみ】
❶ 何らかの刺激
❷ 三叉神経から神経ペプチド（CGRP）が放出
❸ 血管拡張（血漿成分の漏れ出し）
❹ マスト細胞がケミカルメディエーターを放出（P.169参照）
❺ 痛みのシグナルが中枢へ

脳・神経系に働く薬

全身麻酔薬

ポイント
- 全身麻酔には吸入麻酔と静脈麻酔がある
- 吸入麻酔は全身麻酔を長く維持するのに適している
- 静脈麻酔は急速導入したいときや短時間の手術に適している

中枢神経を抑制して意識のない状態にする

　全身麻酔は、手術などの際に、痛みを遮断し（鎮痛）、意識のない状態にし（鎮静）、筋弛緩作用で動かないようにする（不動）ために行います。また手術によって、血圧上昇や徐脈などの有害な自律神経反射が生じるのを抑えるのも全身麻酔の目的です。全身麻酔の方法には、マスクや気管内挿管で投与する吸入麻酔と、静脈に麻酔薬を注射する静脈麻酔があります。吸入麻酔は作用がゆっくりで、全身麻酔を維持するのに適しています。静脈麻酔は、すみやかに麻酔が効いた状態にすることができるので、急速導入をしたいときや短時間の手術などに適しています。

麻酔が効くメカニズムは実はよくわかっていない

　全身麻酔薬は脂溶性なので、全身を巡りながら、特に脂肪成分を多く含む中枢神経系に作用します。麻酔薬が効くメカニズムについては、まだはっきりとは解明されていませんが、抑制系のシグナルを伝達するGABA受容体を活性化し、さまざまな受容体や、イオンチャネルへの作用を介して興奮系のシグナルを伝達するNMDA受容体を遮断するためと考えられています。

　吸入麻酔薬には、揮発性のものとガス性のものがあります。静脈麻酔薬にはバルビツール酸系やベンゾジアゼピン系（P.55参照）などがあります。それぞれに長所・短所があるので、麻酔薬は単独で使うのではなく、手術等の方法や所用時間などに合わせて、全身麻酔の目的が適切に果たせるように、いくつかの薬を組み合わせて使います。

用語解説

自律神経反射
自律神経系によって起こる生体反応。無意識化で起こり、発汗や心拍数の変化などが挙げられる。

メモ

バルビツール酸
英語で「barbituric acid」。1864年にドイツでフォン・バイヤーが尿素とマロン酸ジエチルの縮合により初めて生成した。

ちょっと一息

バルビツール酸の語源
バルビツール酸は、キリスト教の聖人である聖バルバラ（Saint Barbara）にちなんで、名付けられたといわれている。バルビツール酸を合成した日に、砲兵が聖バルバラの祝日を祝っていた酒場でフォン・バイヤーが祝杯を挙げたという逸話からきている。

全身麻酔の種類

全身麻酔は吸入麻酔と静脈麻酔に大別される。吸入麻酔は全身麻酔を維持するのに適しており、静脈麻酔は急速導入をしたいときなどに適している。

●吸入麻酔薬

種類	一般名	作用	主な副作用
揮発性吸入麻酔薬	イソフルラン	詳しい作用は不明	頻脈や血圧変動、筋強直などをともなう悪性高熱、呼吸抑制、アナフィラキシーなど
ガス性吸入麻酔薬	亜酸化窒素（笑気）	詳しい作用は不明	造血機能障害など

●全身麻酔薬

種類	一般名	作用	主な副作用
バルビツール酸系全身麻酔薬	チオペンタール	$GABA_A$受容体に結合してGABAの作用を増強し、中枢神経系を抑制する	呼吸抑制、咽喉頭けいれん、ショック症状、アナフィラキシーなど
ベンゾジアゼピン系全身麻酔薬	ミダゾラム	$GABA_A$受容体に結合してGABAの作用を増強し、中枢神経系を抑制する	依存性、呼吸抑制、アナフィラキシー、低血圧、不整脈、悪性症候群（無動、筋硬直、発熱等）など
イソプロピルフェノール系全身麻酔薬	プロポフォール	ベンゾジアゼピン系とほぼ同等	注入時の血管痛、低血圧、アナフィラキシー、気管支攣縮など
フェンシクリジン系全身麻酔薬	ケタミン	記憶や学習に関わるNMDA受容体に結合して遮断し、大脳皮質を抑制する	急性心不全、呼吸抑制、けいれん、幻覚や錯乱などの覚醒時反応など

全身麻酔の目的

全身麻酔をすると意識や痛み、それに対する反応・反射（運動反射や自律神経反射）が消失する。これにより外科手術が可能になる。

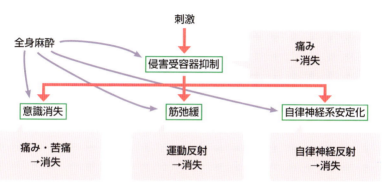

コラム　Column

アドレナリンとアセチルコリンの発見

　アドレナリンという言葉をモチベーションが高まっているときや、闘志に燃えているときに「アドレナリンが出ている」と使う人は多いでしょう。

　そもそもアドレナリンとは、副腎髄質から分泌されるホルモンの一種で、血管収縮作用や心拍数、心拍出量の増加、止血作用、気管支拡張作用などを示します。そのため、アナフィラキシーショックや喘息発作を起こした際の緊急処置に用いられています。

　その歴史は長く、古代ローマの時代から、副腎をすり潰して得られる物質の中に血管収縮作用（アドレナリン）があることは知られており、外傷時に出血を止めるために使用されていました。

　そんなアドレナリンを世界で最初に結晶化し、同定したのは、実は2人の日本人でした。化学者であり、実業家でもある高峰譲吉氏と、その助手で薬剤師の上中啓三氏です。ときは1901年。世界中の科学者が、アドレナリンを薬として量産できるようにするために、こぞって結晶化に乗り出していました。多くの研究者が結晶化に難航する中、上中氏が一晩残していた試験管の底に偶然、結晶化したアドレナリンがへばりついているのを発見したのです。上中氏はその後、実験を繰り返し、翌年、アドレナリンの結晶化に成功。高峰氏が特許を取得し、アドレナリン（adirenaline）と命名しました。これは副腎を表すラテン語に由来します。また、アドレナリンは、別名をエピネフリンといいます。アメリカのジョン・エイベル博士が、ヒツジの副腎から分離した物質をエピネフリンと命名したのです。こちらは副腎を表すギリシャ語が語源です。

　一方、アセチルコリンが発見されたのは1914年のことでした。

　イギリスの薬理学および生理学者のヘンリー・ハレット・デイル氏が、麦角菌の抽出液から心拍を下げる物質として発見したのです。その後、オーストラリアのオットー・レーヴィ氏が、迷走神経から分泌されて心拍数を低下させる神経伝達物質であることを突き止めました。この業績により、デイル氏とレーヴィ氏は、ともに1936年にノーベル生理学・医学賞を受賞しています。

第3章

循環器系・血液の薬

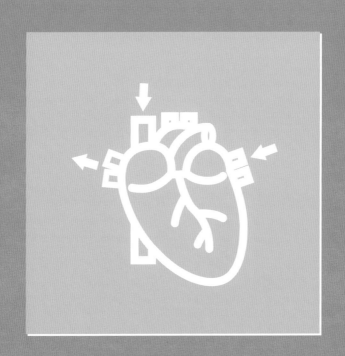

循環器系・血液の薬

降圧薬① 高血圧の定義と治療

ポイント
- 血圧は心拍出量と血管の抵抗で決まる
- 高血圧が長く続くと血管が硬く脆くなり、心疾患につながる
- 高血圧の治療では、生活習慣の改善や降圧薬の投与を行う

120/80mmHg未満が正常血圧

　血圧とは動脈壁にかかる圧力のことです。肺を巡り、心臓（左心房）へ戻ってきた血液が左心室へ溜まると、心室が収縮して弁が開き、血液を大動脈へ送り出します。このとき血圧は上昇し、もっとも高くなった血圧を<u>収縮期血圧</u>といいます。続いて心室と動脈の間の弁が閉じて心室は拡張し、再び心臓へ戻って来た血液を溜めます。このとき、血圧は下降し、もっとも低い値を<u>拡張期血圧</u>といいます。心臓（心室）に血液が溜まると再び弁が開き、これを繰り返します。収縮期血圧と拡張期血圧は「120/80mmHg」のように表記します。また血圧は右ページ表のように分類され、120/80mmHg未満が正常血圧とされます。

　血圧は、心拍出量（1回心拍出量×心拍数）と末梢血管抵抗（動脈の硬さ）で決まります。これらを調節する自律神経系や腎臓・副腎の異常、動脈硬化、加齢などにより血圧が高くなります。

生活習慣の改善と降圧薬で血圧をコントロール

　高血圧は<u>本態性高血圧</u>と、ほかの病気によって血圧が高くなる<u>二次性高血圧</u>に分けられます。日本では約9割が本態性高血圧です。

　血圧が高いだけではほとんど自覚症状はありませんが、高血圧の状態が長く続くと、全身の動脈が硬く脆くなり、心筋梗塞、脳出血、脳梗塞、腎不全など、命に関わる合併症を引き起こすので、血圧を正常範囲内に維持する治療が必要です。本態性高血圧に対しては、まず塩分制限を中心

用語解説

本態性高血圧
二次性高血圧（下記参照）以外のすべての高血圧のことで、約9割の高血圧がこれにあたる。明確な原因は不明とされるが、加齢や遺伝、また喫煙、肥満、運動不足、塩分摂取過多、睡眠不足などの生活習慣が関係していると考えられている。

二次性高血圧
病気によって引き起こされる高血圧のことで、約1割程度とされている。原因ははっきりとしており、脳腫瘍や脳卒中による高血圧と考えられている。

とした食生活の改善、禁煙、適正体重の維持、適度な運動などの生活習慣の改善を行ったうえで、患者に合った降圧薬を投与します。

収縮期血圧と拡張期血圧のメカニズム

収縮期血圧では心臓が収縮し、血管にかかる圧力は強くなる。拡張期血圧では心室と動脈の間の弁が閉じて、心室は拡張して血液が充満し、血管にかかる圧力は弱くなる。

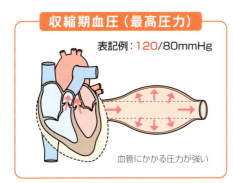

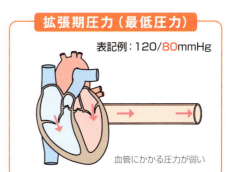

血圧の求め方と種類

血圧は以下の計算式で求めることができ、数値によって血圧は種類分けされる。

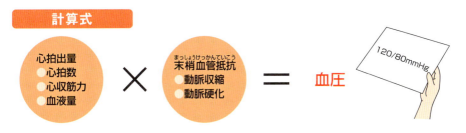

血圧数値表

収縮期血圧と拡張期血圧それぞれに基準となる血圧の数値があり、それに応じて分類される

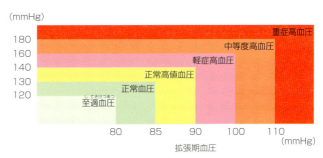

循環器系・血液の薬

降圧薬② 拮抗薬と阻害薬

ポイント
- Ca拮抗薬は、Ca^{2+}の流入を阻害して血管の収縮を抑える
- レニン・アンジオテンシン系の薬は血圧を調整する
- レニン・アンジオテンシン系の薬はアンジオテンシンⅡの生成を抑える

平滑筋細胞へのCa^{2+}の流入を阻害する薬

　降圧薬には、Ca拮抗薬、アンジオテンシンⅡ受容体拮抗薬、アンジオテンシン変換酵素阻害薬、利尿薬（P.78参照）、β遮断薬（P.78参照）があります。一般に単剤で治療を開始し、うまく血圧が下がらない場合は、薬を増量するか、ほかの薬を組み合わせて投与します。

　Ca拮抗薬には、細胞膜のCa^{2+}チャネルを遮断して、細胞内にCa^{2+}が流入するのを防ぐ作用があります。動脈壁を構成する平滑筋は、細胞内にCa^{2+}が流入することで収縮します。Ca拮抗薬でこれを遮断し、動脈の収縮を抑えて、末梢血管抵抗を弱めることで血圧を下げるのです。

レニン・アンジオテンシン系を阻害する薬

　血圧が下がると、それを感知した腎臓がレニンを分泌、さらに交感神経を介してレニン分泌が促進されます。

　レニンは肝臓からのアンジオテンシノーゲンをアンジオテンシンⅠに変換します。アンジオテンシンⅠは、肺血管などから出るアンジオテンシン変換酵素によってアンジオテンシンⅡになり、これが全身の血管を収縮させ、血圧を上げます。

　また副腎にも作用してアルドステロンを分泌させ、これが腎臓での水やNa$^+$の再吸収を促し、循環血液量を増やして血圧を上げます。

　アンジオテンシン変換酵素阻害薬はアンジオテンシンⅡの生成を抑制し、アンジオテンシンⅡ受容体拮抗薬は血管や副腎皮質への作用を遮断することで血圧を下げます。

用語解説

レニン
腎臓で生成されるタンパク質分解酵素。腎臓の傍糸球体細胞でプロレニンからつくられ、刺激を受けると循環血液中に放出される。

アンジオテンシノーゲン
肝臓で合成・分泌されるレニンが、アンジオテンシノーゲンのN末端を切断することで、アンジオテンシンⅠがつくられる。脂肪細胞でもつくられており、内臓脂肪の増加にともない、その産生・分泌が高まる。

アルドステロン
副腎皮質から分泌されるホルモンで、体内の水分と塩分を増加させる。主な作用は水とNa$^+$の再吸収促進と、カリウムの排泄促進。

メモ

アンジオテンシンとは
ポリペプチドのひとつ。アンジオテンシン変換酵素によって、アンジオテンシンⅠはアンジオテンシンⅡに変換される。アンジオテンシンⅡは血管を収縮させ血圧を上げる。

降圧薬の動向
最近は配合剤（ARB※＋サイアザイド系利尿薬、ARB＋Ca拮抗薬など）も使用される。
※アンジオテンシン受容体拮抗薬。

Ca拮抗薬とアンジオテンシン系薬の作用機序

Ca拮抗薬、アンジオテンシンⅡ受容体拮抗薬、アンジオテンシン変換酵素阻害薬は、それぞれ以下のプロセスで働く。

治療薬

種類	一般名	作用	主な副作用
❶ Ca拮抗薬	アムロジピン、ニフェジピン、アゼルニジピンなど	細胞膜のCa^{2+}チャネルを遮断し、動脈壁の平滑筋の収縮を抑える	血圧低下、頻脈、動悸、頭痛、浮腫、歯肉増殖など
❷ アンジオテンシンⅡ受容体拮抗薬	カンデサルタン、ロサルタン、バルサルタンなど	アンジオテンシンⅡのAT₁受容体を遮断して作用を抑える	血管浮腫、高カリウム血症、ショック、腎不全など
❸ アンジオテンシン変換酵素阻害薬	カプトプリル、エナラプリル、イミダプリルなど	アンジオテンシンⅠをアンジオテンシンⅡに変換する酵素を阻害する	空咳、血管浮腫、高カリウム血症、味覚障害など

作用機序

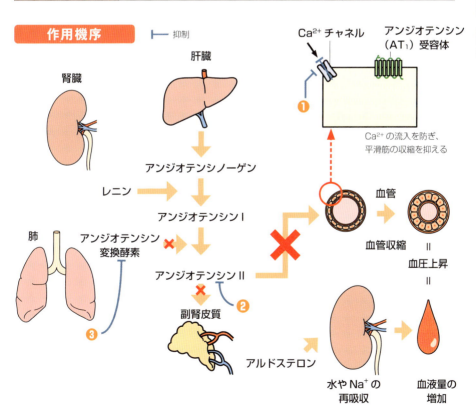

降圧薬③ β遮断薬と利尿薬

ポイント
- β遮断薬は心拍数を減らすことで血圧を下げる
- β遮断薬は副作用のリスクがあるので取り扱いに注意する
- チアジド系利尿薬は循環血液量を減らして血圧を下げる

ほかの薬でよい効果が出ないときなどはβ遮断薬

　β遮断薬は交感神経抑制薬（P.44参照）に属する薬です。心臓のβ₁アドレナリン受容体を遮断して、心臓の収縮力を弱め、心拍数を減らし、血圧を下げます。また腎臓からのレニン（P.76参照）の分泌も抑制するため、レニン・アンジオテンシン系による血圧の上昇を防ぎます。

　β遮断薬は、交感神経の過剰な活動による高血圧に使用されます。一方、その他の高血圧では効果がやや弱く、閉塞性肺疾患の発症や糖・脂質代謝の異常などを引き起こすリスクがあるため、ほかの薬やそれらの組み合わせで十分な血圧低下効果が得られないときなどに処方される傾向があります。

チアジド系利尿薬は少量の投与から

　利尿薬とは、尿をたくさん出す薬のことです。尿は血漿をろ過してつくられるので、余分な血漿を尿としてたくさん出せば、循環血液量が減って血圧が下がるのです。

　利尿薬は、腎臓で尿がつくられるプロセスのどこに作用するかで、いくつかのタイプに分けられます。詳しくは第5章で解説していますが、降圧薬としてよく使われるのはチアジド（サイアザイド）系利尿薬です。

　チアジド系利尿薬には、遠位尿細管での水とNa⁺の再吸収を阻害する作用があります。Na⁺は浸透圧を高めて水の再吸収を促進するため、Na⁺の再吸収を抑えて尿中へ排出すると循環血液量が減り、血圧は下がります。高血圧治療の際は、少量の投与から開始するのが基本です。

用語解説

β遮断薬
βアドレナリン受容体には3つのサブタイプ（β₁、β₂、β₃）があり、β遮断薬はこれらすべての受容体を遮断する。β₂アドレナリン受容体は気管支の拡張、β₃アドレナリン受容体は脂肪組織の脂肪分解促進に働くため、これらの受容体の遮断は、閉塞性肺疾患や脂質代謝異常などの副作用を引き起こすリスクにつながる。

β₁アドレナリン受容体
アドレナリン受容体のひとつ。アドレナリンや、ノルアドレナリンが受容体に結合することで、心臓では心拍数や心収縮力が増加する。

閉塞性肺疾患
英語で「Chronic Obstructive Pulmonary Disease (COPD)」。気管支が炎症を起こしたり肺胞が破壊されたりすると発症し、咳・痰・息切れなどの症状を起こす。

チアジド
英語で「thiazide」。thio-「OがSに置換された化合物」azine「Nを含む環をもつ」oxide「酸化物」でThiazideと呼ばれる。

β遮断薬と利尿薬の作用機序

β遮断薬は、心拍数と心収縮力を抑制して心拍出量を減らしたり、腎臓からのレニンの分泌を抑制したりする。利尿薬は余分な血漿を尿として排出することで循環血液量を減らす。どちらもプロセスは異なるが、心拍出量を減らすことにより血圧を下げることができる。

降圧薬

種類	一般名	作用	主な副作用
β遮断薬	ビソプロロール、カルベジロール、アテノロール、プロプラノロールなど	β受容体を遮断し、心機能を抑制し、血圧を下げる	徐脈、起立性低血圧、心不全の誘発や増悪、喘息様症状など
チアジド系利尿薬	アゾセミド、ヒドロクロロチアジドなど	遠位尿細管に作用し、Na^+の再吸収を抑え、尿量を増やす	低カリウム血症、高尿酸血症、耐糖能低下など

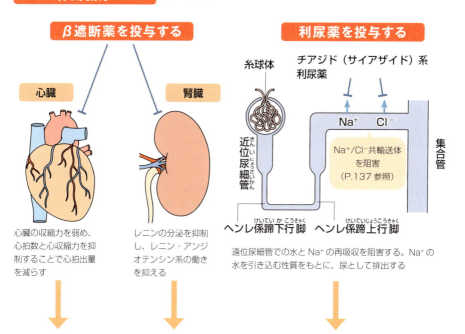

作用機序

β遮断薬を投与する

心臓：心臓の収縮力を弱め、心拍数と心収縮力を抑制することで心拍出量を減らす

腎臓：レニンの分泌を抑制し、レニン・アンジオテンシン系の働きを抑える

利尿薬を投与する

チアジド（サイアザイド）系利尿薬

Na^+/Cl^-共輸送体を阻害（P.137参照）

糸球体／近位尿細管／ヘンレ係蹄下行脚／ヘンレ係蹄上行脚／集合管

遠位尿細管での水とNa^+の再吸収を阻害する。Na^+の水を引き込む性質をもとに、尿として排出する

心拍出量を減らして血圧を下げる

循環器系・血液の薬

狭心症の薬

ポイント
- 狭心症は心筋が酸素不足に陥った状態である
- 心筋が酸素不足に陥ることで胸痛や圧迫感などの症状が現れる
- 狭心症の治療では血管を拡張する薬などを投与する

冠状動脈の狭窄で一時的に心筋が酸素不足になる

　狭心症は、心臓に酸素と栄養を届ける冠状動脈が狭くなったり、一時的につまったりして、心筋が酸素不足に陥り、胸痛や圧迫感などの症状が現れる病気です。運動をして心筋に多くの酸素が必要になったときに起こる労作性狭心症、安静時狭心症、冠攣縮性狭心症などがあります。運動をやめるか、冠状動脈の攣縮がおさまれば、心筋が酸素不足の状況から抜け出し、胸痛などの症状は消失します。

　冠状動脈の動脈硬化が主な原因で、進行して冠状動脈が完全につまると、その先の領域の心筋に酸素が届かなくなり、壊死する可能性があります。

発作には速効性の硝酸薬を舌下に投与

　狭心症の治療の目的は、発作時の症状を和らげることと、発作の発症や心筋梗塞に発展するのを防ぐことです。

　発作時は、速効型の硝酸薬（ニトログリセリン）を舌下に投与します。硝酸薬は体内で一酸化窒素（NO）を生じ、これが血管平滑筋に作用して可溶性グアニル酸シクラーゼ（sGC）という酵素を活性化します。この酵素が細胞内でグアノシン三リン酸（GTP）を、血管を拡張させる作用がある環状グアノシン一リン酸（cGMP）に変換し、血管を拡張させます。

　発作の予防には、β遮断薬やCa拮抗薬などの高血圧（P.74参照）にも使う薬や、持続性の硝酸薬、血が固まりにくくするための抗血小板薬（P.92参照）や、動脈硬化を改善する薬などを使います。

用語解説

冠攣縮性狭心症
安静時狭心症の中でも特に夜間・早朝の安静時に、冠動脈がけいれんして一時的に狭くなり、心臓の筋肉に十分な酸素が供給されずに起こる疾患。

攣縮
英語で「spasm」。筋肉が断続的に異常な収縮を起こすこと。

動脈硬化
英語で「arteriosclerosis」。心臓から全身に酸素や栄養素を運ぶ動脈の壁が厚く硬くなった状態。ときに臓器や組織への血流を制限する。

一酸化窒素
食事に含まれる硝酸塩やL-アルギニンから合成される生理活性物質。血管内皮細胞で産生された一酸化窒素（NO）は、血管平滑筋細胞に作用して弛緩させ、血管を拡張させることにより血流を調整する。

グアニル酸シクラーゼ
グアノシン三リン酸を環状グアノシン一リン酸に変換する酵素。

血小板
英語で「platelet（PLT）」。血液中に含まれる細胞。血管損傷などのシグナルを受け取ると、互いに結合することで出血を止める。

狭心症の治療薬と作用機序

冠状動脈の壁が厚くなったり、攣縮したりする等の原因により狭窄することで狭心症が起こる。治療は発作の緩和と、その予防だが、発作時は速効型の硝酸薬を用いる。発作予防には血液を固まりにくくする抗血小板薬や、動脈硬化を改善するHMG-CoA還元酵素阻害薬などを用いる。

治療薬

	種類	一般名	作用	主な副作用
❶	硝酸薬	ニトログリセリン、硝酸イソソルビドなど	体内でNOを出し、血管を拡張する	頭痛、顔面紅潮、血圧低下、動悸、めまいなど
❷	抗血小板薬	アスピリンなど	COXを阻害し、血小板を活性化させるトロンボキサンA₂の産生を減らす	消化性潰瘍、喘息発作、ショック、アナフィラキシーなど
❸	HMG-CoA還元酵素阻害薬	スタチン	肝臓でコレステロール合成に関わる酵素を阻害し、動脈硬化を予防する	頭痛、眠気、筋肉痛、横紋筋融解症、ミオパチー、肝障害、血小板減少など

作用機序

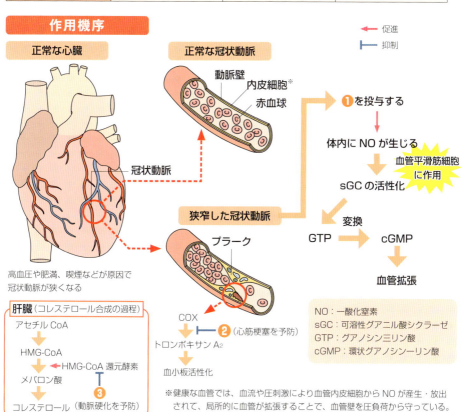

循環器系・血液の薬

心不全の薬① 心不全の概要

ポイント
- 心臓が全身に必要量の血液を届けられなくなった状態
- 4つのステージに分類される
- 左室の働きの低下具合により治療方針を立てる

心臓のポンプ機能の代償機構まで破綻した状態

心不全とは、心臓が機能不全に陥った状態のことです。

何かの原因で心臓に器質的障害や機能的障害が生じると通常は心拍数を増やしたり、血液量を増やしたり、心筋が厚くなったりして、その問題を補うしくみ（**代償機構**）が働きます。心不全は、そのしくみさえも機能しなくなった状態です。心拍出量が低下し、血液を十分に送り出せなくなるため、易疲労感や四肢の冷感、低血圧、尿量の減少等が現れます。また肺に血液が滞って（**肺うっ血**）、呼吸困難や頻呼吸、**起坐呼吸**等の症状が生じ、全身の血流も滞って、むくみや食欲不振、腹水、肝うっ血等が生じます。

左室の働きがどのくらいかで治療方針を立てる

心不全は、米国のACCF/AHAの心不全ステージ分類により、心不全リスク状態と症候性心不全に大別されます。心不全リスク状態は、リスクがあるもののまだ心不全の症状はない状態で、危険因子はあるが器質的心疾患がないステージAと、器質的心疾患があるステージBに分けられます。そして症候性心不全は、器質的心疾患があり心不全を発症したステージCと、さまざまな治療でも改善しない難治性心不全のステージDに分けられます。

心不全の治療の対象は主にステージCです。ステージCは、1回の収縮で左室容量の何％を駆出できるかを示す**左室駆出率（LVEF）**が、50％以上、40％以上50％未満、40％未満の3つに分けられ、それぞれの状態に合わせて治療方針が立てられます。

用語解説

心不全
英語で「heart failure」。全身に必要なだけの血液を心臓が送り出せなくなった状態。突然発症する急性心不全と心臓が徐々に弱っていく慢性心不全がある。

メモ

うっ血とは
静脈の血が過剰に溜まった状態。静脈が圧迫されたり、心臓のポンプ機能が弱まったりすることにより生じる。うっ血した部位により、異なった名称が付けられる。

起坐呼吸
椅子に座り、テーブルや机の上に頭をのせてうつぶせになった状態（起坐位）で行う呼吸。肺うっ血による呼吸困難を緩和することができる。

3タイプの心不全
LVEFによって心不全は3タイプに分けられる。LVEFが40％未満の場合をHeart failure with reduced ejection fraction (HFrEF)、50％以上の場合をHeart failure with preserved EF (HFpEF)、中間の場合をHeart failure with mid-range EF (HFmrEF)と呼ぶ。reducedのr、preservedのp、mid-rangeのMで区別できる。

心不全のステージ分類と治療方針

心不全はA～Dにステージ分類される。さらに左室駆出率（LVEF）の数値で段階的に3段階に分類される。これにより治療方針が決まる。

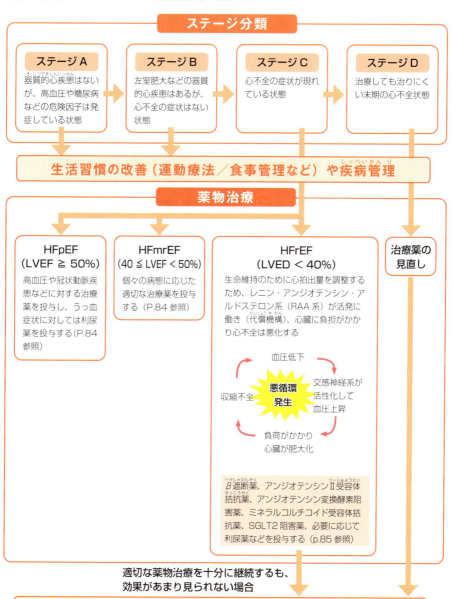

循環器系・血液の薬

心不全の薬② 症状に応じた薬

ポイント
- 心不全は左室駆出率（LVEF）によって治療方針を定める
- LVEFが50％以上に維持されている場合は原因疾患の治療を優先する
- LVEFが40％未満に低下している場合は血圧を下げる薬を投与する

左室駆出率のレベルによって治療方針を決める

　急性・慢性心不全診療のガイドラインは、ステージC（P.82参照）の心不全の治療について、左室駆出率（LVEF）のレベルによって以下のように推奨しています。

　LVEFが50％以上に維持されている場合、高血圧（P.74参照）や冠状動脈疾患（P.80参照）、糖尿病や慢性腎臓病等の原因疾患や合併症の治療を行いつつ、うっ血に対しては利尿薬を使います。また、LVEFが40％以上50％未満になった場合、個々の病態に合わせた治療を行います。

左室駆出率が40％未満になった場合の治療

　LVEFが40％未満に低下すると、心臓の収縮力の低下で全身に十分な血液が送り出せないため、その代償として、交感神経系が活性化し、血圧が上昇します。すると負荷のかかった心臓が肥大（心筋リモデリング）し、収縮力がさらに低下するという悪循環が生じます。そこでアンジオテンシンⅡ受容体拮抗薬（P.76参照）やβ遮断薬（P.78参照）で負荷を軽減して心筋リモデリングを抑制し、さらに利尿作用や心機能を保護する作用を持つ薬を投与し、この悪循環を抑えます。

　利尿薬はうっ血症状の改善のためにも使います。また頻脈の改善や強心作用を持つ強心薬や、不整脈には抗不整脈薬（P.88参照）も投与します。また近年、洞結節※に作用して心拍数を減少させ、心臓の負荷を減らすことで、心筋リモデリングをもとに戻す（リバース・リモデリング）新しい薬も登場しています。

用語解説

心筋リモデリング
心臓（心室や心房）に圧力の負荷や虚血（血液からの酸素供給が不足する）などのストレスがかかった場合、心機能を保つために代償的に構造が変化すること。

強心薬
心臓のポンプ機能を強める薬。ジギタリスは筋細胞のNa⁺-K⁺ポンプを阻害。細胞内のナトリウム濃度が上昇すると、Na⁺と交換してCa²⁺を細胞外へくみ出すしくみが働かず、心筋細胞内のCa²⁺が増加。これにより心筋の収縮を助ける。

不整脈
脈が正しく拍動しない状態。脈拍が50回/分未満を徐脈、101回/分以上を頻脈といい、脈が不規則な場合も含む（P.86参照）。

メモ

固有心筋と特殊心筋
心筋には固有心筋と特殊心筋がある。固有心筋は収縮に適し、心筋層全体を構成する。特殊心筋は、興奮の発生と伝導に適し、刺激伝導系を構成する。

洞結節の細胞
洞結節は電気的信号を伝える役割を担う細胞（特殊心筋）の集まりである。

※心拍リズムを発生させる部位で、右心房の上大静脈開口部付近に存在する。

心不全に対する薬

心不全はステージと LVEF のレベルに応じて治療薬が選択される。LVEF40%以上に対しては、個々の症状に合わせた治療が用いられる。LVEF40%未満の場合は、以下の治療薬を選択する。

種類	一般名	作用	主な副作用
SGLT2 阻害薬	イプラグリフロジン、ダパグリフロジンなど	近位尿細管の Na^+ とグルコースの輸送体を阻害し、再吸収を抑えて利尿をはかる。心保護作用も有する	低血糖、脱水、腎盂腎炎、ケトアシドーシスなど
利尿薬	フロセミド、アゾセミドなど	ヘンレループの Na^+/K^+/$2Cl^-$ 共輸送体を阻害し、利尿をはかる	低カリウム血症、高尿酸血症、耐糖能低下、難聴など
アンジオテンシン変換酵素阻害薬	エナラプリル、リシノプリルなど	アンジオテンシン I をアンジオテンシン II に変換する酵素を阻害する	空咳、血管浮腫、高カリウム血症、味覚障害など
アンジオテンシン II 受容体拮抗薬	カンデサルタンなど	アンジオテンシン II の AT_1 受容体を遮断して作用を抑える	血管浮腫、高カリウム血症、ショック、腎不全など
ミネラルコルチコイド受容体拮抗薬	スピロノラクトン、エプレレノンなど	遠位尿細管と集合管のミネラルコルチコイド受容体を阻害し、Na^+ の再吸収を抑え、利尿する	高カリウム血症、急性腎不全など
アンジオテンシン受容体ネプリライシン阻害薬	サクビトリルバルサルタン	アンジオテンシン II 受容体拮抗薬と、利尿ペプチド等を分解する酵素を阻害する。心臓の負荷を軽減する	血管浮腫、高カリウム血症、腎機能障害、ショックなど
イバブラジン		心臓の洞結節の HCN4 チャネルを阻害し、洞結節での活動電位の立ち上がりを遅らせ、心拍数を減らす	徐脈、光視症、不整脈など
ジギタリス製剤	ジゴキシン	心筋細胞膜の Na^+-K^+ ポンプを阻害することで、細胞内の Ca^{2+} 濃度を高め、心筋の収縮力を高める。また迷走神経を刺激して心拍数を下げる	ジギタリス中毒（不整脈、めまい、頭痛、失見当識や錯乱などの精神症状、視覚異常等）など

循環器系・血液の薬

心不全の薬② 症状に応じた薬

85

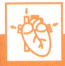

不整脈の薬① 不整脈の概要と治療

循環器系・血液の薬

ポイント
- 不整脈は心拍が乱れた状態で、徐脈や頻脈などがある
- 不整脈の原因には活動電位の発生異常と伝導異常がある
- 治療は薬物治療のほか、ペースメーカーなどが使われる

心臓の刺激伝導系に異常が生じて起こる不整脈

不整脈とは、心拍が乱れた状態のことで、心拍数が異常に多い頻脈や少ない徐脈、脈が抜けたり、心拍のリズムがバラバラになったりするものの総称です。不整脈には、生理的で治療が不要なものから、直ちに適切な治療が必要なものまで、さまざまなタイプがあります。心拍のリズムは心臓の刺激伝導系がつくり出しています。まず洞結節から活動電位※が発生し、それが心房全体に広がって心房が収縮します。そして活動電位が房室結節に届くと、そこから刺激伝導経路をヒス束、右脚と左脚、さらにプルキンエ線維へと一気に伝わり、心室が収縮します。この一連の反応のどこかに異常が起こると、不整脈が起こります。

不整脈の原因や病状はさまざま

不整脈は、活動電位の発生の異常によるものと、その伝導の異常によるもの、さらに頻脈・徐脈に分けられます。（右ページ表参照）。症状はさまざまで、無症状のこともありますが、動悸や胸の違和感、胸痛、倦怠感などを自覚することがあります。また心臓が十分に血液が送り出せないと脳虚血に陥り、めまいがしたり、意識を失い、けいれんを起こしたりすることもあります。さらに、全身の臓器が機能不全に陥り、死にいたることもあります。不整脈の治療は、原因や病状に合わせて、薬物治療（P.88参照）と、除細動やペースメーカーの植込みなどの電気的な刺激を与えて心拍をコントロールする治療や、異常な伝導路を焼いて遮断する治療などが行われます。

用語解説

房室結節
心房から心室へと電気信号を伝える中継部位。洞結節→房室結節→ヒス束→右脚・左脚→プルキンエ線維→心室筋の順に電気信号が伝わる。

ヒス束
房室結節に続き、心室へ電気信号を伝える刺激伝導系。

プルキンエ線維
ヒス束に続く刺激伝導系であり、心室に電気信号を伝える。左右（右脚と左脚）に分かれたあと、枝分かれして心室の内壁を薄い層となって網目状に覆う。

メモ

不整脈の種類
不整脈は頻脈性不整脈と徐脈性不整脈、そして脈が不規則に早くなったり遅くなったり、抜けたりする期外収縮の3種類に分けられる。

左心室と右心室
全身から右心房へ戻った血液は右心室から肺へ送り出され、肺から左心房へ戻り、左心室から大動脈を経て全身へ送り出される。より高い圧力に抗してポンプ機能を発揮する左心室の心筋壁は右心室よりも厚い。

※細胞が刺激を受けた際に発生する膜電位の大きな変化のこと（P.48メモ、88参照）。

心臓の収縮メカニズムと不整脈

心臓の収縮のタイミングは、刺激伝導系が制御している。洞結節で発生した活動電位は、心房（心房筋）→房室結節→ヒス束→右脚・左脚→プルキンエ線維→心室（心室筋）へ伝わる。この一連の反応のどこかに異常が生じると、不整脈が起こる。

刺激伝導系による収縮メカニズム

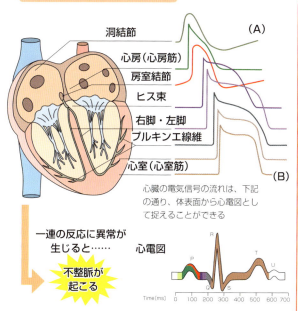

心臓の電気信号の流れは、下記の通り、体表面から心電図として捉えることができる

一連の反応に異常が生じると……
不整脈が起こる

活動電位の変化

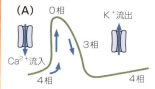

0相：Ca^{2+}の流入で膜電位が上がる
3相：K^+の流出により、膜電位が急速に下がる
4相：ペースメーカー電流により、緩やかに脱分極する

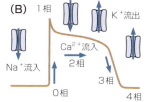

0相：Na^+の流入で膜電位が上がる
1相：Na^+流入の停止とK^+の流出により、膜電位が下がる
2相：Ca^{2+}の流入とK^+の流出が釣り合い、見かけ上、膜電位が平坦になる
3相：K^+の流出により、膜電位が急速に下がる
4相：膜電位が静止状態に戻る

不整脈の主な分類

発生機序	種類		主な疾患
活動電位の発生の異常	頻脈性 >100回/分	上室性	洞頻脈、心房期外収縮
		心室性	心室期外収縮
	徐脈性 <50回/分		洞不全症候群
活動電位の伝導の異常	頻脈性 >100回/分	上室性	心房粗動、心房細動、リエントリー性の発作性上室頻拍
		心室性	心室頻拍、心室細動
	徐脈性 <50回/分		房室ブロック、脚ブロック

循環器系・血液の薬

不整脈の薬① 不整脈の概要と治療

循環器系・
血液の薬

不整脈の薬② 種類ごとの薬

ポイント
- 抗不整脈は頻脈性不整脈の治療に用いられる薬の呼称
- 徐脈性不整脈には副交感神経や交感神経に作用する薬を用いる
- 期外収縮にはNa^+遮断薬やβ遮断薬を用いる

抗不整脈薬とは頻脈性不整脈の治療薬のこと

　抗不整脈薬は頻脈性不整脈（P.86メモ参照）の治療薬で、心筋細胞の活動電位が変化するプロセスのどこに作用するかでⅠ～Ⅳ群に分かれます。心筋細胞内の電位は、細胞外の電位をゼロとすると、静止状態ではマイナスです。心筋細胞の細胞膜には、Na^+、K^+、Ca^{2+}が出入りするイオンチャネルがあります。Na^+チャネルが開き、細胞内に流入して活動電位が発生するとK^+が細胞外に流出、同時にCa^{2+}が細胞内に入ります。このCa^{2+}が、細胞内のCa^{2+}貯蔵庫（筋小胞体）からCa^{2+}を放出させて心筋細胞を収縮させます。その後、K^+が流出し、細胞内電位はもとに戻ります。抗不整脈薬のⅠ群はNa^+チャネルを、Ⅲ群はK^+チャネルを、Ⅳ群はCa^{2+}チャネルを遮断し、活動電位の発生しやすさや、伝わる速さを抑えることで頻脈を治すのです。またⅡ群のβ遮断薬は、交感神経を遮断して洞結節や房室結節の働きを抑え、頻脈を改善します。ほかにK^+チャネルを活性化し洞結節や房室結節を抑制するアデノシンや、迷走神経を刺激し心拍数を下げる作用を持つジギタリス製剤も使います。

徐脈性不整脈と期外収縮の治療薬

　徐脈性不整脈には、心拍数を低下させる副交感神経の働きを抑える抗ムスカリン薬（P.46参照）や、心拍数を上げるため交感神経系を刺激するアドレナリン作動薬（P.44参照）を投与します。期外収縮には原因に応じて、Ⅰ群のNa^+チャネル遮断薬やⅡ群のβ遮断薬などが使用されます。

用語解説

迷走神経
副交感神経系の一種で第10脳神経の呼称。脳幹から出てさまざまな末梢器官に広く分布（P.44参照）。

メモ

抗不整脈薬の分類
Vaughan Williams分類は古くから用いられており、活動電位に及ぼす作用にもとづいて抗不整脈薬をⅠ～Ⅳ群に分けている。

不整脈の治療
頻脈性・徐脈性の不整脈ともに、原因疾患がある場合はその治療も行う。

頻脈性不整脈の機序
頻脈性不整脈の発生機序のひとつに、局所巣状興奮がある。あるきっかけにより洞結節以外の場所から興奮が発する異常自動能と、活動電位の再分極相またはその直後に生じる活動電位の撃発活動がある。

ちょっと一息

ベニテングタケの毒性とムスカリン
ベニテングタケに含まれるムスカリンはアセチルコリン受容体を刺激するが、アセチルコリンエステラーゼで不活化されず無制限に刺激するため、下痢や嘔吐、徐脈の症状が現れる。

各薬の作用

不整脈に用いられる各薬の作用は以下の通りである。

不整脈の薬

種類	一般名	作用	主な副作用
I群 Na⁺チャネル遮断薬	Ia プロカインアミド、ジソピラミドなど	心筋細胞の活動電位の立ち上がりを抑え、活動電位の持続時間を延ばす	QT延長による不整脈の誘発、心筋収縮能の低下、低血糖など
	Ib リドカイン、メキシレチンなど	心筋細胞の活動電位の持続時間を短縮する	けいれんやめまいなどの中枢神経症状、別の不整脈の誘発、肝障害など
	Ic プロパフェノン、フレカイニドなど	心筋細胞の活動電位の立ち上がりを抑える	活動電位の伝導ブロックによる不整脈の誘発、心筋収縮能の低下など
II群 β遮断薬	ビソプロロール、アテノロール	交感神経のβ（β₁）受容体を遮断し、洞結節の興奮リズムと、房室結節から心室筋にいたる興奮伝導を抑える	徐脈、心不全、肝障害など
III群 K⁺チャネル遮断薬	ソタロール、アミオダロンなど	心筋細胞のK⁺イオンの流出を抑え、活動電位の持続時間と不応期を延ばす。ソタロールはβ遮断作用もあわせ持つ	別の不整脈の誘発、頭痛など。アミオダロンは間質性肺炎、肺線維症など
IV群 Ca拮抗薬（Ca²⁺チャネル遮断薬）	ベプリジル、ベラパミルなど	心筋細胞へのCa²⁺の流入を抑え、洞結節の興奮リズムと房室結節の興奮伝導を遅らせる。心室筋細胞のCa²⁺の過剰な蓄積と自発興奮を防ぎ、心筋収縮力を抑える	徐脈、房室ブロックなどの不整脈の誘発、血圧低下、心不全など

活動電位への作用

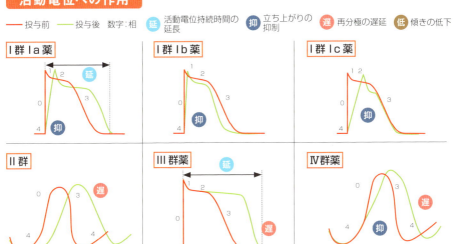

循環器系・血液の薬

血栓治療薬① 血栓ができるしくみ

ポイント
- 血管が傷つくと血小板が凝集して血栓となる
- 血栓が血管につまると命に関わる疾患を引き起こす場合がある
- 動脈硬化などによって血栓が形成されやすくなる

血栓は本来、血管の傷を修復する塊

　血管が傷つき血管内皮細胞の覆いが壊れると、そこに血小板が凝集します。このように血小板が凝集して塊となったものを血栓といいます。血栓が傷口に蓋をして、出血を防ぎ（一次止血）、同時に血管を収縮させて出血を止めます。

　次に血小板が活性化し、いくつもの凝固因子が関わって、血中のフィブリノゲンがフィブリンという繊維状の物質に変わります。これが網のようになって血栓を補強し、しっかりした血栓をつくるのです（二次止血）。

　血管が修復されたあと、血管内皮細胞から出る物質が血中のプラスミノゲンをプラスミンという酵素に変えます。これがフィブリンを溶かすことで（線溶）、不要な血栓はなくなります。

　しかし血管内皮細胞が障害されて、抗血栓作用が減弱すると、血栓ができやすくなり、塊のまま血管内に流れ出します。これにより血管がつまると、そこから先に血液が届かなくなり、ときに脳梗塞や心筋梗塞、深部静脈血栓症からの肺塞栓等、命に関わる疾患を引き起こす原因となるのです。

動脈硬化が進んでいると血栓ができやすい

　高血圧や脂質異常症、糖尿病などがあり、それらにともなって動脈硬化が進んでいると、血管内皮細胞は傷つきやすく、血栓ができやすい状態になります。また、脱水などで血漿が減り、血液の粘度が高まったときや、長時間座位や臥位などで同じ姿勢でいたために下肢の血流が滞ったときなども、血栓ができやすくなります。

用語解説

血栓
英語で「thrombus」。傷ついた血管内皮細胞に血小板が凝集し、塊となったもの。血栓は体内では常にあちこちでできており、小さいものはやがて溶けてなくなる。

脳梗塞
英語で「cerebral infarction」。脳血管の狭窄や閉塞により血流量減少。脳組織が壊死する疾患。

心筋梗塞
英語で「myocardial infarction」。冠状動脈の狭窄や閉塞により血流量減少。心筋細胞が壊死する疾患。

深部静脈血栓症
深部静脈に血栓ができる疾患。足の深部静脈に形成された血栓が血流に乗り、肺まで到達してつまると肺塞栓を発症する場合がある。

脂質異常症
血液中の脂質の値が基準値から外れた状態。脂質異常には、LDLコレステロール、HDLコレステロール、トリグリセリドの異常がある。いずれも動脈硬化の促進に関連するとされる。

血漿
血液の細胞（赤血球・白血球・血小板）以外の成分。血液全体の55％を占める。

血栓と溶解のメカニズム

血管が損傷すると血栓ができ、傷口に蓋をして出血を防ぐ。その後、血管が修復されると、血栓は溶解される。

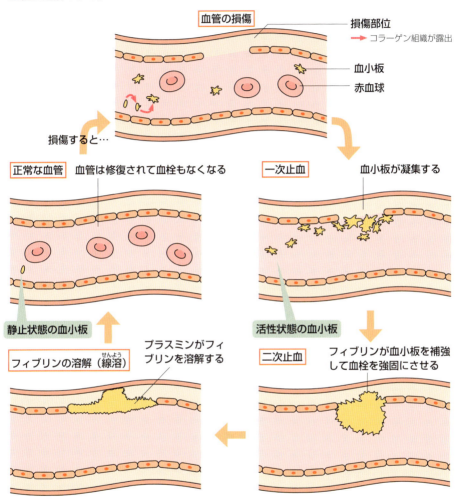

循環器系・血液の薬

血栓治療薬① 血栓ができるしくみ

COLUMN　熱すぎるお風呂は血栓のリスクになる？

お風呂は疲れを癒してくれますが、お湯の温度には注意が必要です。47℃以上のお湯で入浴すると、血栓を溶解する t-PA の分泌は減少し、t-PA を阻害して血栓を増大させる PAI-1 という物質の分泌は増えるとされています。入浴はほどよい温度で楽しみましょう。

循環器系・血液の薬

血栓治療薬② 主に使われる薬

- 抗血小板薬は血小板の凝集を抑制する
- 抗凝固薬はフィブリンの形成を抑制する
- 血栓溶解薬は血栓のフィブリンの溶解を促進する

動脈の血栓に使われる抗血小板薬

血栓の治療薬は、一次止血の血小板の凝集を抑制する抗血小板薬と、二次止血でフィブリンが形成されるのを防ぐ抗凝固薬、血栓のフィブリンの溶解を促進する血栓溶解薬に分けることができます（P.90参照）。

抗血小板薬は、一般に動脈の血栓症に投与されます。COX（P.66参照）阻害薬は、血小板を活性化させるトロンボキサンA_2の産生を減らします。アデノシン二リン酸（ADP）受容体遮断薬とホスホジエステラーゼ（PDE）阻害薬には、血小板の中で、血小板の凝集を抑制するcAMPという物質を増やす作用があります。

静脈の血栓に使われる抗凝固薬

抗凝固薬は主に静脈血栓の治療に使われます。代表的な抗凝固薬には、ヘパリンとワルファリンのほか、直接阻害型経口抗凝固薬があります。それぞれ、凝固因子のうち何を阻害するかは違いますが、最終的にフィブリンができるのを防ぐ作用を持っています。

血栓溶解薬は、主に急性期の血栓症で早急に血栓を溶かす必要がある場合に使われます。t-PA製剤とウロキナーゼがありますが、いずれもプラスミノゲンを活性化してプラスミンに変え、線溶（フィブリンの溶解）を促進します。

抗血小板薬、抗凝固薬、血栓溶解薬のいずれも、止血しにくくする薬なので、副作用として消化管出血や脳出血などの出血が起こることがあります。したがって出血の既往歴や、その可能性がある場合などは禁忌です。

用語解説

トロンボキサンA_2
アラキドン酸からプロスタグランジンを経て産生されるエイコサノイド。生理活性として血小板の凝集作用を促進したり、血管を収縮したりする。

cAMP
環状アデノシン一リン酸（cyclic adenosine monophosphate）の略称。細胞内でセカンドメッセンジャーとして働く。

t-PA製剤
「tissue Plasminogen Activator」でt-PAと呼ばれる。タンパク質のペプチド結合を切断し、血栓を溶解する働きがある。

 メモ

アデノシン二リン酸
英語で「Adenosine Diphosphate（ADP）」。血小板上に存在するADP受容体に結合し、血小板を活性化する作用がある。

ホスホジエステラーゼ
英語で「Phosphodiesterase（PDE）」。細胞内のcAMP等の環状ヌクレオチドを加水分解する酵素。

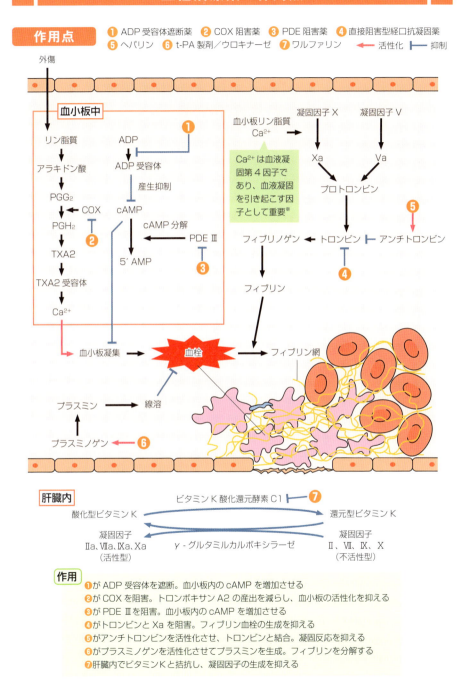

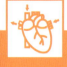

循環器系・血液の薬

貧血の薬

ポイント
- 貧血は赤血球が正しく酸素を運べなくなった状態
- 鉄欠乏性貧血や巨赤芽球性貧血は治療で足りない栄養素を補う
- 腎性貧血の治療はエリスロポエチンに作用する薬を用いる

貧血の原因は栄養素、骨髄、腎臓などさまざま

貧血とは、血液中の赤血球の減少や縮小により、赤血球の中のヘモグロビンが少なくなった状態のことです。ヘモグロビンは酸素を運ぶ働きを持っているため、これが足りないと全身に十分な酸素が行きわたらず、息切れや動悸、易疲労感、めまい、頭痛などの症状が現れます。

貧血には、ヘモグロビンの材料になる鉄が不足して起こる鉄欠乏性貧血をはじめ、骨髄で赤血球がつくられる過程で必要なビタミンB_{12}や葉酸が不足して起こる巨赤芽球性貧血、ビタミンB_6の不足でヘモグロビン合成の際に鉄をうまく利用できない鉄芽球性貧血、骨髄の造血幹細胞の問題で起こる再生不良性貧血、腎臓の疾患が原因で起こる腎性貧血、自己免疫などの原因で赤血球が壊れてしまう溶血性貧血などがあります。

腎性貧血にはエリスロポエチンを増やす薬を

鉄欠乏性貧血の場合は、不足している鉄を補うため鉄剤を投与します。巨赤芽球性貧血には不足するビタミンB_{12}と葉酸を、鉄芽球性貧血にはビタミンB_6を投与します。

腎性貧血では、腎機能の低下で、骨髄に赤血球の産生を促す作用がある造血因子、エリスロポエチンの産生が低下しているため、薬でこれを投与します。また腎臓には、エリスロポエチンの産生を促す低酸素誘導因子（HIF）と、これを分解するHIF-プロリン水酸化酵素（HIF-PH）という酵素があり、エリスロポエチンの産生を増やすため、HIF-PHの働きを阻害するHIF-PH阻害薬も使われます。

用語解説

赤血球
組織に酸素を運ぶヘモグロビン含有細胞。

ヘモグロビン
鉄を含むヘムとグロビン（タンパク質）で構成されるタンパク質。ヘムは酸素と結びつく働きを持つ。

骨髄
骨の中心部にあり、白血球・赤血球・血小板などの血液細胞をつくる組織。

造血幹細胞
骨髄にある細胞で赤血球、白血球、血小板に分化する。

エリスロポエチン
腎臓から分泌されるホルモンで、赤血球の産生を促進する生理活性を持つ。

低酸素誘導因子
低酸素により誘導される転写因子。血中酸素濃度が低下すると、腎臓でHIFが働きエリスロポエチンの産生が促進され、骨髄で酸素を運ぶ赤血球の産生が増える。

ちょっと一息

ヘモグロビンと血の色
ヘモグロビンは酸素と結合しているときは赤く、結合していないときは青紫色に見える。エビやカニは酸素の運搬にヘモシアニンと銅を使うため青色の血を持つ。

各貧血のメカニズムと治療薬

治療薬

	種類	一般名	作用	主な副作用
❶	鉄剤	硫酸鉄、溶性ピロリン酸第二鉄、含糖酸化鉄など	ヘモグロビンの材料となる鉄を供給する	吐き気、腹痛、便秘、下痢などの消化器症状など
❷	ビタミン製剤	ピリドキサール（B_6）、メコバラミン（B_{12}）など	赤血球の産生に必要なビタミンを補給する	メコバラミンは胃の不快感など、ピリドキサールは横紋筋融解症、発疹など
❸	エリスロポエチン	エポエチンアルファなど	赤血球の産生を促進する	ショック、アナフィラキシー、高血圧性脳症など
❹	HIF-PH 阻害薬	ロキサデュスタット、ダプロデュスタットなど	HIF-PHの働きを阻害し、エリスロポエチンの産生を増やす	血栓塞栓症、けいれん、甲状腺機能低下症など
❺	免疫抑制薬	シクロスポリン	再生不良性貧血に対して、造血幹細胞への自己免疫反応を抑える	腎障害、肝障害、感染症、中枢神経障害など
❻	ステロイド薬	プレドニゾロン、メテノロンなど	再生不良性貧血や溶血性貧血に対して、自己免疫反応を抑える	感染症、副腎不全、糖尿病、消化性潰瘍、膵炎、抑うつ、骨粗鬆症、血栓症、にきび、脂肪の異常沈着など

貧血のメカニズム

鉄欠乏性貧血

ヘモグロビンの材料となる鉄不足が原因

治療：鉄剤投与

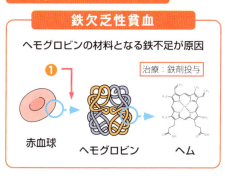

腎性貧血

腎臓の疾患が原因

治療：エリスロポエチン投与

治療：HIFを分解する酵素を阻害する

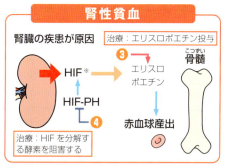

巨赤芽球性貧血

赤血球合成に必要なビタミン B_{12}・葉酸不足が原因

治療：ビタミン B_{12}・葉酸投与

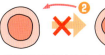

栄養素不足で赤血球がつくられない

鉄芽球性貧血

ミトコンドリア内の鉄の異常蓄積が原因

治療：ビタミン B_6 投与

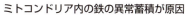
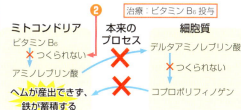

再生不良性貧血	何らかによる骨髄中の造血幹細胞の傷害が原因
溶血性貧血	激しい運動や自己免疫による赤血球の破壊が原因

治療：自己免疫を抑える薬の投与

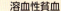

※血中酸素濃度の低下を腎臓が検知すると、HIFが働く。

コラム Column

ノーベル賞の誕生秘話と硝酸薬

　「人類にもっとも大きな貢献をした人」に贈られるノーベル賞を知らない人はいないでしょう。このノーベル賞を主催するノーベル財団は、アルフレッド・ノーベル氏がダイナマイトを製品化することで得た、巨額の資産をもとに設立されました。当時は蒸気機関の発明により石炭の需要が高まっており、ダイナマイトの凄まじい爆発力が採掘や工事の役に立つとあって大ヒット商品に。しかしながら、ノーベル氏が開発した技術は軍事技術にも利用され、戦争で富を築いたことから、「死の商人」とも評されました。そこでノーベルは、「自分の死後に基金を設立して、その利子を人類のために最大たる貢献をした人々に分配するように」という遺言を残したのです。ところで、ダイナマイトは、狭心症の発作時に用いられる硝酸薬（ニトログリセリン）の誕生にも関わっています。ニトログリセリンはダイナマイトの原料です。その始まりは1846年。イタリアの化学者、アスカニオ・ソブレロ博士によって合成されました。当時、ソブレロ博士がこれを舐めたところ頭痛が生じたという記録を残しています。

　その後、医師たちが、ノーベル氏のダイナマイト工場の労働者が頭痛を訴えたことや、狭心症を患っていた労働者が仕事中は発作を起こさなかったことに注目し、ニトログリセリンには血管拡張作用があり治療に活用できるのではないかと考えました。そして1879年に狭心症に対する効果が論文発表されると、治療に用いられるようになったのです。

　その作用機序は長らく不明でしたが、アメリカの薬理学者であるフェリド・ムラド博士、ロバート・ファーチゴット博士、ルイ・イグナロ博士らが、ニトログリセリンが体内で一酸化窒素（NO）を放出して血管を拡張させること、さらにNOは血管内皮細胞で産生される生理活性物質であることを発見しました。これらの功績により、ムラド博士、ファーチゴット博士、イグナロ博士の3名はノーベル生理学医学賞を受賞しました。ノーベル氏の没後100年を経た1998年のことです。このように、ニトログリセリンは、後世の医学の発展に多大な影響を与えました。

　ちなみに、ノーベル氏自身も狭心症の胸痛に苦しんでいたそうです。

第4章

消化器系の薬

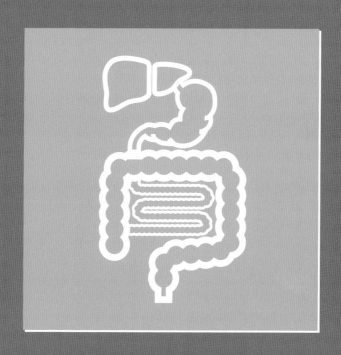

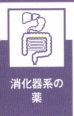

消化器系の薬

消化不良・食欲不振の薬

ポイント
- 機能性ディスペプシアは、器質的な疾患はないが症状はある
- 食欲不振には胃の働きを活発にする健胃薬や消化酵素薬を用いる
- 機能性ディスペプシアには消化管運動機能改善薬を投与する

日常的な胃の疾患と原因

　食欲がない、胃がもたれるといった症状は誰もが経験する症状です。ストレス、暴飲暴食、不規則な生活、夏バテや季節の変わり目などで、自律神経系のバランスが崩れ、胃腸の働きの調節がうまくいかなくなり、消化液の分泌が低下したり、消化管の動きが悪くなったりして、症状が現れます。胃もたれの原因として、胃の働きの低下と胃粘膜へのダメージが挙げられます。胃もたれの症状が食後に発生する場合は前者、空腹時に発生する場合は後者が原因となります。また胃の不快感などの症状があるのに、胃や全身に器質的な疾患や代謝異常などの疾患がない機能性ディスペプシアという疾患もあります。機能性ディスペプシアの原因として、胃がうまく働かない運動機能障害や胃酸などの刺激に対する知覚敏感、ストレスなどがあります。

特別な疾患でない食欲不振には健胃薬や消化酵素薬を

　健胃薬には苦味健胃薬と芳香健胃薬があります。これらの薬は、味や香りで胃粘膜を刺激して唾液・胃液の分泌を促し、胃の運動を活発にします。消化酵素薬は名前の通り消化酵素を補充するものです。機能性ディスペプシアには、消化管運動機能改善薬のアコチアミドを投与します。アコチアミドはアセチルコリンを分解するアセチルコリンエステラーゼを阻害し、副交感神経の信号を伝えるアセチルコリンの量を増やして、胃の運動を活発にします。またモサプリドは、副交感神経からのアセチルコリンの分泌を促します。胃酸分泌を抑制する薬（P.100参照）も使用されます。

 用語解説

機能性ディスペプシア
英語で「functional dyspepsia (FD)」。明確な原因のない胃痛。まずは細菌検査を行い、ピロリ菌が発見された場合は抗生物質を投与されることが多い。ディスペプシアは消化不良を意味するギリシャ語dys（悪い）とpeptein（消化）に由来する。

アコチアミド
機能性ディスペプシアの食後のもたれや早期満腹感に対する治療に用いられる薬。

日常の胃の症状に用いる薬

●健胃薬（食欲不振などに）

種類	一般名	作用	主な副作用
苦味健胃薬	ゲンチアナ、センブリ、オウバクなど	味覚を刺激し、唾液や胃液の分泌を促す	ほとんどなし。長期・大量摂取で高血圧やむくみ
芳香健胃薬	ウイキョウ、ケイヒ、ショウキョウなど	嗅覚を刺激、胃粘膜を刺激し、胃液分泌と胃の蠕動運動を促進する	便秘・発疹、かゆみ、長期・大量投与で尿路結石など

●消化酵素薬

一般名	作用	主な副作用
ジアスターゼ	デンプンを消化。炭水化物の消化異常の改善	発疹など
パンクレアチン	デンプン、タンパク質、脂質の消化異常の改善	くしゃみ、流涙、発赤など

●消化管運動機能改善薬（機能性ディスペプシアに）

種類	一般名	作用	主な副作用
アセチルコリンエステラーゼ阻害薬	アコチアミド	アセチルコリンエステラーゼを阻害し、消化管の運動を促進する	発疹、下痢・便秘、悪心・嘔吐、肝障害など
5-HT$_4$受容体作動薬	モサプリド	副交感神経のセロトニン受容体を刺激し、消化管の運動を促進する	腹痛、下痢、肝障害など

機能性ディスペプシア病態と治療薬

機能性ディスペプシアの治療には、消化管運動機能改善薬を用いる。

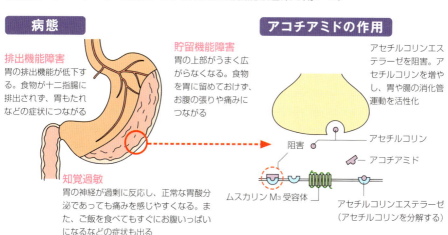

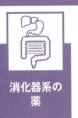

消化器系の薬

消化性潰瘍の薬① 消化性潰瘍の概要

ポイント
- 消化性潰瘍は胃液により胃や十二指腸がダメージを受けた状態
- 消化性潰瘍はピロリ菌やNSAIDs(エヌセイド)が関係している
- 原因を特定できない場合は初期治療に胃液を抑制する薬を投与

胃の攻撃因子と防御因子のバランスが崩れて起こる

消化性潰瘍とは、自分自身の胃液によって胃や十二指腸の粘膜がダメージを受ける疾患です。胃粘膜は、胃液に含まれる強酸や、タンパク質分解酵素のペプシンから自分自身を守るため、表面はムチンを含む粘液で覆っています。

しかし何らかの原因で、胃液などの攻撃因子と、胃粘液などの防御因子のバランスが崩れると、胃液が胃や十二指腸の粘膜を溶かしてしまい、潰瘍が生じるのです。

またピロリ菌(P.190参照)やNSAIDs(P.66、170参照)も潰瘍形成に深く関係しています。

消化性潰瘍があると、悪心・嘔吐、食欲不振、みぞおちの痛み、腹部膨満感などの症状が現れます。潰瘍が深くなると、そこから出血して吐血や下血を起こし、貧血や、ひどい場合はショックを起こします。さらに進行すると、消化管壁に穴が開く（消化管穿孔）ことがあります。

穿孔がなければ薬物療法で攻撃因子を抑える

消化性潰瘍が起きたとき、NSAIDsを服用している場合は、可能であれば服用をやめます。さらにピロリ菌の感染がある場合は除菌治療を行います。また、出血や穿孔がある場合には、手術などによる治療が最優先です。

NSAIDsの服用がなく、ピロリ菌もいない（または除菌後）、穿孔もない状態であれば、初期治療として攻撃因子を抑える薬を投与します。症状が落ち着いたら、さらに潰瘍が悪化・再発しないようにする維持療法として、防御因子を強める薬も投与します（P.102参照）。

 用語解説

胃液
英語で「gastric juice」。胃から分泌される消化液で、塩酸（胃酸）・ペプシノーゲン・粘液からなる。

十二指腸
英語で「duodenum」。胃で消化された食べものに膵液や胆汁を混ぜて空腸に送る器官。ラテン語で12を意味するduodeniが名前の由来。指12本分の長さにちなむ。実際は約25cmと指12本分より長い。

ペプシン
英語で「pepsin」。タンパク質分解酵素。ギリシャ語で消化を意味するpepsisが名前の由来。胃壁から分泌されたペプシノーゲンが胃酸によってペプシンになると、タンパク質分解酵素として働く。

潰瘍
英語で「ulcer」。粘膜や皮膚の表面が炎症して崩れ、えぐれた状態。えぐれた部位が表皮に留まるものをびらん、真皮より深くえぐれたものを潰瘍と呼ぶ。

 メモ

NSAIDsの副作用
NSAIDsの副作用としては消化性潰瘍が問題となる。

消化性潰瘍のメカニズム

胃粘膜は攻撃因子から損傷を受けないように、防御因子によって守られている。しかし何らかの原因でそのバランスが崩れると、胃液が粘膜を溶かして潰瘍となる。

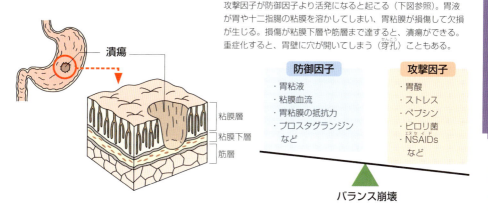

攻撃因子が防御因子より活発になると起こる（下図参照）。胃液が胃や十二指腸の粘膜を溶かしてしまい、胃粘膜が損傷して欠損が生じる。損傷が粘膜下層や筋層まで達すると、潰瘍ができる。重症化すると、胃壁に穴が開いてしまう（穿孔）こともある。

消化性潰瘍の治療方針

消化性潰瘍の治療は日本消化器病学会のガイドラインに則って行われる（下図は日本消化器病学会『消化性潰瘍診察ガイドライン2020』より編集部作成）。

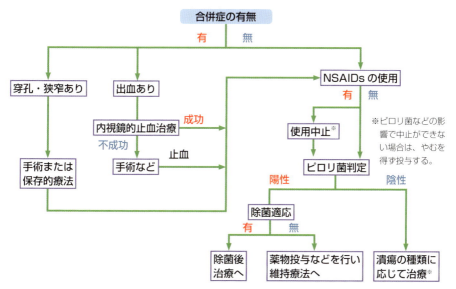

※プロトンポンプ阻害薬（P.102参照）などを用いる。

消化器系の薬

消化性潰瘍の薬② 抑制薬と増強薬

ポイント
- 消化性潰瘍の薬には攻撃因子抑制薬と防御因子増強薬がある
- 攻撃因子抑制薬にはプロトンポンプ阻害薬や制酸薬などがある
- 防御因子増強薬にはプロスタグランジンを増やす薬がある

攻撃因子抑制薬は胃酸を抑える

　消化性潰瘍の攻撃因子となる胃酸は、胃粘膜の壁細胞のプロトンポンプから出た H^+ と、イオンチャネルから放出された Cl^- が結合したHCl（塩酸）です。そして、この攻撃因子を抑える薬には、プロトンポンプを阻害する薬と、HClを中和する制酸薬があります。

　プロトンポンプ阻害薬は、血中に吸収されたのち、胃粘膜の壁細胞を通って胃の中に放出され、そこで H^+ と反応して活性化します。これがプロトンポンプに結合し、ポンプの働きを止めて H^+ の放出を抑えます。これ以外に H^+ の放出を止める薬には、カリウムイオン競合型アシッドブロッカーや H_2 受容体拮抗薬などがあります。

　制酸薬には炭酸水素ナトリウムなどがあります。HClにはペプシノゲンをペプシンにする作用もあるので、これを中和するとペプシンの働きも抑えることができます。

防御因子増強薬はプロスタグランジンを増やす

　消化性潰瘍の防御因子を強める薬には、プロスタグランジン製剤と組織修復・粘膜保護薬があります。

　プロスタグランジン（P.66参照）はさまざまな作用を持つ生理活性物質です。胃粘膜に対しては、粘液やアルカリ性の HCO_3^- の分泌促進、粘膜の血流の増加といった作用を持ち、胃粘膜を保護し、修復を促進する働きがあります。

　組織修復・粘膜保護薬には、プロスタグランジンを増やすもの、粘膜の血流を促進するもの、抗炎症作用を持つもの、粘膜表面で保護膜をつくるものなどがあります。

用語解説

プロトンポンプ阻害薬
英語で「Proton-Pump Inhibitor（PPI）」。細胞外へ H^+ を分泌するプロトンポンプ（H^+/K^+-ATPアーゼ）を阻害する。

カリウムイオン競合型アシッドブロッカー
H^+/K^+ ATPアーゼの K^+ 結合部位と競合することで胃酸分泌を阻害する。

H_2 受容体拮抗薬
胃壁細胞に存在するヒスタミン H_2 受容体に結合して、ヒスタミンの H_2 受容体への結合を阻害する。それにより、ヒスタミンの胃酸分泌促進作用を阻害する。

制酸薬
英語で「antacid」。胃酸を中和する薬。カルシウム・マグネシウム・アルミニウムなどの金属を含む。

メモ

逆流性食道炎の治療薬
発症リスクが日本の成人の5人に1人と高い逆流性食道炎。胃酸が食道に逆流することで、食道に炎症を起こす疾患で、治療薬は、プロトンポンプ阻害剤と、カリウムイオン競合型アシッドブロッカーが主となる。

消化性潰瘍の治療薬の作用

治療薬

胃酸分泌に関わる部分に作用するものと胃や胃酸に作用するものに大別される

種類	一般名	作用	主な副作用
❶ プロトンポンプ阻害薬（PPI）	オメプラゾール、ランソプラゾールなど	胃粘膜の壁細胞のプロトンポンプ（H^+/K^+-ATPアーゼ）を阻害して、胃酸の分泌を抑える	下痢、便秘などの消化器症状、肝障害、ショック、アナフィラキシーなど
❷ カリウムイオン競合型アシッドブロッカー	ボノプラザン	胃粘膜の壁細胞のプロトンポンプ（H^+/K^+-ATPアーゼ）を阻害して、胃酸の分泌を抑える	下痢、便秘などの消化器症状、ショック、アナフィラキシー、汎血球減少など
❸ H_2受容体拮抗薬	ファモチジン、シメチジンなど	胃粘膜の壁細胞のヒスタミンH_2受容体を遮断することで、胃酸分泌を抑える	ショック、アナフィラキシー、肝障害、汎血球減少など
❹ 制酸薬	炭酸水素ナトリウム、乾燥水酸化アルミニウム、水酸化マグネシウム	胃酸を中和し、ペプシノゲンの活性化を抑える	炭酸水素ナトリウムはアルカローシス、浮腫など
❺ プロスタグランジン製剤	ミソプロストール	消化管粘膜や血管に作用し、血流を増やし、胃粘液の分泌を促進し、胃酸の分泌を抑制する	ショック、アナフィラキシー、貧血、白血球減少、下痢、月経異常など
❻ 防御因子増強薬（組織修復・粘膜保護薬）	レバミピド	プロスタグランジンを増やし、胃粘膜の血流や胃粘液の分泌を促進する	ショック、アナフィラキシー、白血球減少、肝障害など
	テプレノン		肝障害など
	アズレン	胃粘膜に付着して保護する。胃粘膜の血流を促進する	下痢、腹痛など（頻度は低い）

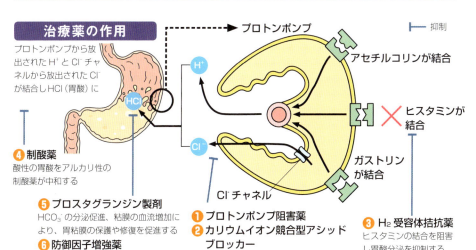

治療薬の作用

❹ 制酸薬
酸性の胃酸をアルカリ性の制酸薬が中和する

❺ プロスタグランジン製剤
HCO_3^-の分泌促進、粘膜の血流増加により、胃粘膜の保護や修復を促進する

❻ 防御因子増強薬
プロスタグランジンや血流を増加し、胃粘膜の保護や修復を促進する

❶ プロトンポンプ阻害薬
❷ カリウムイオン競合型アシッドブロッカー
プロトンポンプ（H^+/K^+-ATPアーゼ）を阻害し、胃酸の分泌を止める

❸ H_2受容体拮抗薬
ヒスタミンの結合を阻害し胃酸分泌を抑制する

消化器系の薬

便秘の薬

ポイント
- 器質性便秘は、がんや癒着などによる腸の狭窄や閉塞が原因
- 機能性便秘は、大腸の働きに問題が起こることによって生じる
- 便秘解消を促す下剤には刺激性下剤と非刺激性下剤がある

便秘は器質性便秘と機能性便秘に分けられる

　便秘とは、便の排泄が満足にできない状態のことです。それが原因で腹痛などの症状が現れ、検査や治療が必要になったものを便秘症、さらに便秘症が6ヶ月以上続いた場合を慢性便秘症といいます。便秘は、器質性と機能性に大別されます。器質性便秘は、大腸にがんや癒着などがあって便の通過が妨げられて起こるものです。機能性便秘は大腸の働きに問題があって生じる便秘で、大腸の便を送る能力が低下する大腸通過遅延型と、便を送る能力は正常でも便量が少なかったり、硬かったりして起こる大腸通過正常型、直腸の感覚や収縮力の低下などが原因で直腸の便を十分に出せない機能性便排出障害に分けられます。また、薬の副作用による薬剤性便秘症もあります。

刺激性下剤と非刺激性下剤

　便秘を治す下剤には腸を刺激する刺激性下剤と、便を柔らかくして排泄しやすくする非刺激性下剤があります。刺激性下剤には、大腸に到達して腸内細菌により分解されると活性化し、腸壁を刺激するものがあります。非刺激性下剤でもっともよく使われる塩類下剤の酸化マグネシウムは、胃腸の消化液で重炭酸塩などに変化し、腸管内の浸透圧を上げ、腸管内と便の水分量を増やします。同様に腸管内の浸透圧を上げる薬には、糖類下剤や高分子化合物があります。

　また、腸管壁からK$^+$やCl$^-$を流出させることにより腸管内の水分を増やす薬や、胆汁酸の再吸収を抑えて大腸での水の分泌と蠕動運動を促す薬もあります。

用語解説

がん
英語で「cancer」。正常な細胞では、細胞の増殖は適切に制御されている。一方で、さまざまな要因により遺伝子に傷（変異）が入ると、細胞増殖の制御機構に異常をきたし、無秩序に増殖して体に悪い影響をもたらす。これを「がん」（悪性腫瘍）という（詳細は第9章参照）。

癒着
英語で「adhesion」。炎症などで本来はくっついていない組織どうしがくっつくことをさす。

浸透圧
英語で「osmotic pressure」。ギリシャ語で押すことを意味するosmosisが由来。溶質は通さないが、溶媒（水）は通す性質を持つ半透膜を隔てて、濃度の異なる溶液が接した場合、水は低濃度側から高濃度側へ向かって移動する（浸透）。その圧力を浸透圧という。

蠕動運動
飲食した内容物を消化管の先へ送るための運動。口側の消化管の収縮と、肛門側の弛緩が同時に起こることで、内容物を送り出す。

便秘の薬

便秘の薬は腸管内や便の水分に作用するものが多い。

●刺激性下剤

種類	一般名	作用	主な副作用
小腸刺激性下剤	ヒマシ油	小腸で分解され、小腸の運動を促進するリシノール酸と、潤滑剤となるグリセリンになる	悪心・嘔吐、腹痛など
大腸刺激性下剤	センナ、センノシド、ピコスルファートなど	腸内細菌によって分解され、大腸の蠕動運動を促進する神経を刺激する	腹痛、悪心・嘔吐、低カリウム血症など。ピコスルファートは腸閉塞など

●非刺激性下剤

種類	一般名	作用	主な副作用
膨張性下剤	カルメロースナトリウム	水分で膨張し、腸管の蠕動運動を促進する	悪心・嘔吐、腹部膨満感など
浸透性下剤／塩類下剤	酸化マグネシウム	腸管内の浸透圧を上げ、便の水分量を増やす	高マグネシウム血症など
浸透圧性下剤／糖類下剤	ラクツロース	腸管内の浸透圧を上げ、便の水分量を増やす。分解されて生じる有機酸が腸の蠕動運動を促す	下痢、腹痛、腹部膨満感など
浸透圧性下剤／高分子化合物	ポリエチレングリコール	腸管内の浸透圧を上げ、便の水分量を増やす	発疹、下痢、腹痛、悪心・嘔吐など
浸潤性下剤	ジオクチルソジウムスルホサクシネート	界面活性作用を持ち、便に水分を浸透させる	発疹、口渇など
上皮機能変容薬／2型クロライドチャネルアクチベーター	ルビプロストン	小腸粘膜のクロライド（Cl）チャネルを刺激し、腸内にCl⁻を分泌させ、水分を引き込んで便の水分量を増やす	下痢、悪心・嘔吐、腹痛など
上皮機能変容薬／グアニル酸シクラーゼC受容体アゴニスト	リナクロチド	腸管上皮細胞のグアニル酸シクラーゼC受容体への刺激を介して、腸内へのCl⁻の分泌を増やす。また知覚神経を抑えて腹痛などの症状を緩和する	重度の下痢など
胆汁酸トランスポーター阻害薬	エロビキシバット	回腸での胆汁酸の再吸収を阻害し、腸管内の水分を増やし、蠕動運動を促す	腹痛、下痢など

消化器系の薬

便秘の薬

105

消化器系の薬

下痢の薬① 下痢の分類と治療

ポイント
- 下痢は便の水分量が過剰になった状態
- 急性の下痢は原則として無理に薬の投与を行わない
- 慢性の下痢には原因疾患の治療を行いつつ止瀉薬を用いる

下痢は便の回数が多いことではない

　下痢は、便の水分量が過剰になって、泥状や水様の便を排泄する状態のことです。排便回数の問題ではありませんが、頻回になることが多く、腹痛をともなうこともあります。下痢が続くと、脱水や血中の電解質の異常、栄養障害などが引き起こされます。また、肛門周囲に炎症が起きて痛みを生じることもあります。

　下痢は、腸管内の浸透圧（P.104用語解説参照）が高くなり、腸管内に水が引き込まれて起こる浸透圧性下痢、腸に炎症が起きて浸出液が大量に腸管内に染み出すことで起こる炎症性下痢、細菌が産生する腸管毒素や、神経内分泌腫瘍による消化液の分泌過剰のために水分の分泌が亢進する分泌性下痢、腸管の運動が過剰、または低下して起こる腸管運動異常による下痢に分類されます。

急性の下痢は原則として無理に止めない

　急性の下痢の場合、その原因の多くは細菌やウイルスの感染によるものです。感染によって起きる下痢は、腸管内の病原体や毒素などをできるだけ早く外に出すための、いわば体の防御反応なので、安易に止めるべきではありません。よって止瀉薬（P.108参照）は使いません。感染性下痢の場合は、原因菌に応じた抗菌薬を使用します。

　一方、慢性の下痢には、過敏性腸症候群やクローン病といった炎症性下痢などがあります。これにより脱水や栄養障害をきたし、日常生活にも支障をきたすことから、原因疾患を治療するとともに、止瀉薬を投与します。

用語解説

浸出液
英語で「exudate」。滲出液とも呼ばれる血管から近隣の組織に漏れ出る液体のことで、細胞やタンパク質などが含まれる。

神経内分泌腫瘍
全身に存在する神経内分泌細胞から発生するがん。神経内分泌細胞は、神経刺激に応答してホルモンやペプチドを分泌する。

過敏性腸症候群
英語で「Irritable Bowel Syndrome (IBS)」。消化器に疾患がないにも関わらず、腹痛と便秘または下痢を繰り返す疾患。腸管運動の異常亢進や、刺激に対して過敏になることで引き起こされる。ストレス等の心理的要因や、自律神経の失調が関わると考えられる。

クローン病
英語で「crohn's disease」。発見した病理学者の名前から付けられた。小腸と大腸を中心として炎症や潰瘍が発生し、腹痛や下痢、血便などを引き起こす。何らかの遺伝的な素因を背景として、腸の免疫細胞が過剰に反応することが関わると考えられている。炎症性腸疾患 (Inflammatory Bowel Disease:IBD) はこのクローン病と、潰瘍性大腸炎のことをさす。

下痢の種類とメカニズム

下痢は浸透圧や炎症、細菌、神経内分泌腫瘍、腸の過剰な運動など、さまざまな原因により発症する。

腸管毒素
細菌が産出し、菌の体外へ分泌する毒素（毒性の強いタンパク質）により、腸粘膜に炎症が起こり、下痢を引き起こす

炎症性下痢
腸に炎症が起きると、そこから滲出液が大量に腸管内に染み出す。染み出した液が便に混じることで、水分量が増加して下痢を引き起こす

分泌性下痢
神経内分泌腫瘍の影響で腸粘膜から消化液が過剰に分泌されることで、水分量が増加して下痢を引き起こす

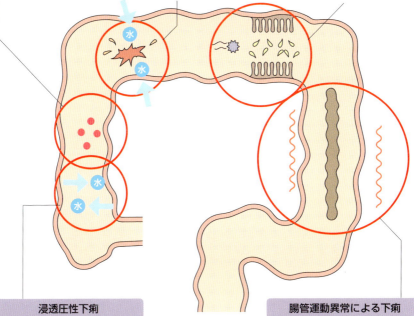

浸透圧性下痢
腸管内の浸透圧が高くなり、腸管外から腸管内に水分が引き込まれることで、便の水分量が増加して下痢を引き起こす

腸管運動異常による下痢
腸管運動の過剰、または低下による。便の運ばれる速度が上がったり、水分の吸収障害になったりして下痢を引き起こす

Athletics Column
適切な運動習慣で下痢を予防できる

　適切な運動習慣は自律神経を整え、下痢を予防することにつながります。自律神経が整うと、腸管運動が適切に行われるようになるためです。また、運動をすることで、免疫力を高めることもでき、それにより、腸内環境を整えることもできます。おすすめの運動は、ウォーキングやジョギングなどの有酸素運動です。なお、睡眠と腸内の善玉細菌（ビフィズス菌）を増やすことも、下痢予防には重要です。

消化器系の薬

下痢の薬② 止瀉薬

ポイント
- 腸管運動抑制薬や収斂薬は腸の働きを抑える
- 収斂薬は腸粘膜の表面に保護膜をつくって刺激から守る
- 吸着薬は便の水分や有害物質などを吸収する

腸の動きを鎮めて下痢を止める

　止瀉薬には、腸の動きを抑える腸管運動抑制薬、腸粘膜の表面に保護膜をつくって刺激から守る収斂薬、腸管内の余分な水分や、毒素やガスなどの有害物質を吸着する吸着薬、異常に増殖した細菌を殺す殺菌薬、腸の調子を整える整腸薬などがあります。

　腸管運動抑制薬のロペラミドは、腸管に運動のシグナルを伝える副交感神経終末のオピオイドμ受容体に結合し、神経終末から神経伝達物質のアセチルコリンが放出されるのを抑制します。また、腸粘膜から水分が分泌されるのを抑制する作用もあり、効果的に下痢を止めます。

　同じく腸管の運動を抑制する抗コリン薬（P.46参照）は、腸管平滑筋のM₃受容体に結合し、副交感神経の作用を遮断して腸管の動きを抑えます。

腸粘膜表面に膜をはったり、有害物質を吸着したり

　収斂薬は、腸管でタンパク質と結合することで、腸粘膜表面に溶けない保護膜をつくります。
　吸着薬は多孔質構造や層構造を持ち、表面積が大きく、下痢の原因となっている有害物質や水を吸着するものです。
　殺菌薬は、腸内で異常に増殖した大腸菌などの細菌を殺菌し、異常発酵や腐敗を抑制して下痢を止めます。
　整腸薬は、腸で働く善玉菌の乳酸菌やビフィズス菌を乾燥させたもので、生きたまま腸に届き、乳酸や酢酸を産生し、酸性の環境が苦手な悪玉菌を減らします。抗菌薬といっしょに服用しても菌が死なない製剤もあります。

用語解説

オピオイドμ受容体
英語で「mu receptor (MOR)」。オピオイド受容体の一種。オピオイド受容体はほかに、κ受容体(kappa receptor：KOR)、δ受容体(delta receptor：DOR)、侵害受容体(nociception receptor：NOR)、ζ受容体(zeta receptor：ZOR)がある。なお、オピオイドについての詳細はP.64を参照。

M₃受容体
ムスカリン受容体の一種で、アセチルコリンが結合する。M₃受容体は眼や血管、内皮細胞、肺、消化管、泌尿器系、唾液腺に発現する。平滑筋の収縮や弛緩、腺を刺激する役割を持つ。

メモ

発酵と腐敗
代謝の過程で微生物が人間に有益な物質をつくり出す場合は発酵、人間に有害な物質をつくり出す場合は腐敗と呼ぶ。

吸着薬の構造
吸着薬は、細孔が多く開いた多孔質構造や、ケイ酸アルミニウムのような層構造などを取る、さまざまな構造のものが多く存在する。

止瀉薬の作用機序

止瀉薬には腸管運動抑制薬や収斂薬、吸着薬、殺菌薬、整腸薬がある。

止瀉薬

	種類	一般名	作用	主な副作用
❶	腸管運動抑制薬	ロペラミド	副交感神経からのアセチルコリンの遊離を抑制し、腸管の運動を抑える	イレウス、巨大結腸、ショック、アナフィラキシー、中毒性表皮壊死融解症など
❷	収斂薬	ビスマス製剤、タンニン酸アルブミン、ゲンノショウコ	腸粘膜表面のタンパク質と結合して、溶けない保護膜をつくり、刺激から守る	ビスマス製剤は連続投与で精神神経障害など。タンニン酸アルブミンは肝障害など
❸	吸着薬	天然ケイ酸アルミニウム	多孔性物質で、腸管内の有害物質や余分な水分を吸着する	嘔吐、腹部膨満感など
❹	殺菌薬	ベルベリン	大腸菌の酵素を阻害し、有害物質の産生を抑制、胆汁の分泌を促し、細菌の増殖を抑える	便秘など
❺	整腸薬	乳酸菌製剤、耐性乳酸菌製剤、酪酸菌製剤	乳酸菌が腸まで届き、腸内環境を改善する	発疹、腹部膨満感など。耐性乳酸菌製剤は咳や嘔吐など

作用機序

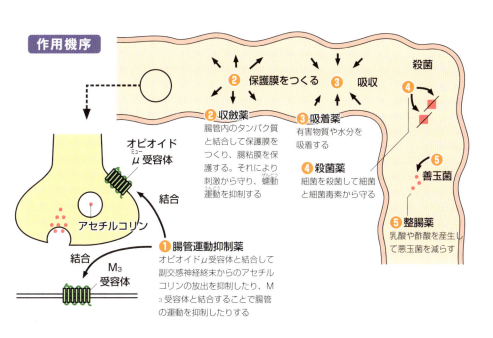

消化器系の薬

悪心・嘔吐の薬

ポイント
- 嘔吐には中枢性嘔吐と末梢性嘔吐がある
- 嘔吐は延髄にある嘔吐中枢の働きで起こる
- 制吐薬は嘔吐中枢へ働きかける受容体を遮断する

嘔吐には中枢性嘔吐と末梢性嘔吐がある

　悪心とは吐き気のことで、みぞおちや胸のあたりがムカムカして、吐きそうな感じがする症状です。嘔吐は胃の中のものが勢いよく吐き出されることで、多くの場合、悪心をともないます。ある種の薬物や体内の代謝産物などの化学物質、嫌な匂いや衝撃的な視覚情報、精神的ストレスなどが原因の中枢性嘔吐と、消化器や心臓などの疾患や、内耳の問題で起こる末梢性嘔吐に分けられます。

　悪心・嘔吐は、第4脳室の底部にある化学受容器引き金帯と、延髄にある嘔吐中枢の働きで起こります。何らかの刺激が、化学受容器引き金帯を経由して、または直接嘔吐中枢に届くと、胃の噴門部が弛緩、幽門部が収縮し、横隔膜と腹直筋・肋間筋が強く収縮して嘔吐が起こります。

遮断する受容体が違う制吐薬がある

　制吐薬にはいくつか種類があり、いずれも化学受容器引き金帯や嘔吐中枢に作用しますが、薬によって遮断する受容体が違います。ヒスタミンH₁受容体拮抗薬は、内耳から嘔吐中枢に伝わる情報を遮断するので、乗りもの酔いに使われます。セロトニン（5-HT₃）受容体拮抗薬やニューロキニンNK₁受容体拮抗薬は、主に抗がん薬や放射線治療の際に起こる悪心・嘔吐に対して予防的に投与されます。ドパミンD₂受容体拮抗薬は、化学受容器引き金帯や消化管にある受容体を遮断し、さらに消化管の運動を活発にする作用があります。予防的な制吐療法を行ったにも関わらず発現する嘔吐（突出性嘔吐）にも使用されます。

用語解説

化学受容器引き金帯
第4脳室に存在。刺激を受けることで活性化され信号を延髄の嘔吐中枢に伝える。

メモ

脳室
脳組織を浸す脳脊髄液を産生する。計4つの脳室があり、それぞれ第1～第4脳室と呼ばれる。脳脊髄液は、これらの脳室間を循環している。

ヒスタミンH₁受容体
嘔吐中枢に存在し、平衡感覚の受容器（前庭器）からの情報伝達に関与する。

セロトニン（5-HT₃）受容体
化学受容器引き金帯および、腸管の迷走神経終末に存在する。抗がん薬等で腸管粘膜が障害されるとクロム親和性細胞からセロトニンが放出され、5-HT₃受容体に作用して嘔吐中枢を活性化する。

ニューロキニンNK₁受容体
中枢神経系と末梢神経に存在し、さまざまな生理機能と疾患病態に関与する。抗がん薬投与による遅発性嘔吐を仲介する。

悪心・嘔吐に対する薬

制吐薬は受容体を遮断することで刺激の経路を断ち、嘔吐を抑制する。

制吐薬

	種類	一般名	作用	主な副作用
❶	ヒスタミンH₁受容体拮抗薬	ジフェンヒドラミン、プロメタジンなど	嘔吐中枢の受容体にヒスタミンが結合するのを阻害し、内耳（前庭器）からの刺激を遮断する	発疹、動悸、めまい、口渇、悪心・嘔吐など
❷	ドパミンD₂受容体拮抗薬	プロクロルペラジン、メトクロプラミドなど	消化管や化学受容器引き金帯の受容体にドパミンが結合するのを阻害し、消化管などから嘔吐中枢への伝達を遮断する	ショック、アナフィラキシー、錐体外路症状、高プロラクチン血症など
❸	セロトニン5-HT₃受容体拮抗薬	グラニセトロン、オンダンセトロンなど	消化管や化学受容器引き金帯の受容体にセロトニンが結合するのを阻害し、消化管などから嘔吐中枢への伝達を遮断する	ショック、アナフィラキシー、頭痛、発熱、便秘、肝障害など
❹	ニューロキニンNK₁受容体拮抗薬	アプレピタント、ホスアプレピタントなど	化学受容器引き金帯や嘔吐中枢の受容体に神経伝達物質のサブスタンスPが結合するのを阻害し、嘔吐を抑える	ショック、アナフィラキシー、めまい、しゃっくり、下痢、便秘など

嘔吐のしくみ

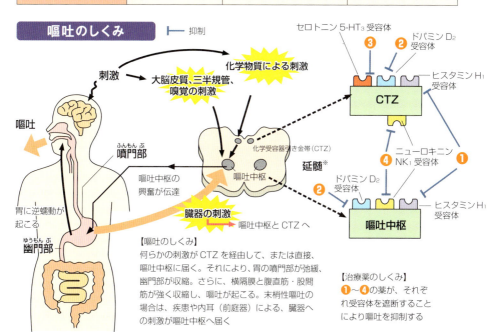

※中枢と末梢をつなぐ神経の経路であり、呼吸、心臓、血管運動などの中枢が存在し、生命の維持に重要な役割を担う。

消化器系の薬

肝機能障害の薬

ポイント
- 肝機能障害はウイルスやアルコール、薬物などにより生じる
- 肝機能障害の薬は肝細胞の保護や、胆汁の分泌を促進する
- アルコール性肝障害には抗酒補助薬や断酒薬を投与することもある

肝機能障害に対する肝庇護療法

　肝機能障害とは肝臓の機能が低下した状態のことで、ウイルス性肝炎、アルコール性肝障害、脂肪肝、薬物性肝障害、肝硬変、肝がんなどで生じる病態です。それぞれの疾患に対する治療をするほか、肝機能障害に対しては肝庇護療法を行います。

　肝庇護療法とは、肝臓の炎症を抑え、組織の破壊を食い止めて、肝臓の機能を正常化しようとするものです。肝庇護療法で使われる肝機能改善薬には、グリチルリチン製剤、ウルソデオキシコール酸、漢方薬の小柴胡湯があります。

　グリチルリチン製剤は免疫細胞が肝臓の組織を障害するのを防ぎ、肝細胞の細胞膜を安定化させます。ウルソデオキシコール酸は胆汁酸で、胆汁の分泌を促進する作用や肝細胞を保護する働きがあります。小柴胡湯は肝機能を改善させる効果が期待されますが、肝硬変の患者には重篤な副作用が起こる可能性があり、禁忌とされています。

服用してお酒を飲むと二日酔いの症状が出る薬

　お酒の飲みすぎなどで起こるアルコール性肝障害の場合は、禁酒する必要があります。それが難しい場合に抗酒薬を投与することがあります。抗酒薬はアルコールを分解する酵素であるアルデヒド脱水素酵素を阻害する薬で、これを服用してお酒を飲むと、悪心・嘔吐、頭痛などいわゆる二日酔いの症状を引き起こします。そのため、飲みたくなくなるというわけです。また、お酒を飲みたいという欲求を抑える断酒補助薬を使うこともあります。

用語解説

肝硬変
英語で「cirrhosis (of liver)」。肝炎ウイルスや脂肪肝、アルコール性肝障害などにより、肝臓に炎症が生じて線維組織が増え、肝臓が硬くなり、機能が低下すること。進行すると、黄疸、腹水、食道静脈瘤、肝性脳症などの合併症が現われる。

ウルソデオキシコール酸
英語で「ursodeoxycholic acid」。熊の胆汁からつくられる動物性生薬「熊胆（ユウタン、クマノイ）」を起源として、日本で開発された。ラテン語でクマを意味するursusを付して命名。親水性の胆汁酸で、胆汁うっ滞の緩和、肝機能の改善などの効果がある。

メモ

グリチルリチン
英語で「glycyrrhizin」。マメ科の植物である甘草に含まれる甘味成分で、ウイルス性肝炎に有効であることが示されている。

肝機能障害の薬の作用機序

肝機能障害に対する薬は主に肝機能の正常化、あるいは肝機能を補うことを目的とした作用を持つ。

治療薬

種類	一般名	作用	主な副作用
肝機能改善薬	❶ グリチルリチン製剤	肝臓の炎症を鎮める	食欲不振、悪心・嘔吐、偽アルドステロン症など
	❷ ウルソデオキシコール酸	胆汁酸で、胆汁の分泌を促し胆汁うっ滞を改善する	下痢、腹部膨満感など
	❸ 小柴胡湯	肝機能を改善する	間質性肺炎、偽アルドステロン症、肝障害など
❹ 抗酒薬	ジスルフィラム、シアナミドなど	服用後にアルコールを飲むと、二日酔いのような状態になる	精神神経症状、肝障害、発疹など
❺ 断酒補助薬	アカンプロサート	中枢神経のグルタミン酸受容体を遮断し、アルコールへの欲求を抑える	アナフィラキシー、下痢、腹部膨満感、頭痛、眠気など

作用機序

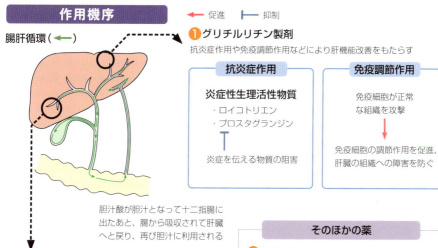

❶ **グリチルリチン製剤**
抗炎症作用や免疫調節作用などにより肝機能改善をもたらす

❷ **ウルソデオキシコール酸（胆汁酸）**
脂溶性の胆汁酸には細胞を障害するものも存在するが、ウルソデオキシコール酸を投与することで胆汁酸組成が細胞障害性の少ないウルソデオキシコール酸に置換され、肝細胞への障害作用の軽減、炎症の抑制、胆汁の分泌促進が起こり、肝機能が改善される

そのほかの薬

❸ 慢性肝炎における肝機能障害の改善
❹ アルデヒド脱水素酵素を阻害。飲酒時のアセドアルデヒドによる不快な反応を起こす
❺ アルコール依存で異常をきたした神経の活動を改善。依存症改善作用を現す

肝炎（ウイルス性肝炎）の薬

消化器系の薬

- A型肝炎が慢性化することはほとんどない
- B型肝炎にはウイルスの複製を阻害する薬が用いられる
- C型肝炎の治療には直接作用型抗ウイルス薬が用いられる

ウイルス性肝炎は国内ではB・C型が大半を占める

肝臓に炎症が起こる肝炎は、ウイルス性肝炎がもっとも多く、次いでアルコール性肝炎、ほかに薬剤性や自己免疫性のものがあります。ウイルス性肝炎にはA型、B型、C型、D型、E型がありますが、日本国内ではD型とE型はまれです。A型肝炎は、汚染された食品や水の摂取、ヒトの手指の汚染などを介した経口感染※により感染し、慢性化することはほとんどありません。B型肝炎は、注射針などを介した血液感染、性交渉などによる体液感染、母子感染でうつります。成人がかかった場合、急性肝炎を起こしても大半が治癒し、慢性化することは少ないですが、乳児期までにかかると大半が持続感染し、一部が慢性肝炎になります。C型肝炎は血液感染によるもので、慢性化しやすく、長い期間をかけて徐々に進行し、肝硬変から肝がんに移行することも少なくありません。慢性肝炎の約60％がC型で、日本の肝臓がんの約8割はこれが原因です。

慢性ウイルス性肝炎にはウイルスの増殖を抑える薬を

急性肝炎を起こした場合、基本的には安静にし、栄養補給等を行い、自然治癒を待ちます。急激に悪化して肝不全にいたる劇症肝炎を起こした場合は、全身の管理と原因ウイルスに対する治療、脳や腎臓などの合併症に対する治療などを行い、救命をはかります。慢性ウイルス性肝炎には、ウイルスの増殖を抑える薬を投与します。

B型肝炎にはインターフェロン製剤や核酸アナログ製剤を、C型肝炎には直接作用型抗ウイルス薬を投与します。

用語解説

肝炎
英語で「hepatitis」。肝臓に炎症が起こり、肝細胞が破壊されていく疾患。

インターフェロン
英語で「interferon」。ウイルスや腫瘍細胞などの異物の侵入に際して、免疫細胞などから産生分泌され免疫応答を調節するサイトカイン（細胞から分泌される低分子の生理活性タンパク質）。抗ウイルス作用や細胞増殖抑制作用、抗腫瘍作用、免疫調節作用、細胞分化誘導作用等の活性を持つ。

核酸アナログ製剤
英語で「nucleoside analogues」。B型肝炎に用いられる薬で、遺伝情報を持つ核酸（DNAやRNA）の構成成分に類似した構造を有し、B型肝炎ウイルスの複製に必要なDNAポリメラーゼを阻害することでウイルスの増殖を抑える。

インターフェロンは何型？
インターフェロンにはⅠ型、Ⅱ型、Ⅲ型があるが、「インターフェロン」という場合は、Ⅰ型をさすことが多い。

アナログって何？
ある物質に類似した構造を有する化合物を、アナログという。

※糞口感染とも呼ぶ。

ウイルス性肝炎の種類と特徴

日本ではB型とC型が大半を占め、次いでA型が見られる。

肝炎ウイルス	A型	B型	C型	D型	E型
主な感染経路	経口	体液、血液、母子	血液	体液、血液、母子	経口
様式	終生免疫獲得	主に無症状の キャリアから発症	容易に慢性化する	B型と重複感染 する	急速な悪化は 妊婦に多い
慢性感染	ほぼなし	数%程度	70〜80%	数%程度	なし

治療薬

●インターフェロン製剤

種類	一般名	作用	主な副作用
インターフェロン製剤	インターフェロンα、インターフェロンβ、ペグインターフェロンα 2a	抗ウイルス作用を持つサイトカインで、感染細胞に作用してウイルスの複製を阻害する	発熱、悪寒、頭痛、抑うつ、めまい、血小板減少など

●核酸アナログ製剤

種類	一般名	作用	主な副作用
逆転写酵素阻害薬	テノホビル、エンテカビルなど	正常なヌクレオチドに結合し、肝炎ウイルスの複製を阻害する	乳酸アシドーシス、脂肪肝、腹痛など。テノホビルは腎障害など
RNA依存性 RNAポリメラーゼ阻害薬	リバビリン、ラミブジンなど	RNAのヌクレオチドに似た物質で、本来のヌクレオチドに拮抗し、ウイルスの複製を阻害する	溶血性貧血、催奇形性など

●直接作用型抗ウイルス薬

種類	一般名	作用	主な副作用
NS5Bポリメラーゼ阻害薬	ソホスブビル（＋リバビリン）など	C型肝炎ウイルスのゲノムに作用し、ポリメラーゼの働きを阻害してウイルスの増殖を抑える	高血圧、脳血管障害など
NS5A複製複合体阻害薬	ビブレンタスビル、レジパスビルなど	C型肝炎ウイルスのゲノムに作用し、複製複合体の形成を阻害してウイルスの増殖を抑える	高血圧、脳血管障害など
NS3/4Aプロテアーゼ阻害薬	グレカプレビル	C型肝炎ウイルスのゲノムに作用し、プロテアーゼの働きを阻害してウイルスの増殖を抑える	肝障害、悪心・嘔吐など

消化器系の薬

肝炎（ウイルス性肝炎）の薬

消化器系の薬

膵炎の薬

ポイント
- 急性膵炎は活性化した膵液の消化酵素が膵臓を消化する疾患
- 慢性膵炎は膵炎を繰り返して不可逆的なダメージを受けた状態
- 治療には消化液の排出をスムーズにする薬などが用いられる

膵炎には酒の飲みすぎが大きく関わる

膵炎には急性膵炎と慢性膵炎があります。

急性膵炎は、大量の飲酒や胆石などが原因で、活性化した膵液（消化液）の消化酵素が膵臓自体を消化してしまうものです。多くは軽症から中等症ですが、重症の場合、ショックや多臓器不全を起こして死亡することがあります。

慢性膵炎は、遺伝的素因などのリスクを持つ人が長期に大量の飲酒を続け、膵炎を繰り返した結果、膵臓が不可逆的なダメージを受け、膵臓が持つ外分泌と内分泌の両方の機能が失われてしまう疾患です。

原因や症状に応じて薬を選択する

胆石が急性膵炎の原因になっている場合は、まず内視鏡などで胆石の治療を行います。胆石がない場合やアルコール性の膵炎の場合は、絶食して膵臓を休め、輸液と全身管理、痛みに対する鎮痛薬の投与等を行います。

急性膵炎の軽症・中等症例や、膵臓の機能がある程度維持されている代償期の慢性膵炎に対しては、痛みに対してはNSAIDs（P.66参照）か、無効な場合は弱オピオイド鎮痛薬を、膵液の分泌を抑える抗コリン薬、タンパク分解酵素阻害薬を使用します。

膵臓の消化酵素の外分泌機能が低下している場合は、高力価の消化酵素を投与する（膵消化酵素補充療法）ことで、消化・吸収を改善します。

慢性膵炎で膵臓の機能が極端に低下した場合は、そのかわりとなる消化酵素やインスリンなどを投与します。

 用語解説

膵炎
英語で「pancreatitis」。膵臓が炎症を起こした状態。

胆石
英語で「gallstones」。胆管系に石ができる疾患。原因として、生活習慣（肥満・ストレス・脂質を多く含む食事など）や、胆嚢の機能異常、胆汁成分バランスの異常などが考えられている。

膵臓
アミラーゼ（糖）やトリプシン（タンパク質）、リパーゼ（脂肪）などの消化酵素を分泌する外分泌機能と、血液中の糖を制御するインスリンやグルカゴンを分泌する内分泌機能がある。

タンパク分解酵素阻害薬
英語で「protease inhibitor」。トリプシンなどの、タンパク質分解酵素によるタンパク質の分解を阻害する。

ちょっと一息

膵臓の名前はどこから？
膵臓を英語に訳すと、「pancreas」となる。ギリシャ語の「pan(all) kreas(flesh)」（＝すべて肉）が語源。臓器が均一な質感をしているため、この名前が付けられたとされているが、詳細は不明。

2種類の膵炎と薬の作用

膵炎は、発症メカニズムが異なる急性膵炎と慢性膵炎に分けられる。

治療薬

	種類	一般名	作用	主な副作用
❶	タンパク分解酵素阻害薬	ガベキサート、ナファモスタットなど	タンパク質分解酵素のトリプシンを阻害する	ショック、アナフィラキシー、肝障害など
❷	鎮痙薬	ブチルスコポラミン、フロプロピオンなど	抗コリン作用で、膵管の出口の括約筋をゆるめる	ショック、アナフィラキシーなど

発症機序と薬の作用点

⊢ 抑制

急性膵炎
飲酒や胆石が原因で膵臓の消化液（膵液）の消化酵素が活発化して、膵臓自体を消化してしまう

慢性膵炎
膵臓の消化酵素の影響で膵臓が慢性的に炎症して細胞が変性。主に飲酒や自己免疫が原因で、胆石ができることもある

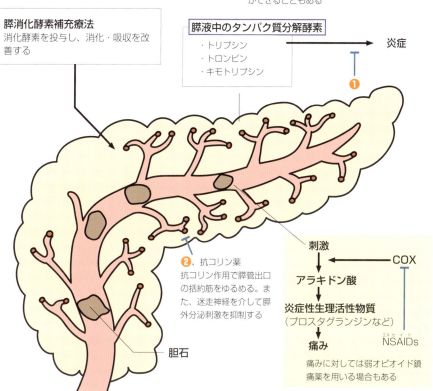

消化器系の薬

膵炎の薬

117

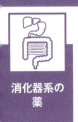

消化器系の薬

胆石症の薬

ポイント
- 胆石症は胆汁の成分が胆道で固まって結石をつくる疾患
- 石が大きくなったりつまったりすると痛みなどの症状が現れる
- 治療薬は状態に応じて利胆薬や鎮痙薬、鎮痛薬を使い分ける

胆汁の成分が固まって石になる

胆石症は、胆汁の成分が胆道のどこかで固まって結石をつくる疾患で、結石がある場所によって肝内結石、総胆管結石、胆嚢結石に分けられます。約75％が胆嚢結石です。成分は、約60％がコレステロールを含む結石で、約40％がビリルビンとカルシウムを含む色素結石です。

石があるだけでは特に症状は現れませんが、石が大きくなったり、どこかにつまったりすると、さまざまな症状が現れます。たとえば胆嚢結石が胆嚢の頸部につまると、胆汁の排出が妨げられて心窩部痛などの症状が現れる胆石発作や、胆嚢炎が起こります。胆石発作は、食後、特に脂質の多い食事をして、胆嚢が収縮したときに起きやすく、多くは数十分～数時間後には消失します。また総胆管に石がつまると、胆管炎を起こして発熱や黄疸が生じ、膵炎（P.116参照）を起こすことがあります。

痛みがなければ利胆薬、発作時は鎮痙薬や鎮痛薬を

胆石があり、疼痛や胆汁・膵液の通過障害が現れている場合は、内視鏡や腹腔鏡などを使った胆石除去術を行います。特に症状がなければ、経過を見ながら、胆汁のうっ滞を改善し、胆石を溶かす作用がある利胆薬を使います。利胆薬には、肝機能を改善する効果もあります。

胆石発作の痛みに対しては、平滑筋の収縮を抑える抗コリン作用を持つ薬や、アドレナリンなどのカテコールアミンの分解酵素を阻害して胆道や括約筋の平滑筋を弛緩させる薬などの鎮痙薬、NSAIDsなどの鎮痛薬を投与します。

用語解説

胆道
英語で「biliary tract」。肝臓から分泌された胆汁の通り道。胆道は肝臓、胆嚢、膵臓、十二指腸をつなぐ。

コレステロール
英語で「cholesterol」。ギリシャ語で胆汁を意味するchole-、固体を意味するstereos、アルコール類を意味する-olからこの名前が付けられた。細胞膜やホルモンの材料になる。

ビリルビン
英語で「bilirubin」。ヘムの代謝産物で、80％は赤血球のヘモグロビン、残り20％はミオグロビン・シトクロムなどのヘム含有タンパク質に由来する。最終的に腸管や腎臓でウロビリンになり、尿や便といっしょに排出される。

メモ

胆石を溶かす利胆薬
胆石を溶かす作用を利胆作用といい、これを持つ薬を利胆薬という。一般名はウルソデオキシコール酸。胆汁分泌を亢進する。これにより胆嚢の働きを促進させて、胆石を溶かす（P.112参照）。

胆石症の薬の作用点

胆石症は症状に応じて使用する薬を使い分ける。基本的に痛みがなければ利胆薬を、発作時には鎮痙薬や鎮痛薬を投与する。

治療薬

種類	一般名	作用	主な副作用
利胆薬（胆汁酸製剤）	ウルソデオキシコール酸	胆汁分泌を促し、胆汁のうっ滞を改善する。コレステロール結石を溶解する	下痢、腹部膨満感など
鎮痙薬	ブチルスコポラミン、フロプロピオン	抗コリン作用で、総胆管の出口の括約筋をゆるめ、胆汁のうっ滞を改善する	ショック、アナフィラキシーなど

作用点

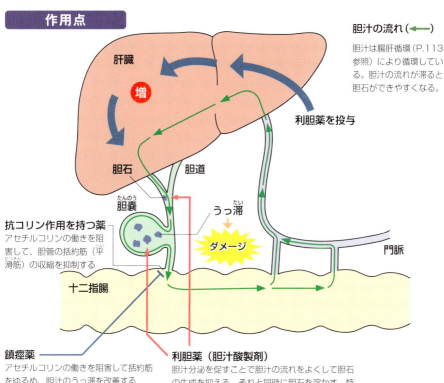

胆汁の流れ（→）
胆汁は腸肝循環（P.113参照）により循環している。胆汁の流れが滞ると胆石ができやすくなる。

抗コリン作用を持つ薬
アセチルコリンの働きを阻害して、胆管の括約筋（平滑筋）の収縮を抑制する

鎮痙薬
アセチルコリンの働きを阻害して括約筋をゆるめ、胆汁のうっ滞を改善する

NSAIDs
プロスタグランジンの産生酵素であるCOXを阻害することで、炎症と痛みを抑える（P.170参照）

利胆薬（胆汁酸製剤）
胆汁分泌を促すことで胆汁の流れをよくして胆石の生成を抑える。それと同時に胆石を溶かす。特にウルソデオキシコール酸は、胆汁酸の障害作用を減弱させることができ、肝機能改善も見込める

コラム Column

痛み止めによる腹痛

　痛み止めは本来、その名前が意味する通り、痛みを緩和するために用いられる薬です。しかし、ときにはそんな痛み止めが、逆に腹痛を引き起こす原因となってしまう場合もあるのです。それが、非ステロイド性抗炎症薬であるNSAIDs（P.66参照）を原因とした、胃潰瘍（P.100参照）です。

　感染や外傷により組織が傷害されると、免疫細胞がサイトカインやケミカルメディエーターを出し、炎症が起こります。炎症部位で産生されるケミカルメディエーターのプロスタグランジンE2（PGE2）は、炎症と疼痛を増強します。

　NSAIDsは、そのプロスタグランジンをつくる酵素、シクロオキシゲナーゼ（COX）を阻害することで、痛みを抑えるというしくみです。

　しかし、胃粘膜では、プロスタグランジンE2は防御因子として働いており、胃粘膜を保護して傷害を防いだり、粘膜の血流を維持したりしています。

　つまり、プロスタグランジンは胃粘膜を守るための重要な存在であるといえるのです。そのため、痛み止め（NSAIDs）によってプロスタグランジンの産生が抑制されると少しずつ胃の保護が弱くなり、胃液が粘膜を溶かしてしまうようになります。

　COXにはCOX1とCOX2の2つのサブタイプがあります。COX1は胃粘膜や血小板、腎臓などに常に発現しています。一方、COX2は炎症によって発現が誘導され、炎症を促進するPGE2などを産生します。NSAIDsはCOX1とCOX2の両方を阻害するため、炎症を抑えると同時に、胃粘膜保護作用を損なうのです。

　そこでCOX2だけを選択的に阻害するNSAIDsが開発されました。それにより胃潰瘍は減ったものの、心筋梗塞のリスクという新たな副作用が判明しました。

　実は、COX2も、腎臓や血管内皮細胞において、恒常性の維持に働いていたのです。現在使用されているNSAIDsは、1剤を除いて、COX1とCOX2の両方を阻害します。

第 5 章

代謝・内分泌系、腎・泌尿器系の薬

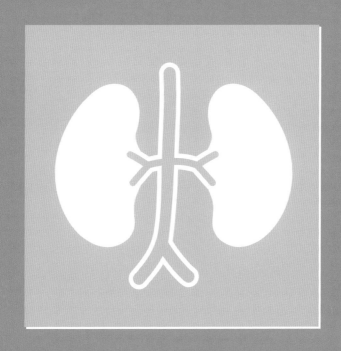

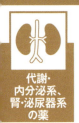

代謝・内分泌系、腎・泌尿器系の薬

糖尿病の薬① 糖尿病の概要

ポイント
- 糖尿病は血糖値が高すぎる状態が続く疾患
- 血糖値は膵臓から分泌されるホルモンによって調整されている
- 糖尿病には1型糖尿病と2型糖尿病がある

インスリンの分泌・作用不足で高血糖状態が続く

　糖尿病とは、血糖値（血中ブドウ糖濃度）が高すぎる状態が続く疾患です。高血糖によって徐々に全身の血管や神経が傷んでいき、やがて網膜症、神経障害、腎障害、動脈硬化などの重大な合併症が起こります。

　ブドウ糖は体のエネルギー源として必要不可欠なので、血糖値は常に適切な範囲内に維持されています。血糖値が上がるとランゲルハンス島のβ細胞からインスリンが分泌され、全身の細胞に糖の取り込みと利用を促して血糖値を下げます。血糖値が下がったときは膵臓から分泌されるグルカゴンや交感神経系などが働き、肝臓などからブドウ糖を放出させることで血糖値を上げます。

　糖尿病は、インスリンの分泌が足りなくなったり、効きが悪くなったりして起こる疾患です。

子どもにも発症する1型と生活習慣病の2型

　糖尿病には、免疫機能の異常が要因で起こる1型糖尿病と、遺伝的素因や加齢、食べすぎや運動不足といった悪い生活習慣などが要因で起こる2型糖尿病があります。

　1型、2型ともに、治療の目標は血糖値が正常範囲で推移するようにコントロールすることです。1型糖尿病はインスリンが出なくなっているので、これを注射薬で補います。2型糖尿病は作用不足ではあるもののインスリンは分泌しているので、まず食事療法や運動療法と経口血糖降下薬などで治療を開始します。それでも血糖値をコントロールできない場合はインスリンも使います。

 用語解説

血糖値
血中のブドウ糖（グルコース）の濃度。空腹時の血糖値が110mg/dL未満、ブドウ糖負荷2時間後の血糖値が140mh/dLの場合は正常で、126mg/dL以上かつ200mg/dL以上の場合は糖尿病である。

網膜症
眼球で光を感じる網膜の障害。高血糖の状態が続くと、網膜の毛細血管が傷害され、進行すると失明する。

ランゲルハンス島
膵臓の内部で内分泌をする細胞の塊。α細胞とβ細胞があり、低血糖時はα細胞がグルカゴンを、高血糖時はβ細胞がインスリンを血中に分泌し、血糖値を正常なレベルに維持する。

インスリン
ランゲルハンス島のβ細胞から分泌されるホルモン。グルコースの細胞内への取り込みとグリコーゲンや中性脂肪の合成を促進してエネルギー源の貯蔵を行う。

グルカゴン
肝臓のグリコーゲンを分解してグルコースを放出し、糖新生（糖質以外の物質からグルコースを合成すること）によりグルコースの産生を促進することで、血糖値を上昇させる。

血糖値の維持のメカニズム

ヒトの血糖値はインスリンとグルカゴンの分泌によって調節されている。

血糖値の調節

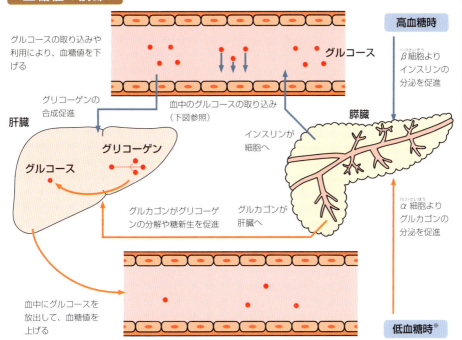

※視床下部の血糖調節中枢で血糖値の低下を検知する。

血糖の取り込み

グルコースはグルコース・トランスポーターを介して、細胞内に取り込まれる

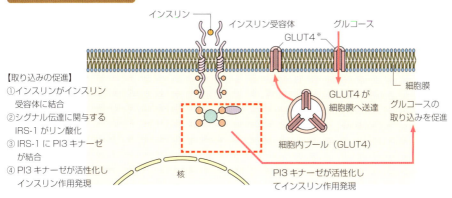

【取り込みの促進】
①インスリンがインスリン受容体に結合
②シグナル伝達に関与するIRS-1がリン酸化
③IRS-1にPI3キナーゼが結合
④PI3キナーゼが活性化しインスリン作用発現

※グルコース・トランスポーター。インスリン刺激時に、グルコースを細胞内へ取り込む。

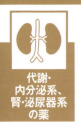

代謝・内分泌系、腎・泌尿器系の薬

糖尿病の薬② 経口血糖降下薬

ポイント
- 経口血糖降下薬はインスリン分泌やインスリン抵抗性を改善する
- インスリンの分泌を促す薬は、膵臓のβ細胞やDPP-4に作用する
- インスリン抵抗性とは細胞がインスリンに反応しにくい状態

膵臓からのインスリンの分泌を促す薬

　生活習慣の改善だけでは血糖コントロールが不十分な2型糖尿病に対しては、経口血糖降下薬を使います。経口血糖降下薬には、インスリンの分泌を促したり、インスリン抵抗性を改善したりする薬があります。

　インスリンの分泌を促すスルホニル尿素薬（SU薬）と速効型インスリン分泌促進薬（グリニド薬）※は、膵臓のβ細胞の受容体に結合して効果を発揮します。

　食事をすると消化管からインクレチンが分泌されて、インスリン分泌を促進します。DPP-4阻害薬は、インクレチンを分解するDPP-4を阻害してインクレチンを増やします。

　またGLP-1というインクレチンの受容体作動薬が2型糖尿病治療薬として使用されています。

インスリン抵抗性を改善する薬

　インスリン抵抗性とは、全身の細胞、特に骨格筋や肝臓の細胞がインスリンの作用に反応しにくくなっている状態のことです。

　インスリン抵抗性を改善する薬として、脂肪細胞に作用するチアゾリジン薬と、主に肝臓に作用して糖の放出を抑え、骨格筋などの糖の取り込みを促進するビグアナイド薬が挙げられます。

　また、消化管での糖の吸収を阻害するα-グルコシダーゼ阻害薬や、腎臓で尿をつくるプロセスで糖の再吸収を阻害し、糖を積極的に尿として排出することで血糖値を下げるSGLT2阻害薬も使われます。

用語解説

インクレチン
インスリンの分泌を刺激する消化管ホルモンの総称で、小腸から分泌される。

メモ

チアゾリジン
脂肪細胞の核内受容体であるPPARγに作用して、インスリン抵抗性を惹起する悪玉因子の産生を抑えることでインスリン抵抗性を改善し、脂肪細胞、肝臓、骨格筋の糖の取り込みを促進。血糖値を改善する。

ビグアナイド
肝臓が糖を新生し放出するのを抑え、インスリン抵抗性を改善して骨格筋や脂肪組織における糖の取り込みを促進し、腸管（小腸）からの糖吸収を抑える。これら複数の作用により血糖値を改善する。

α-グルコシダーゼ
小腸粘膜に存在している。デンプンをブドウ糖に分解する酵素。炭水化物はブドウ糖に分解されて吸収される。

SGLT2
正式名称はナトリウム・グルコース共輸送体2。腎臓の近位尿細管における糖とナトリウムの再吸収を担う。

※スルホニル尿素薬と作用は同じだが、吸収・消失が速い。

経口血糖降下薬の作用機序

経口血糖降下薬
各作用点でインスリンの分泌促進、インスリン抵抗性の改善を行う

	種類	一般名	作用	主な副作用
❶	スルホニル尿素薬	グリクラジド、グリメピリドなど	膵臓のβ細胞のSU受容体に結合し、インスリンの分泌を促進する	低血糖、無顆粒球症、貧血、肝障害、胃腸障害、体重増加など
❷	DPP-4阻害薬	シタグリプチン、ビルダグリプチンなど	インクレチン分解酵素のDPP-4を阻害する	低血糖、類天疱瘡、便秘、腹部膨満、浮腫など
❸	GLP-1受容体作動薬	リラグルチド、エキセナチドなど	β細胞のGLP-1受容体を刺激し、インスリンの分泌を促す	低血糖、急性膵炎、腸閉塞、下痢・便秘、吐き気など
❹	チアゾリジン薬	ピオグリタゾン	脂肪細胞を小型化して悪玉因子の産生を抑制し、インスリン抵抗性を改善、糖新生を抑制する	心不全の発症や増悪、浮腫、肝障害、横紋筋融解症など
❺	ビグアナイド薬	メトホルミン、ブホルミンなど	肝臓の糖新生を抑制、インスリン抵抗性を改善、骨格筋への糖の取り込みを促進する	乳酸アシドーシス、下痢、食欲不振など
❻	α-グルコシダーゼ阻害薬	ボグリボース、アカルボースなど	二糖類を単糖類にする酵素を阻害し、食後血糖値の上昇をゆるやかにする	下痢、腹部膨満、おならの増加、腸閉塞、肝障害など
❼	SGLT2阻害薬	イプラグリフロジン、エンパグリフロジン、ダパグリフロジンなど	尿細管での糖の再吸収を阻害、糖の排泄を促し、血糖値を下げる	尿路や性器の感染症、ケトアシドーシス、多尿・脱水、発疹など

作用機序

← 促進　┤ 抑制

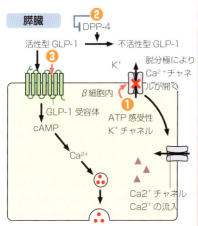
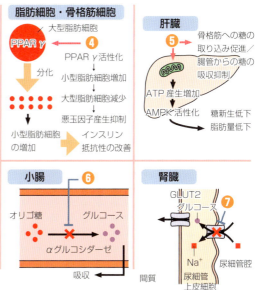

※細胞内で合成された物質を含む分泌小胞が細胞膜に融合することで、物質を細胞外へ放出すること。

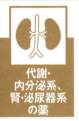

代謝・内分泌系、腎・泌尿器系の薬

糖尿病の薬③ インスリン製剤の種類

ポイント
- 1型糖尿病や一部の2型糖尿病にはインスリンを注射する
- インスリン製剤には速攻型や持効型がある
- インスリンは症状によってタイプや用量を変える

1型とコントロール不良の2型が対象

　1型糖尿病や、2型糖尿病でも経口血糖降下薬による血糖コントロールが難しい場合は、インスリンを投与します。インスリンは口から飲むと消化管で分解されてしまうため、現状では注射薬しかありません。インスリン製剤には、すみやかに効果が現れて短時間で効く速効型のものから、長時間、中には24時間以上効果が持続する持効型のもの、それらの中間型など、さまざまなタイプが存在します（右ページ図参照）。一般的には、薬液と注射器が一体になっているプレフィルド型や薬液のカートリッジを専用のペン型注射器に装着するカートリッジ型を使い、患者さん本人（または家族）が自己注射を行います。

耐糖能や生活習慣に合わせて選択

　インスリンは、血糖値の変化や生活習慣に合わせて、投与するタイプと量が決められます。たとえば食後に極端な高血糖になりやすい人には、食前に速効型のインスリンを、空腹時の血糖値が高い人には持効型のインスリンを、その両方という人には速効型と持効型を混合したインスリンを使います。

プレフィルド型
英語で「prefilled」。注射器に事前に(pre)薬剤が満たされている(filled)注射剤のことで、プレフィルドと呼ばれる。

メモ

インスリンは消化管で分解される
インスリンはペプチドであり、プロテアーゼにより容易に加水分解される。経口インスリン投与のバイオアベイラビリティ※は2％未満とする研究もある。
※服薬後、体にどれだけ体内に入り利用されたかを示す指標。

インスリン製剤の歴史
初期のインスリン製剤は、ブタのインスリンからつくられていたが、1980年代にヒトインスリン遺伝子がクローニングされ、ヒトインスリン製剤が登場した。

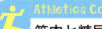

筋肉と糖尿病の関係

　筋肉量が多いほどケガや疾患のリスクが低下して長生きするといわれますが、筋肉は糖尿病とも無関係ではありません。糖の取り込みに、もっとも貢献する臓器が骨格筋だからです。血液中の糖は骨格筋に取り込まれ、エネルギー基質として酵素により代謝され利用されます。骨格筋の糖の取り込みは運動により上昇するため、糖尿病には運動療法が有効なのです。

インスリン製剤

インスリン製剤には下記の作用と副作用がある。

種類	一般名	作用	主な副作用
インスリン製剤	インスリンアスパルト、ヒトインスリン、インスリングラルギン、インスリンアスパルト二相性製剤など	不足しているインスリンを補充する。細胞のインスリン受容体に結合。骨格筋には糖の取り込み促進とグリコーゲン合成の促進、脂肪組織へは糖の取り込み促進と脂肪合成促進・分解抑制、肝臓には糖新生抑制、グリコーゲン合成を促進し、血糖値を下げる	低血糖（空腹感、倦怠感、動悸、手足のふるえ、冷や汗、熱感、不安感、頭痛、目の霞、眠気、めまい、意識もうろうなど）、アナフィラキシー、体重増加など

インスリン製剤の分類と作用特性

インスリン製剤はおおよそ超速効型、速効型、混合型、中間型、持効型の5種類に分けられる。それぞれ作用の発現時間やピーク時間、持続時間が異なる。

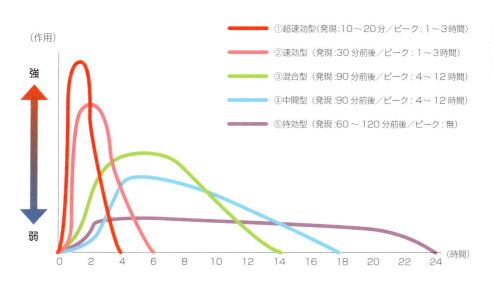

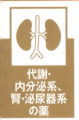

代謝・内分泌系、腎・泌尿器系の薬

脂質異常症の薬

ポイント
- 脂質異常症は、血中の脂質量に問題がある状態
- 高LDLコレステロールには合成・吸収の阻害や異化促進の薬を
- 高トリグリセリドには、合成の阻害や代謝を亢進する薬を用いる

動脈硬化を進行させる脂質異常症

脂質異常症とは、血中の脂質の量に問題がある状態のことです。放置すると動脈硬化が進み、突然、脳梗塞や心筋梗塞などの命に関わる疾患を発症するか、あるいは慢性腎臓病や末梢動脈疾患などの疾患が進行していきます。

血中脂質で問題なのは、高トリグリセリドと高LDLコレステロールと低HDLコレステロールです。トリグリセリド（TG）とは、肉の脂身などのいわゆる脂肪のことです。LDLとHDLは、血中で脂質を運ぶリポタンパク質と呼ばれる粒子をさします。LDLにはコレステロールを全身に運ぶ働きがあり、動脈硬化の促進に関わることから悪玉コレステロールと呼ばれます。HDLにはコレステロールを全身から回収する働きがあり、動脈硬化の予防に関係することから善玉コレステロールと呼ばれています。

基礎疾患の治療と生活習慣の改善と薬

脂質異常症を引き起こす基礎疾患がある場合は、まずその治療を行います。さらに食事や運動などの生活習慣を改善し、喫煙者であれば禁煙して、血中脂質の改善を目指します。それでも改善が難しい場合は薬物療法を行います。

高LDLコレステロールに対しては、肝臓でのコレステロールの合成に関わる酵素を阻害する薬や、小腸でのコレステロールの吸収を阻害する薬、コレステロールが異化されて胆汁酸として排泄されるのを促進する薬などを使います。高トリグリセリドに対しては、トリグリセリドの合成を抑制し、代謝を亢進する薬などが投与されます。

 用語解説

LDL
低密度リポタンパク質（low density lipoprotein）の略。肝臓でつくられたコレステロールを、全身に運ぶ。過剰になると動脈硬化の原因となることから、悪玉コレステロールとも呼ばれる。

HDL
高密度リポタンパク質（high density lipoprotein）の略。全身からコレステロールを回収する産生経路や輸送機構。

 メモ

VLDL
超低密度リポタンパク質（very low-density lipoprotein）の略。肝臓から組織へコレステロールを運ぶ。LDLとともに悪玉コレステロールとも呼ばれる。

コレステロール代謝
アセチルCoAから生成されるコレステロールは、胆汁の成分として小腸に排出される。一部は便として排出され、一部は再吸収されて利用される。

コレステロールとリポタンパク質
コレステロールは疎水性が高く、血中では、リポタンパク質に包まれて運ばれる。

脂質異常症の治療薬

脂質異常症の薬はコレステロールやトリグリセリドの産生経路や輸送機構に作用する。

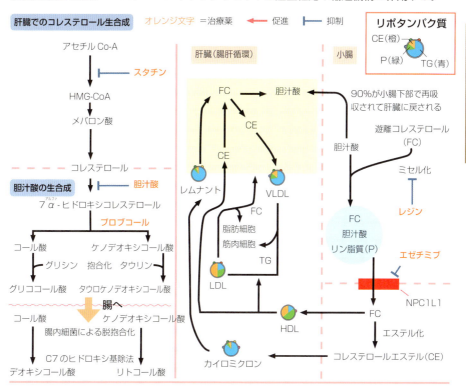

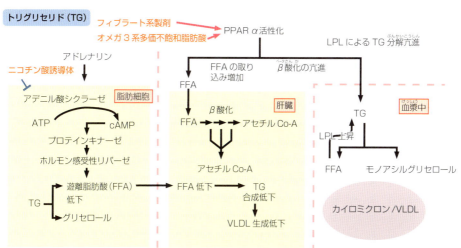

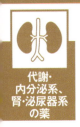

代謝・内分泌系、腎・泌尿器系の薬

骨粗鬆症の薬

ポイント
- 骨粗鬆症は骨が脆く弱くなり、骨折しやすくなる疾患
- 中高年以上の女性に多いという特徴がある
- 治療薬は破骨細胞の減少や女性ホルモン受容体への作用が目的

「骨吸収＞骨形成」で骨が徐々に弱くなる

骨粗鬆症は、骨が脆く弱くなり、骨折しやすくなる疾患です。内分泌疾患などの影響で起こることがありますが、多くは加齢と閉経、遺伝的素因、運動不足などが原因とされています。中高年以降の女性に多いのが特徴です。

骨は、常にどこかが破骨細胞により溶かされ（骨吸収）、骨芽細胞によりつくられる（骨形成）ことで、おおよそ2年で全身の骨が新しいものに入れ替わります。これを骨のリモデリングといいます。リモデリングがバランスよく行われると骨の強度は変わりませんが、骨吸収が骨形成を上回ると、骨は少しずつ脆くなってしまうのです。

破骨細胞の働きを抑える薬とカルシウムを

骨粗鬆症に対する薬物治療は、大腿骨や椎骨に脆弱性骨折がある場合や、骨量が若年成人の平均値（YAM）を大きく下回っている場合、大腿骨骨折の家族歴がある場合などが対象です。代表的な治療薬はビスホスホネートです。この薬は破骨細胞に取り込まれると細胞をアポトーシス※に導き、破骨細胞を減らす作用があります。

女性の場合は、破骨細胞の女性ホルモン受容体に作用して骨吸収を抑制する選択的エストロゲン受容体モジュレーターが投与されることもあります。ほかに骨の材料となるCaや、Caの吸収を助け、破骨細胞を抑制する活性型ビタミンD₃製剤や、カルシトニン製剤もあります。カルシトニンは破骨細胞に直接作用して骨吸収を抑制しますが、骨粗鬆症におけるカルシトニン製剤は鎮痛が目的です。

用語解説

YAM
Young Adult Meanの略。20～44歳までの健康な人の骨密度の平均値。

ビスホスホネート
英語で「Bisphospho-nates」。2つのリン酸基がエステル結合した化合物。骨を構成する主成分であるハイドロキシアパタイトに結合する性質を持ち、骨表面に吸着する。骨に吸着したビスホスホネートが骨吸収時に破骨細胞に取り込まれ、破骨細胞のアポトーシスを誘導する。

選択的エストロゲン受容体モジュレーター
英語で「Selective Estrogen Receptor Modulators (SERM)」。骨のエストロゲン受容体のアゴニストとして作用することで骨密度を維持する。

活性型ビタミンD₃
日光の暴露によって生成されるコレカルシフェロールは、不活性型ビタミンD₃と呼ばれている。それが腎臓で代謝されて活性型ビタミンD₃のカルシトリオールとなる。カルシトリオールは小腸からのカルシウムおよびリン酸の吸収を促進し、骨吸収を抑制して骨密度を増加させる。

※細胞に組み込まれた自死プログラムのこと。

骨粗鬆症治療薬の作用点

骨粗鬆症の薬物療法は、脆弱性骨折がある場合や骨量がYAMを大きく下回っている場合、大腿骨骨折の家族歴がある場合などが対象となる。治療薬は骨吸収を抑制するか、骨形成を促進するかのどちらか、あるいは両方の作用をもたらす。それにより骨密度を高める。

治療薬

	種類	一般名	作用	主な副作用
❶	ビスホスホネート	リセドロン酸、ミノドロン酸など	破骨細胞を減らし、骨吸収を阻害する	低カルシウム血症、食道・胃・十二指腸潰瘍、顎骨壊死、肝障害、吐き気・嘔吐など
❷	選択的エストロゲン受容体モジュレーター	ラロキシフェン、バゼドキシフェンなど	破骨細胞のエストロゲン受容体に結合し、骨吸収を抑制する	静脈血栓塞栓症、腹部膨満感、更年期症状、肝障害など
❸	ビタミンD製剤／活性型ビタミンD_3製剤	カルシトリオール、アルファカルシドールなど	腸管でのカルシウムの吸収を促進、破骨細胞の機能を抑えて骨吸収を抑制する	高カルシウム血症、尿路結石、食欲不振、吐き気など
❹	ビタミンD製剤／ビタミンD_3誘導体	エルデカルシトール		高カルシウム血症、尿路結石、急性腎不全など
❺	カルシトニン製剤	エルカトニン	破骨細胞の活性を抑制し骨吸収を抑える、腰背部痛を緩和する	ショック、低カルシウム血症、テタニー、顔面紅潮、吐き気・嘔吐など

作用点

以下は骨形成の流れと、骨粗鬆症の治療薬の作用点を示す

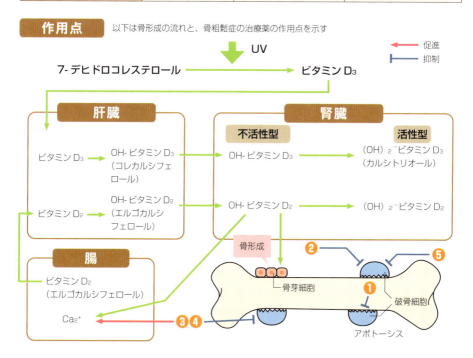

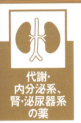

代謝・内分泌系、腎・泌尿器系の薬

甲状腺機能障害の薬① 亢進症の薬

ポイント
- 甲状腺ホルモンは代謝亢進し熱産生やエネルギー消費を促進する
- バセドウ病は甲状腺の機能が異常に亢進する疾患
- 治療には甲状腺ホルモンの産生を抑制する薬を用いる

全身の代謝が亢進しすぎて疲労困憊

　甲状腺はのどぼとけの下の気管に張り付くように位置し、甲状腺ホルモンを分泌しています。甲状腺ホルモンは、ヨウ素とサイログロブリンという糖タンパク質をもとに、甲状腺ペルオキシダーゼという酵素の作用で合成されます。

　甲状腺ホルモンは、全身のほとんどの組織に作用して代謝を促し、エネルギー産生を促進。心臓の収縮力を向上させます。また脳や体の成長・発達にも関係しています。

　甲状腺の機能が何らかの原因で異常に亢進した状態が甲状腺機能亢進症で、その代表がバセドウ病です。バセドウ病は、自己免疫によるものと考えられており、20〜40代の女性に多いのが特徴です。甲状腺の腫れ、眼球突出、頻脈が三大徴候で、体重減少、動悸、発汗、手の震えなどの症状が現れます。代謝が異常に亢進し、安静にしていても全力で走っているような状態になります。

甲状腺ホルモンの産生を減らす薬

　バセドウ病の治療には抗甲状腺薬が使われます。この薬は、甲状腺ホルモンの合成に関わる甲状腺ペルオキシダーゼの働きを阻害し、甲状腺ホルモンの産生を抑える作用があります。また頻脈に対してβ遮断薬（P.78参照）を使うことがあります。抗甲状腺薬では思うような効果が得られない場合は、無機ヨウ素薬を投与することがあります。

　本来、ヨウ素を投与すると甲状腺ホルモンの産生が向上しますが、一定量以上を投与すると、甲状腺ホルモンの産生と分泌が抑えられます。

用語解説

甲状腺
英語で「thyroid gland」。shield-shaped（盾の形をした）を意味するギリシャ語のthyreoiedesが語源。トリヨードサイロニン（T$_3$）やサイロキシン（T$_4$）などの甲状腺ホルモンを産生する。

サイログロブリン
英語で「thyroglobulin」。甲状腺で産生されるタンパク質で、T$_3$やT$_4$の基質となる。

バセドウ病
発見者のカール・フォン・バセドウにちなみバセドウ病と呼ばれる。別名グレーブス病。何らかの原因により甲状腺にあるTSH受容体に対する自己抗体がつくられ、この抗体が甲状腺を刺激するため甲状腺機能が亢進すると考えられている。

ちょっと一息

グロブリンとは？
英語で「globulin」。「血液中の微粒子」を意味する"globule"と有機物を意味する"-in"が語源となっている。主として肝臓でつくられる血漿タンパク質。一方で、生体防御を担う免疫グロブリンはB細胞（形質細胞）でつくられる。

甲状腺機能亢進症薬の作用点

甲状腺機能亢進症薬は各プロセスにおいて甲状腺ホルモンの合成を抑えたり、甲状腺ホルモンの産生を抑えたりする。

治療薬

	種類	一般名	作用	主な副作用
①	抗甲状腺薬	チアマゾール、プロピルチオウラシル	甲状腺ホルモンの合成に関わる酵素を阻害する	チアマゾールは催奇形性あり。無顆粒球症、汎血球減少、再生不良性貧血、低プロトロンビン血症、肝障害など
②	無機ヨウ素薬	ヨウ化カリウムなど	一定以上の量を投与すると甲状腺ホルモンの産生が抑制される（詳しい機序は不明）	発疹、吐き気・嘔吐、腹痛、下痢など

作用点

以下は甲状腺ホルモンの合成の流れを示す

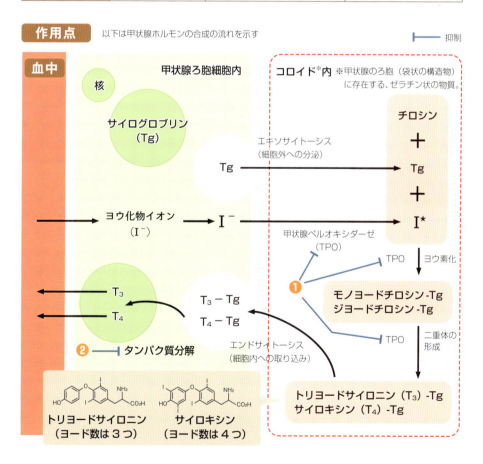

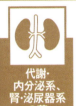

代謝・内分泌系、腎・泌尿器系の薬

甲状腺機能障害の薬② 低下症の薬

ポイント
- 橋本病は甲状腺機能低下症の代表的な疾患
- 甲状腺機能低下症では、浮腫や体重増加といった症状が現れる
- 治療としては甲状腺ホルモンの充てんを行う

甲状腺機能の低下によって代謝が低下

何らかの原因で甲状腺の機能が低下し、甲状腺ホルモンの分泌が減ってしまった状態を甲状腺機能低下症といいます。甲状腺機能低下症には、視床下部や下垂体※など甲状腺より上位の内分泌腺の異常によるものもあれば、甲状腺自体の疾患もあります。後者の代表的な疾患は橋本病（慢性甲状腺炎）です。橋本病の原因は自己免疫と考えられており、40〜50代の女性に多く発症します。また、甲状腺機能亢進症の治療で甲状腺を摘出したり、放射線を照射したりしたときも、甲状腺の機能が低下することがあります。甲状腺機能低下症では、代謝が低下し、顔や四肢の粘液水腫と呼ばれる浮腫、腱反射の遅れ、冷え性、皮膚の乾燥、体重増加、徐脈、便秘などの症状が見られます。

不足する甲状腺ホルモンを補充する

甲状腺機能低下症に対しては、甲状腺ホルモン製剤によるホルモン補充療法を行います。この薬は、全身の組織に作用し、代謝向上などの作用をもたらします。生涯にわたり服用が必要になることは少なくありませんが、副作用が出にくい薬なので正しく飲み続けることが大切です。

用語解説

視床下部
視床の下に位置する。ホルモンの分泌や自律神経系の調節、代謝、体温調節、攻撃行動、生殖行動等に関わる。

橋本病
甲状腺機能が低下する疾患。1912年に橋本策博士が医学雑誌に発表したため、橋本病と呼ばれる。自己免疫疾患のひとつで、免疫の異常によって甲状腺に慢性的に炎症が生じているため、慢性甲状腺炎とも呼ばれる。

粘液水腫
甲状腺ホルモン不足により発症する合併症。真皮に保水力の高い粘稠なムコ多糖類が沈着し患部が腫れる疾患。

腱反射
腱の機械的刺激による筋の伸張を、筋紡錘が感知することで、筋が反射的に収縮する現象。神経障害の有無を調べるために行われる。

COLUMN　副甲状腺ホルモンの分泌過剰・欠乏による疾患

副甲状腺機能亢進症では、遠位尿細管でのカルシウム再吸収の亢進、骨からのカルシウムとリンの動員（骨吸収）、活性型ビタミンDによる腸管からのカルシウム吸収の促進により、血中カルシウム濃度が上昇します。骨からカルシウムが過剰に溶け出すと、骨粗鬆症（P.130参照）を引き起こすこともあります。副甲状腺機能低下症では低カルシウム血症をきたします。

※視床下部に付着している内分泌腺。

甲状腺機能低下症のメカニズムと症状

甲状腺機能低下症では、甲状ホルモンの分泌が減少しているので、甲状腺ホルモン製剤によるホルモン補充療法を行う。

治療薬

種類	一般名	作用	主な副作用
❶ 甲状腺ホルモン製剤	リオチロニン、レボチロキシン	甲状腺ホルモンを補充、基礎代謝を向上させ、身体の発育を促進する	ショック、心不全、肝障害、不眠など

病態と薬の作用点

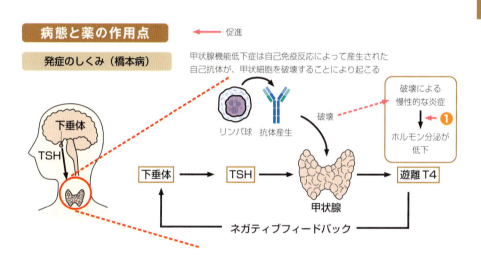

主な症状

粘液水腫

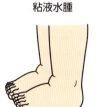

ムコ多糖類が皮下に溜まることにより、顔や四肢に浮腫が起こる

腱反射の遅れ

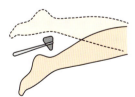

筋肉の電解質の代謝が低下し、筋肉の収縮や弛緩の反応が鈍くなる

冷え性

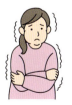

甲状腺ホルモンの低下で、体内のエネルギーをうまく利用できず、冷えが起こる

その他の症状
- 皮膚の乾燥
- 体重増加
- 徐脈
- 便秘など

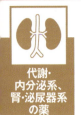

代謝・内分泌系、腎・泌尿器系の薬

利尿薬① 尿生成と薬の作用点

ポイント
- 腎小体では血液がろ過されて原尿がつくられる
- 原尿が尿細管を流れる過程で尿がつくられる
- 利尿薬はどの尿生成プロセスに作用するかで分類される

尿生成プロセスのどこに効くかで分類される利尿薬

利尿薬とは、尿をたくさん出す薬のことです。心疾患や腎疾患などで体内の水分が過剰になった場合に、余分な水分やミネラルを尿として排出するために投与されます。

腎臓ではまず、腎小体で血液をろ過して原尿をつくります。原尿には水やミネラル、ブドウ糖、アミノ酸などの物質が含まれ、血球や分子量の大きいタンパク質は含まれません。次に、原尿が尿細管を流れる間に、原尿にこし出された物質のうち、必要なものが再吸収され、血液中に残った不要なものが尿に分泌されます。

尿細管は、糸球体に近い側から近位尿細管、ヘンレループ、遠位尿細管、集合管の各部に分けられます。それぞれの部位で異なる物質が再吸収・分泌され、最終的には原尿の約1%が尿として排泄されます。利尿薬は、この尿の生成プロセスのどこにどう作用して尿を増やすかで、いくつかの種類に分けられます（P.138参照）。

原因疾患や病態に合わせて適切な利尿薬を選択

利尿薬は心不全（P.82～85参照）や、尿に大量のタンパク質が出るネフローゼ症候群、肝臓の組織が壊れて硬くなり、機能が低下して浮腫や腹水が現れる肝硬変、慢性腎臓病や急性腎障害などに対して、それぞれの病態や症状に合わせて適切な薬を選択します。たとえば、うっ血性心不全の肺うっ血を軽減するためにループ利尿薬を使用し、肝硬変による腹水には、アルドステロンの働きを抑えるミネラルコルチコイド受容体拮抗薬を使用します。

用語解説

腎小体
糸球体とボーマン嚢から成る部分で、ろ過を担う。尿細管と合わせてネフロンと呼ばれ、左右の腎臓で約200万個存在する。

原尿
英語で「primitive urine」。血液が糸球体でろ過されたものを原尿といい、99%が尿細管で再吸収される。

尿細管
ボーマン嚢から集合管までの原尿の通り道で、近位尿細管・ヘンレループ・遠位尿細管・集合管からなる。再吸収と排泄を担う。

腹水
腹腔内に体液が過剰に溜まった状態。典型的な原因として、肝硬変などにより、肝臓につながる静脈（門脈）の血圧が上昇すること（門脈圧亢進症）が挙げられる。

ミネラルコルチコイド受容体
ミネラルコルチコイドは、副腎皮質から分泌され、体内の電解質バランスを調節するステロイドホルモンで、主なものに、アルドステロンが挙げられる。その受容体が、ミネラルコルチコイド受容体である。

利尿薬の作用点

利尿薬は炭酸脱水酵素阻害薬、浸透圧利尿薬、ループ利尿薬、チアジド系利尿薬、K保持性利尿薬、バソプレシン受容体拮抗薬に分けられ、それぞれ作用は異なる（P.138参照）。

尿生成のプロセス

1. 糸球体に血液が流入する
2. 糸球体のフィルターで血液がろ過されて原尿になる
3. 原尿中の必要な物質が体内へ再吸収される
4. 尿になり体外へ排出される

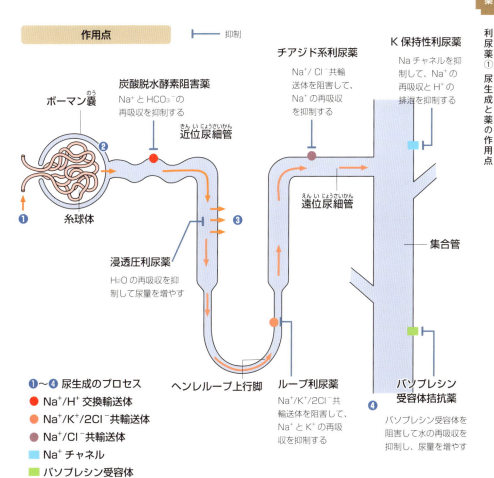

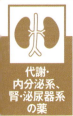

代謝・内分泌系、腎・泌尿器系の薬

利尿薬② 主な利尿薬の作用

ポイント
- 利尿薬はいくつかの種類に分かれる
- 脳浮腫に用いられる浸透圧利尿薬は心不全には向かない
- 心不全や腎臓病治療にはループ利尿薬が用いられる

脳浮腫に向くが心不全には向かない浸透圧利尿薬

　利尿薬は炭酸脱水酵素阻害薬、浸透圧利尿薬、ループ利尿薬、チアジド系利尿薬、K保持性利尿薬、バソプレシン受容体拮抗薬に分けられます。

　炭酸脱水酵素阻害薬は、近位尿細管での炭酸脱水酵素の作用を阻害します。Na^+の再吸収を抑える働きがあるものの作用は弱く、眼圧も下げるため緑内障の治療に使われます。浸透圧利尿薬は、血液の浸透圧を上げて組織の細胞から水を引き出し、循環血液量＝腎血流量を増やすことで尿量を増やす薬です。主に脳浮腫などの改善に使われますが、循環血液量が増えるため、心不全には向きません。

心不全や腎臓病治療の第一選択のループ利尿薬

　ループ利尿薬は、ヘンレループに作用する薬です。上皮細胞の$Na^+/K^+/2Cl^-$共輸送体を阻害して、Na^+の再吸収を抑え、尿量を増やします。心不全や腎臓病の浮腫治療の第一選択薬です。チアジド系利尿薬は、遠位尿細管のNa^+/Cl^-共輸送体を阻害してNa^+の再吸収を抑えます。利尿効果はループ利尿薬より弱いものの、末梢の血管を拡張する作用があるため高血圧の治療に向いています。

　K保持性利尿薬は、集合管におけるK^+分泌を抑制して、K^+を保持する作用があるため、ループ利尿薬などで低K血症が生じた場合に補助的に使われます。バソプレシン受容体拮抗薬は抗利尿ホルモン（バソプレシン）の作用をブロックすることで尿を増やします。ほかの利尿薬で十分な効果が得られない場合に併用して投与される薬です。

 用語解説

眼圧
眼に含まれる液体（房水）により眼球にかかる圧力。眼房水の産生と流出のバランスによって決まる。炭酸脱水酵素が阻害されると房水の産生量が減る。

低K血症
血液中のカリウム濃度が低下した状態。血清カリウム値が3～3.4mmol/Lだと軽度、2.5～3mmol/Lだと中等度、2.5mmol/L未満の場合は重度に分類される。

バソプレシン
英語で「vasopressin」。血漿浸透圧が上昇したときに、下垂体後葉から分泌されるホルモンで、抗利尿ホルモン（antidiuretic hormone）とも呼ばれる。集合管での水の再吸収を増加させることにより、水の排泄を減少させる働きがある。

 メモ

K保持性利尿薬
K保持性利尿薬は、ミネラルコルチコイド受容体拮抗薬とNa^+チャネル遮断薬に分けられる。

重炭酸平衡系
体内のpHを一定に保つための作用で、血漿の緩衝系として働いている。

利尿薬の作用機序

各利尿薬は作用に向き不向きがあるため、症状に合わせて用いる。

 促進 / 抑制

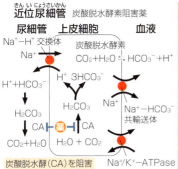

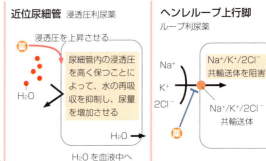

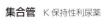

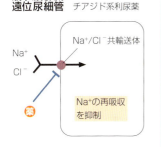

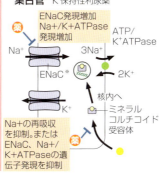

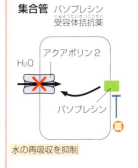

副作用

利尿薬はよく使用される薬だが、副作用に注意する必要がある

種類	一般名	主な副作用
炭酸脱水酵素阻害薬	アセタゾラミド	代謝性アシドーシス、低カリウム血症、低ナトリウム血症、尿路結石など
浸透圧利尿薬	マンニトール	急性腎不全、アシドーシスなど
ループ利尿薬	フロセミド、ブメタニドなど	低カリウム血症、高尿酸血症、耐糖能低下、難聴など
チアジド系利尿薬	トリクロルメチアジド、ヒドロクロロチアジドなど	低カリウム血症、高尿酸血症、耐糖能低下、光線過敏症など
K保持性利尿薬／ミネラルコルチコイド受容体拮抗薬	スピロノラクトン、エプレレノンなど	高カリウム血症、女性化乳房など
K保持性利尿薬／Na$^+$チャネル遮断薬	トリアムテレン	急性腎不全、高カリウム血症など
バソプレシン受容体拮抗薬	トルバプタン	口渇、頻尿、高ナトリウム血症、血栓塞栓症など

※上皮性ナトリウムチャネル(Epithelial Na$^+$ Channel)の略。

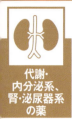

代謝・
内分泌系、
腎・泌尿器系
の薬

腎不全の薬

ポイント

- 腎不全は腎臓が機能しなくなった状態で、急性と慢性がある
- 腎機能を直接改善する薬はない
- 尿毒症に対しては尿毒症物質を吸着する活性炭製剤を使う

急性腎障害には迅速な全身管理が必要

　腎不全とは、腎臓が十分に機能しなくなった状態です。腎臓は、タンパク質代謝によって生じる老廃物（尿素窒素、尿酸、クレアチニンなど）の排泄、水、電解質、酸塩基平衡の維持、ホルモンの産生を担っています。腎不全では、尿として排泄するべき余分な水分や老廃物などが体内に溜まります。その結果、心臓や肺に負担がかかり、恒常性が破綻して、生命に危険が及ぶこともあります。腎不全は、急性腎障害と慢性腎臓病に分けることができます。

　急性腎障害は、数時間～数日で急速に進行するもので、迅速な原因疾患の治療と全身状態の管理が必要です。治療薬は原因疾患や病状によって異なり、利尿薬（P.136参照）や降圧薬（P.74参照）などが使われます。

電解質・代謝・内分泌等の異常を是正する薬

　腎機能の低下が3ヶ月以上続くものを慢性腎臓病といいます。従来、慢性腎不全と呼ばれていたものと、より早期の腎障害を合わせた概念です。治療の目標は、浮腫などに対する対症療法と、透析や腎移植が必要な末期腎不全に移行しないようにすることです。腎機能を直接改善する薬はありません。腎臓の負担を減らすため、アンジオテンシンに関係する降圧薬で血圧を下げ、利尿薬で浮腫を改善し、血圧を下げます。また崩れた電解質バランスや酸塩基平衡を是正するため、代謝性アシドーシス治療薬やK吸着薬、高P血症治療薬などを投与します。内分泌異常で骨代謝異常を生じている場合は活性型ビタミンD_3製剤を、貧血

 用語解説

透析
英語で「dialysis」。ろ過装置を使って血液中の老廃物を取り除く血液透析と、腹膜をフィルターとして用いる腹膜透析がある。

代謝性アシドーシス
酸産生増加や腎機能低下による酸の蓄積、あるいは消化器や腎臓からの重炭酸イオンの喪失により体液のpHが低下している病態。呼吸が原因で酸性に傾いた場合は、呼吸性アシドーシスと呼ばれる。

尿毒症
英語で「uremia」。腎機能の低下により老廃物や不要な物質を体外に排出できないため、血液に老廃物が蓄積している状態。

を起こしている場合は赤血球造血刺激因子製剤を投与します。腎障害が進行し、<u>尿毒症</u>の症状が現れたときは、消化管内で尿毒症物質を吸着する活性炭製剤も使います。

アンモニアとリン酸による緩衝作用

腎臓は血液中の酸度を一定に保つ役割を持つが、腎不全により酸の排泄が機能しなくなる。その結果、体内のpHが低くなり、アシドーシスと呼ばれる酸性に傾いた状態になる。

緩衝作用により、ヒトは体内の
pHを一定に保っている

血液中　　重炭酸緩衝作用
H^+を中和してpHを保つ

$HCO_3^- + H^+ \rightleftarrows H_2CO_3 \rightleftarrows H_2O + CO_2$

腎臓中　　代謝性調節
余分なH^+を尿として排泄する

●アンモニア
$NH_3 + H^+ \rightleftarrows NH_4^+$

●リン酸
$HPO_4^{2-} + H^+ \rightleftarrows H_2PO_4^-$

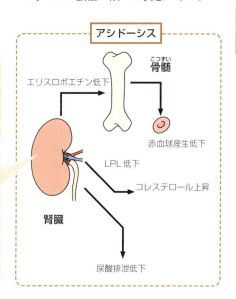

アシドーシス

骨髄
エリスロポエチン低下
赤血球産生低下
LPL低下
コレステロール上昇
尿酸排泄低下
腎臓

病態に合わせた治療薬

電解質代謝異常に対しては……
・代謝性アシドーシス治療薬
・K吸着薬
・高P血症治療薬
・陽イオン交換樹脂

代謝異常に対しては……
・HMG-CoA還元酵素阻害薬（スタチン）
・尿酸合成阻害薬

腎性貧血に対しては……
・赤血球造血刺激因子製剤

尿毒症に対しては……
・活性炭製剤

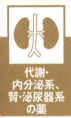

代謝・内分泌系、腎・泌尿器系の薬

尿路結石の薬

ポイント
- 尿路結石は尿の成分が結晶化して尿路につまる疾患
- 結石が尿管につまり激痛が起きている場合は鎮痛薬を投与する
- 石の大きさにより治療方法が変わってくる

尿の成分が結晶化して石となる

　尿路結石とは、尿路（腎臓、尿管、膀胱、尿道）のどこかに石ができる疾患です。尿の成分が結晶化して徐々に大きくなるもので、石があるだけでは自覚症状は現れません。

　しかし、尿管や尿道に引っかかってつまると、激痛や吐き気、尿が出ないなどの症状が現れます。

　石の成分は、ほとんどの場合、シュウ酸カルシウムやリン酸カルシウムといったカルシウムを含みます。一方、女性の膀胱や尿道の結石に関しては、約半分がリン酸マグネシウムアンモニウムの結石です。

　結石が尿管につまり激痛が起きている場合は、すみやかに鎮痛薬を投与します。症状がなくても石を取り除く必要があるうえに、尿管結石は再発のケースも多いため、水分摂取や食生活の改善などの予防策を講じます。

石が小さければ自然排石を期待して投薬

　石が10mm未満の場合、尿といっしょに自然に排石されることが期待できます。そこで十分な量の水分摂取と、石が溶けやすくなるように尿の成分を調整する薬（カルシウム結石の場合はクエン酸製剤など）を投与します。

　また、利尿薬を使うこともあります。サイアザイド系利尿薬は、尿中Ca排泄量を減少させる作用があり、Ca含有結石の再発予防効果があるためです。石が10mm以上になると自然排石は難しいので、体の外から衝撃波を当てて細かく砕く治療や、尿道から内視鏡を入れて石を砕く治療などの積極的除去法を行い、石を取り除きます。

メモ

アンモニアの結石
アンモニアの結石は、尿素分解酵素を持つグラム陰性桿菌（かんきん）（P.184参照）に感染した結果、尿素からアンモニアが形成されて、尿をアルカリ化するため、リン酸マグネシウムアンモニウムやリン酸カルシウムが析出しやすくなり、結石が形成される。つまり、慢性的な尿路感染（P.188参照）は、結石形成の重要な一因となり得る。

カルシウムとクエン酸
クエン酸塩は尿中のカルシウムと結合する性質があるため、カルシウムがシュウ酸塩やリン酸塩と結合するのを防ぐ効果がある。

142

結石の症状と治療薬

結石とは尿の成分が結晶化してできるもの。結石ができる場所によって症状・種類は異なる。治療薬は、その種類や結石の大きさによって選択される。

治療薬

	種類	一般名	作用	主な副作用
❶	鎮痛薬（NSAIDs）	インドメタシン、ジクロフェナクなど	COXを阻害し、プロスタグランジンの生成を抑える	消化性潰瘍、腎障害、アスピリン喘息など
❷	クエン酸製剤		尿中のカルシウムと結合し、結石化を防ぐ。酸性尿を改善し、結石を予防する	高K血症など
❸	結石排出促進薬	ウラジロガシエキス、猪苓湯	結石の排出を促す。ウラジロガシエキスは結石の融解を促す作用もある	胃部不快感、吐き気、下痢、食欲不振など

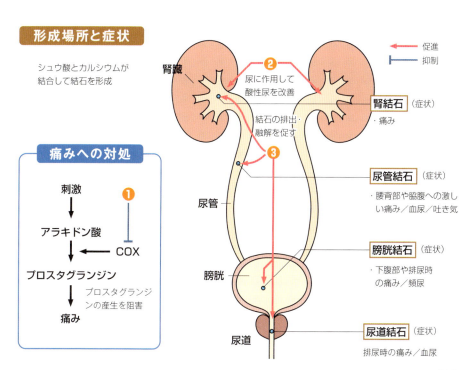

形成場所と症状

シュウ酸とカルシウムが結合して結石を形成

痛みへの対処

刺激 → アラキドン酸 → プロスタグランジン → 痛み

❶ COX阻害 → プロスタグランジンの産生を阻害

促進 / 抑制

腎臓 / 尿管 / 膀胱 / 尿道

腎結石（症状）
・痛み

尿管結石（症状）
・腰背部や脇腹への激しい痛み／血尿／吐き気

膀胱結石（症状）
・下腹部や排尿時の痛み／頻尿

尿道結石（症状）
排尿時の痛み／血尿

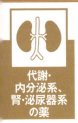

代謝・
内分泌系、
腎・泌尿器系
の薬

排尿機能障害の薬

ポイント
- 下部尿路機能障害には排尿機能障害と蓄尿機能障害がある
- 排尿機能障害には、膀胱の収縮力を強めるコリン作動薬を投与する
- 前立腺肥大が原因の場合は、α₁受容体遮断薬を投与する

尿が溜まっているのに出ない

　尿が出ない（勢いがない）、夜間頻尿、尿漏れなど排尿に関する悩みや症状を下部尿路機能障害といいます。さらに、排尿の機能に問題がある排尿機能障害と、膀胱に尿を溜める機能に問題がある蓄尿機能障害（P.146参照）に分けられます。排尿機能障害は、膀胱に尿が溜まっているのに出ない（尿閉）、排尿の途中で尿が途切れる（尿線途絶）、腹圧をかけないと尿が出ない（腹圧排尿）などの症状が現れるものです。前立腺肥大や尿路結石（P.142参照）などで尿道が狭かったり、閉塞したりしていることや、神経の問題で排尿反射が起きないこと、加齢や糖尿病などが要因で起こる低活動膀胱などが原因です。

尿道や前立腺をゆるめて尿が出やすくする薬

　前立腺肥大が原因になっている男性には、アドレナリンのα₁受容体を遮断するα₁受容体遮断薬（P.44参照）を投与します。この薬には、尿道括約筋や前立腺を収縮させて排尿を止める交感神経の働きを阻害することで、排尿しやすくする作用があります。また、近年は勃起障害（ED）の治療薬であるPDE-5阻害薬に、尿道や前立腺の平滑筋を弛緩させる作用があることから、排尿機能障害にも使われるようになってきました。この薬は、平滑筋をゆるめる作用を持つcGMP（P.80参照）を分解する酵素のPDE-5を阻害するものです。

　排尿機能障害に対しては、膀胱の収縮力を強めるためにコリン作動薬（P.46参照）を投与することがあります。

用語解説

前立腺肥大
英語で「Benign prostate enlargement」。膀胱の下にある前立腺が肥大する疾患。加齢と男性ホルモンが関わっている。

勃起障害
英語で「erectile dysfunction (ED)」。性交時に十分な勃起が得られない、もしくは維持ができず、満足な性交が行なえない疾患をさす。主な原因として陰茎の血管、または神経の異常が挙げられる。

PDE-5 阻害薬
正式名称はホスホジエステラーゼ5阻害薬（phosphodiesterase 5 inhibitor）。ホスホジエステラーゼが阻害されるとcGMPの分解が妨げられ、血管の拡張につながるため勃起障害の第一選択薬として用いられる。

メモ

勃起の生理学
性的刺激により海綿体内で神経伝達物質が放出されると、内皮細胞から一酸化窒素が産生される。一酸化窒素が隣接する平滑筋細胞でcGMPの形成が刺激され、血管拡張と陰茎血流量の増加がもたらされ勃起が引き起こされる。

排尿のメカニズムと薬の作用点

尿が溜まり膀胱内圧が上昇すると、それが大脳皮質に伝達されて尿意を感じる。すると平滑筋が収縮、内尿道・外尿道の括約筋が弛緩して排尿が行われる。排尿機能障害は、この機能に問題が生じる疾患である。

治療薬

正しいプロセスで排尿が行われることを目的に投与する

	種類	一般名	作用	主な副作用
①	α_1受容体遮断薬	シロドシン、タムスロシン、ウラピジルなど	交感神経のα_1受容体を遮断し、尿道括約筋を弛緩させる	過度の血圧低下、起立性低血圧、射精障害など
②	PDE-5阻害薬	タダラフィル	尿道の平滑筋を弛緩させるcGMPを分解する酵素のPDE-5を阻害する	動悸、ほてり、頭痛など
③	コリン作動薬／直接型コリン作動薬	ベタネコール	副交感神経のアセチルコリン受容体を刺激し、排尿を促進する	コリン作動性クリーゼ（徐脈、血圧低下、発汗、悪心・嘔吐等）など

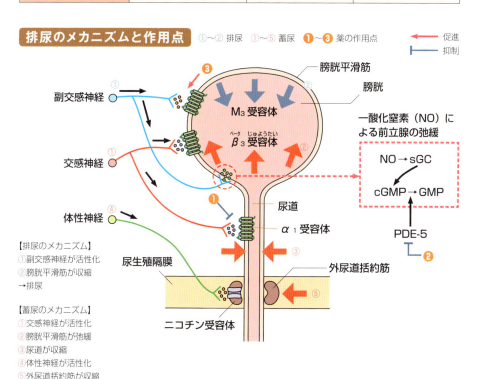

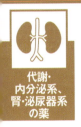

代謝・内分泌系、腎・泌尿器系の薬

蓄尿機能障害の薬

ポイント
- 蓄尿障害は女性に多く見られる疾患
- 加齢や肥満、妊娠・出産などが体に与える影響が原因とされる
- 抗コリン薬やβ₃アドレナリン受容体刺激薬が用いられる

尿意を我慢できない、頻尿などの症状は女性に多い

下部尿路機能障害のうち、トイレが近い（頻尿）、夜中に何度もトイレに起きる（夜間頻尿）、急に強い尿意が起きて我慢できない（尿意切迫感）、尿意を我慢できず尿が漏れる（切迫性尿失禁）、腹圧をかけると尿が漏れる（腹圧性尿失禁）などの症状があるものを蓄尿機能障害といいます。蓄尿機能障害は女性に多い傾向があります。

原因は、加齢や肥満、妊娠・出産などで骨盤底筋群がゆるみ、尿道をしっかり閉じておけないことや、排尿をコントロールする脳・神経の異常、骨盤臓器脱や前立腺肥大などに関係する過活動膀胱、尿路結石、膀胱炎などの疾患や、心理的な緊張などです。

膀胱壁をゆるめ、膀胱の収縮を抑制する薬

蓄尿機能障害に対しては、抗コリン薬（P.46参照）とβ₃アドレナリン受容体刺激薬が使われます。

抗コリン薬は、膀胱壁から「尿が溜まった」という信号を脳に伝える求心性神経の伝達を遮断します。さらに副交感神経が膀胱壁に「収縮せよ」と伝えるのを遮断することで、膀胱を弛緩させます。β₃アドレナリン受容体刺激薬は交感神経の刺激を伝える働きがあり、膀胱壁のアドレナリンβ₃受容体に作用して、膀胱壁を弛緩させます。

また、過活動膀胱において、これらの薬や排尿を我慢して膀胱容量を増やす膀胱訓練などを行ってもよい効果が得られない場合、近年では膀胱壁を弛緩させる作用があるボツリヌス毒素を膀胱に注入する治療も行われています。

用語解説

骨盤臓器脱
英語で「pelvic organ prolapse」。加齢や出産により、骨盤の底を支える筋肉や靭帯がゆるみ、骨盤内の臓器である膀胱・子宮・腟・直腸などが下垂し腟外へ膨らんでしまう疾患。

ボツリヌス毒素
ボツリヌス菌によって産生される神経毒。アセチルコリンの開口放出を阻害することで、筋肉を弛緩させる作用がある。

蓄尿機能障害治療薬の作用点

蓄尿機能障害は尿を溜める機能に問題が生じる疾患である。

治療薬

受容体の遮断や過活動の抑制を目的に投与する

	種類	一般名	作用	主な副作用
❶	抗コリン薬	フラボキサート、プロピベリン、ソリフェナシンなど	副交感神経のムスカリン受容体の遮断、Ca拮抗作用で排尿筋の収縮を抑制する	口渇、便秘、腹痛、緑内障発作など
❷	β_3アドレナリン受容体刺激薬	ミラベグロン、ビベグロン	交感神経のβ_3受容体を刺激、排尿筋を弛緩させる	便秘、口渇など
❸	A型ボツリヌス毒素		膀胱内に注入し、膀胱壁の筋肉の収縮を抑える	尿路感染、残尿量の増加、尿閉など

薬の作用点

自律神経系から伝達されるアセチルコリンと、ノルアドレナリンの働きを遮断する

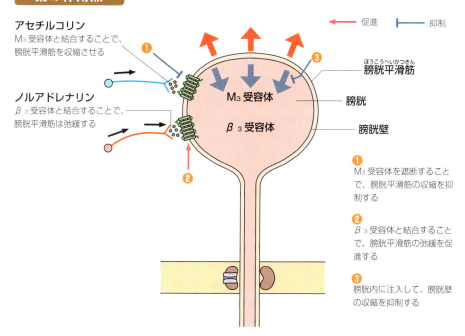

コラム Column

SGLT2阻害薬の可能性

　SGLT2阻害薬は、糖尿病の治療薬として2012年に欧州で承認され、日本でも2014年から用いられている薬です。

　腎小体で血液がろ過されてできる原尿は、1日に150～180リットルとされていますが、そのすべてが尿として排泄されるわけではありません。原尿が尿細管（近位尿細管、ヘンレループ、遠位尿細管）を通る際に、原尿に含まれる水・電解質・栄養素が再吸収され、残された約1%が尿として排泄されます。SGLT2阻害薬は、そのうちの糖の再吸収に関わるSGLT2の働きを抑制します。糖が血液に再吸収されるのを阻害し、尿といっしょに糖を積極的に体外へ排泄することで、血糖値を下げられるのです。

　糖尿病の治療薬の多くがインスリンに関与する中、SGLT2阻害薬はインスリンに関与しないため血糖値が一定以上に下がりにくく、低血糖を防げるので、新たな選択肢として重要視されていました。

　そんなSGLT2阻害薬は、糖尿病の治療薬以上の効果が期待されています。近年に行われた大規模な臨床試験において、心不全に対する抑制作用が顕著に現れたほか、腎機能に改善をもたらすなど保護的な作用をすることが示されました。また、これらの作用は糖尿病の合併の有無にかかわらず発揮されるため、さまざまな疾患の治療薬の選択肢として期待されており、臨床現場ではSGLT2阻害薬の処方数が増えているといいます。

　その作用機序の詳細は明らかにされておらず、現在ではさまざまな説が提唱されています。

　心不全抑制作用としては、血糖値の低下により産生されるケトン体が心筋代謝を改善することで起こるケトン仮説や、浸透圧利尿効果やNa利尿効果によるとする説のほか、造血能改善仮説などが考えられています。

　一方の腎保護作用としては、エネルギー負荷の軽減、動脈硬化抑制作用など複数の機序が関わると考えられています。腎機能は心機能と密接につながっているため（心腎連関）、これらの作用は連関していると考えられます。

　最新の研究では老化細胞を除去し、加齢に関する疾患の治療にも有効という結果も示されており、SGLT2阻害薬の可能性に期待が持てます。

第6章

呼吸器系の薬

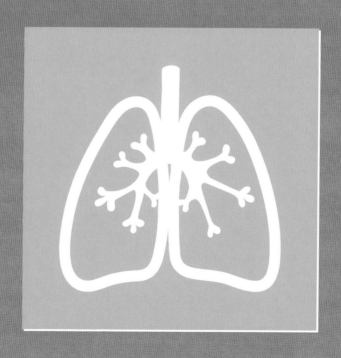

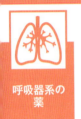

呼吸器系の薬

かぜ症候群の薬

ポイント
- かぜ症候群は鼻腔や咽頭、喉頭など上気道の急性炎症の総称
- かぜ症候群の治療は対症療法である
- 一般的にはPL配合顆粒などの総合感冒薬が投与される

上気道の急性炎症をかぜ症候群という

　風邪は、正式にはかぜ症候群といいます。
　かぜ症候群は鼻腔、副鼻腔、咽頭、喉頭といった上気道の急性炎症の総称です。80～90％がライノウイルスやコロナウイルスなどのウイルスによる感染、ほかには細菌によるものもあります。主な症状は、くしゃみ、鼻汁、鼻閉（鼻づまり）、咽頭痛で、発熱や全身倦怠感、頭痛などをともなうことがあります。炎症が気管や気管支などの下気道まで及ぶと、下気道症状（咳や痰）が出現します。
　かぜ症候群の多くは軽症で、おおよそ数日で軽快します。
　COVID-19（P.200参照）や、インフルエンザ（P.198参照）などの呼吸器感染症も似た症状が現れますが、これらは全身症状も強く、比較的軽い呼吸器症状が中心のかぜ症候群とは区別されます。

対症療法と栄養・水分補給・休息・保温で治る

　かぜ症候群の治療は対症療法です。
　発熱や、それにともなう関節の痛み、頭痛などがある場合は、アセトアミノフェンやNSAIDs（P.66参照）、ピリン系解熱鎮痛薬、消炎薬などを使います。
　くしゃみや鼻汁などには抗ヒスタミン薬（P.158参照）、痰には去痰薬（P.154参照）、咳には鎮咳薬（P.152参照）が効果があります。
　一般的には、これらの薬を配合した総合感冒薬が投与されます。代表的な総合感冒薬はPL配合顆粒で、ほかにもさまざまな配合の感冒薬があります。

用語解説

急性炎症
病原菌などを取り除こうとする自然免疫反応。マクロファージや好中球が、病原菌や障害された組織を除去する。そのしくみの過程で、赤くなったり腫れたり、痛みが生じたりする。

対症療法
疾患の原因ではなく、症状を和らげたりなくしたりすることを目的とした治療法。

総合感冒薬
かぜの諸症状に効果を発揮するさまざまな成分を総合的に配合した薬。

PL配合顆粒
サリチルアミド（サリチル酸）・アセトアミノフェン・無水カフェイン・プロメタジンメチレンジサリチル酸塩（抗ヒスタミン薬）の配合顆粒。サリチルアミドとアセトアミノフェンは解熱効果と末梢性の鎮痛効果を、カフェインは中枢神経興奮作用により不快感を除去し、プロメタジンメチレンジサリチル酸塩は抗ヒスタミン作用を示す。症状の改善や緩和を目的に使用される。

かぜ症候群の薬

かぜ症候群では、抗ヒスタミン薬や去痰薬、鎮咳薬を配合した総合感冒薬が用いられる。

種類	一般名	作用	主な副作用
総合感冒薬	PL配合顆粒	炎症を抑えるサリチルアミド（NSAIDs）、解熱鎮痛薬のアセトアミノフェン、眠気を抑える無水カフェイン、抗コリン作用で鼻水などを抑えるプロメタジンメチレンジサリチル酸塩を配合する	ショック、アナフィラキシー、眠気、口渇、胃腸障害、発疹など

かぜ症候群の経過

かぜ症候群の主な症状はくしゃみ、鼻汁、鼻閉、咽頭痛で、発熱や全身倦怠感、頭痛などをともなうことがある。自然に治癒するため、薬は症状を和らげるために用いられる。

症状の経過

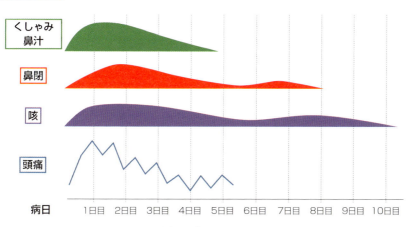

※厚生労働省「抗微生物薬適正使用の手引き 第三版」より編集部作成

COLUMN 抗菌薬が使用される場合も

かぜ症候群の多くはウイルス感染症で、基本的には抗菌薬を治療で用いることはありません。しかし「膿性の喀痰」や「中等症以上の副鼻腔炎の合併」など、細菌感染症を疑う所見が見られた場合には抗菌薬が投与されることもあります。

呼吸器系の薬

咳と痰の薬① 咳と痰のしくみと薬

ポイント
- 咳（咳嗽）は、気道の異物を外に出すための反応である
- 咳を鎮める薬を鎮咳薬という
- 鎮咳薬は咳中枢から咳の指令が出るのを遮断して止める

気道の異物を排出するための防御反応

　咳（咳嗽）は、気道の異物を外に出すための反応です。気道に吸い込んだ煙やホコリなどの異物、炎症やアレルギーで増えた分泌物などがあると、鼻腔・咽頭・喉頭・気管・気管支や肺などにある咳受容器がこれを感知します。

　その情報が迷走神経によって延髄の咳中枢に届くと咳嗽反射が起きます。さらに情報が迷走神経を伝わって、声門や呼吸筋に咳の指令が届くと咳が出ます。

　痰（喀痰）は、気道の炎症によって分泌物が増え、細菌の死骸などが混ざり、粘度が増したものです。気道には常に分泌物がありますが、通常は少量で、無意識に飲み込んでいます。ところが量が増え、粘度が増してくると飲み込みきれなくなり、痰になるのです。痰の粘り気が強く黄味（黄色～黄緑色）を帯びている場合は、好中球という免疫細胞の酵素（ペルオキシダーゼ）が大量に含まれていることを意味します。このことから、細菌やウイルスなどによる感染症が疑われます。痰をともなう咳を湿性咳嗽、痰をともなわない咳を乾性咳嗽といいます。咳や痰は呼吸器感染症によく見られる症状ですが、心不全による肺水腫や、ある種の薬剤の副作用として現れることもあります。

咳中枢からの咳の指令をブロックする鎮咳薬も

　咳を鎮める薬を鎮咳薬といい、麻薬性のものと非麻薬性のものがあります。**中枢性鎮咳薬**は、気道や肺などから刺激の情報が延髄の咳中枢に届いても、そこから「咳をせよ」という指令が出るのを遮断して咳を止めます。麻薬性

用語解説

咳嗽
気道内の異物などに対して、肺内の呼気を突発的に流出させて排除する防御的反応。咳嗽反射ともいう。

メモ

麻薬性と非麻薬性の鎮咳薬
中枢鎮咳薬はコデイン類の麻薬性と、それ以外の非麻薬性に分けられる。コデインは、肝臓で活性代謝物のモルヒネ、およびジヒドロモルヒネに代謝されて、鎮咳作用を示す。そのため、モルヒネと同様に依存性がある。また1回の服用量が多くなるため、一般的に使用される機会が多いのは、非麻薬性の鎮咳薬である。

の鎮咳薬には依存性があるので、投与には注意が必要です（特に12歳未満には禁忌）。非麻薬性の末梢性鎮咳薬には、去痰作用（P.154参照）を持つものもあります。

咳と痰のしくみと薬の作用点

咳と痰は気道の異物を排除するための防衛反応である。

鎮咳薬

種類	一般名	作用	主な副作用
❶ 麻薬性鎮咳薬	ジヒドロコデイン	咳中枢の、末梢からの刺激に対する反応を抑制する	依存性、呼吸抑制、眠気、吐き気・嘔吐、便秘など
非麻薬性鎮咳薬	❷ デキストロメトルファン	咳中枢を抑制する。気道の分泌を抑える作用はない	呼吸抑制、ショック、アナフィラキシー、眠気、頭痛、吐き気、食欲不振など
	❸ ノスカピン	咳中枢を抑制、気管支を拡張する	眠気、頭痛、吐き気、食欲不振、便秘など
	❹ チペピジン	咳中枢を抑制、気管支腺の分泌促進と気管粘膜の線毛運動を促進し痰を出しやすくする	眠気、頭痛、食欲不振

咳と痰のしくみと薬の作用点

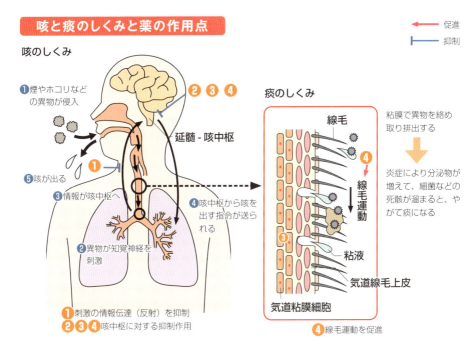

呼吸器系の薬

咳と痰の薬② 痰を出しやすくする薬

ポイント
- 痰が増えると咳の誘発や、気道の閉塞により呼吸が苦しくなる
- 去痰薬は痰を喀出するための薬である
- 去痰薬は気道粘液溶解薬、気道粘液修復薬、気道潤滑薬がある

去痰薬は痰をサラサラにして出しやすくする

　痰が増え、咳で喀出しきれなくなると、溜まった痰の水分が徐々に失われ、細菌が繁殖します。すると痰の粘度が増して、さらに喀出しにくくなります。それにより咳が誘発されてひどくなったり、痰が気道を閉塞して呼吸が苦しくなったりします。したがって痰が出るときは、痰を喀出しやすくするため**去痰薬**を使います。去痰薬には、気道粘液溶解薬、気道粘液修復薬、気道潤滑薬があります。

　気道粘液溶解薬は、痰の粘り気の成分であるムチンの分子を切って粘度を下げ、喀出しやすくします。

　気道粘液修復薬は、痰の成分を本来のサラサラした状態に戻します。また、粘膜の線毛の運動を促進したり、粘液を分泌する杯細胞の形成を抑えて分泌物の量を減らしたりする作用もあります。気道潤滑薬は、気道の分泌を促進して痰の粘度を下げます。この作用を持つ薬の中には、界面活性物質である**肺サーファクタント**の分泌を促して、痰の滑りをよくする作用を持つ薬や、粘膜の線毛の運動を促進する作用を持つ薬もあります。

用語解説

去痰薬
痰の粘度を下げてサラサラにしたり、線毛運動を促すことで痰を体外へ排出しやすくしたりする作用を持つ。

肺サーファクタント
リン脂質を主成分とする界面活性物質。表面張力により肺胞には縮もうとする働きが生じているが、肺サーファクタントが表面張力を小さくすることで肺胞はつぶれず、球体を保てている。

ちょっと一息

ムチンの誤った情報
痰の粘り気の成分であるムチンは、糖とタンパク質が結合してできた多糖類の一種。なめこやオクラなどに多く含まれていると考えられてきたが、現在では動物から分泌される粘性物質であるとされている。なお、オクラやなめこの粘り気成分の正体は、食物繊維である。

COLUMN　ACE阻害薬の副作用として空咳が有名

　ACE（アンジオテンシン変換酵素）阻害薬（P.76参照）は、アンジオテンシン変換酵素を阻害し、アンジオテンシンⅠからアンジオテンシンⅡへの変換を抑えて血圧を下げる薬です。その副作用として痰の絡まない空咳が出ることで有名です。実は、アンジオテンシン変換酵素はブラジキニンという物質を分解しているのですが、この物質が体内に溜まることで、気道の知覚神経が刺激されて咳が生じます。つまり、ACE阻害薬によってアンジオテンシン変換酵素が阻害されると、ブラジキニンが分解されなくなるため空咳が出るというわけです。

去痰薬の作用機序

去痰薬は淡の粘度を下げて排出させやすくする作用を持つ。

去痰薬

種類	一般名	作用	主な副作用
❶ 気道粘液溶解薬	アセチルシステイン	ムチンを低分子化して痰の粘度を下げる	吐き気・嘔吐、発疹、アナフィラキシーなど
❷ 気道粘液修復薬	カルボシステイン、フドステインなど	粘液を分泌する杯細胞の過形成を抑え、気道分泌物の性状を正常化する	発疹、ショック、アナフィラキシー、食欲不振、下痢、肝障害など
❸ 気道潤滑薬	ブロムヘキシン、アンブロキソールなど	漿液性の分泌物を増やして痰の粘度を下げ、線毛運動を促進、肺サーファクタントを増やして痰を出やすくする	ショック、アナフィラキシー、発疹、吐き気、食欲不振など

作用機序

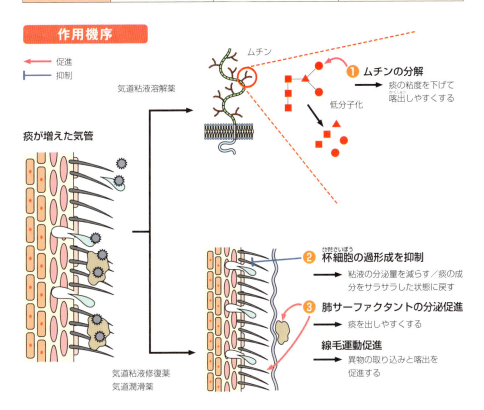

呼吸器系の薬

咳と痰の薬② 痰を出しやすくする薬

呼吸器系の薬

気管支喘息の薬

ポイント
- 気管支喘息は気道の慢性的な炎症により喘息発作が起きる疾患
- 治療は発作時と発作がないときの2種類に分けられる
- 狭搾した気管支を広げる薬と炎症を抑える発作予防の薬がある

気道の慢性的な炎症と、急に起こる喘息発作

　気管支喘息は、気道に慢性的に炎症が起きていて、ふだんはほとんど無症状でも、何かのきっかけで咳、喘鳴、呼吸困難といった喘息発作が起きる疾患です。Ⅰ型アレルギー（P.164参照）が関係するアトピー型のものと、アレルギーが関与しない非アトピー型があります。

　アレルギーや喫煙、呼吸器感染症、大気汚染などで気道に炎症が起きた状態が続くと、気道粘膜に平滑筋の肥大や血管の新生、粘膜下腺の過形成などの変化が起こります（気道リモデリング）。この状態になると気道が過敏になっていて、アレルゲン（P.164参照）の侵入や気温の変化、喫煙、アルコール、ストレスなどをきっかけとして、急な炎症の悪化や気道狭窄をともなう喘息発作が起きます。

発作時のリリーバーと非発作時のコントローラー

　気管支喘息の治療は、発作時の治療と発作がないときの治療に分けられます。発作治療薬（リリーバー）は、狭窄した気管支を拡張させる薬です。屯用※としてよく使われるのが短時間作用性β₂刺激薬で、気管支の平滑筋の受容体に結合し、すみやかに気管支を拡張させます。別の機序で気管支を拡張させるアドレナリンやテオフィリン製剤、気道の炎症を抑えるステロイド製剤を使うこともあります。

　非発作時に気道の炎症を抑え、発作を予防する長期管理薬（コントローラー）としては、主にステロイド製剤を、ほかに抗アレルギー薬でもあるロイコトリエン受容体拮抗薬や長時間作用性β₂刺激薬などを使います。

 用語解説

発作治療薬
発作を止める薬で、発作が起こったときのみ服用する。

長期管理薬
発作を予防する薬で、毎日継続して服用する。

 メモ

アトピー型と非アトピー型の気管支喘息の違い
アトピー型喘息は、アレルギーの原因物質を気道に吸い込むことで血液中にIgE抗体が上昇してアレルギー反応を引き起こし、気道が炎症して起こる。非アトピー型喘息は、アレルギーのもととなる物質がないにもかかわらず喘息発作が起こる。アトピー型は小児から思春期にかけて発症することが多く、非アトピー型は成人後に発症することが多い。ほかにも、アトピー型は発作型が多いのに対して、非アトピー型は慢性型で重症になることが多いなどの違いもある。

※症状に応じて飲む薬。

気管支喘息の薬の作用点

気管支喘息の治療薬は発作時の治療が目的の薬と、発作の予防が目的の薬の2種類がある。

治療薬

発作治療の薬をリリーバーと呼び、発作予防の薬をコントローラーと呼ぶ

種類	一般名	作用	主な副作用
① 短時間作用性 β₂刺激薬	サルブタモール	気管支のβ₂受容体に作用し、気管支平滑筋を弛緩させる	手指のふるえ、動悸、頻脈、血圧変動、頭痛、吐き気、低カリウム血症など
② 長時間作用性 β₂刺激薬	サルメテロール	気管支のβ₂受容体に作用し、気管支平滑筋を弛緩させる	ショック、アナフィラキシー、動悸、発疹、手指のふるえ、吐き気、頭痛など
③ テオフィリン製剤	テオフィリン、アミノフィリンなど	気管支平滑筋を弛緩させる	吐き気・嘔吐、頭痛、けいれん、意識障害、横紋筋融解症、消化管潰瘍、赤芽球癆など
④ アドレナリン		中等度以上の急性増悪時に皮下注射し、気管支平滑筋を弛緩させ、気道粘膜の浮腫を改善する	肺水腫、呼吸困難、心悸亢進、頭痛、めまい、吐き気・嘔吐など
⑤ ステロイド製剤	ベクロメタゾン、フルチカゾンなど	T細胞からのサイトカイン産生や、炎症細胞の気道への浸潤を抑制。ロイコトリエンやプロスタグランジンの産生を抑制	咳、嗄声、口渇、吐き気、頭痛、口腔・呼吸器カンジダ症など
⑥ ロイコトリエン受容体拮抗薬	モンテルカストナトリウム	細胞のロイコトリエン受容体に結合し、マスト細胞からのロイコトリエンの作用を遮断する	アナフィラキシー、肝障害、発疹、血小板減少、吐き気、腹痛、頭痛、眠気など

それぞれの薬の作用点

以下は気管支喘息の病態とアレルゲンによる反応の流れを示す

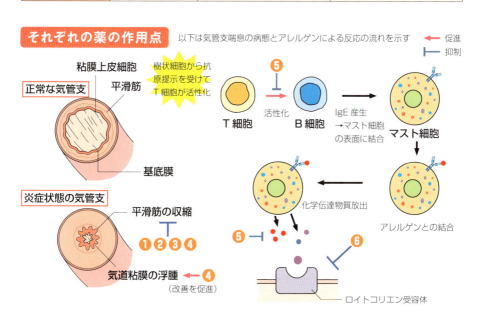

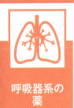

呼吸器系の薬

鼻炎の薬

ポイント
- 鼻炎は鼻粘膜が炎症を起こし、症状が現れる疾患である
- 薬による対症療法や、レーザー治療、減感作療法がある
- 鼻炎の薬にはさまざまな種類の点鼻薬と内服薬がある

いわば国民病である花粉症が代表格

　鼻炎は、鼻粘膜が炎症を起こし、くしゃみや鼻汁、鼻閉といった症状が現れる疾患です。かぜ症候群(P.150参照)でも起こりますが、鼻炎で多いのはⅠ型アレルギーによるアレルギー性鼻炎で、日本人の場合、特にスギやヒノキなどの花粉による花粉症が多く見られます。

　鼻炎は重篤な疾患ではありませんが、症状があるととても不快で、集中力が低下して日常生活に支障が生じます。治療には、薬による対症療法のほか、アレルギー反応を起きにくくするレーザー治療や減感作療法などがあります。

鼻汁や鼻閉を緩和する薬と炎症を抑える薬

　鼻炎の薬には、ケミカルメディエーター遊離抑制薬、抗ヒスタミン薬、ステロイド薬、血管収縮薬といった種類があり、点鼻薬と内服薬があります。

　ケミカルメディエーター遊離抑制薬は、アレルギー反応(P.164参照)でマスト細胞から放出されて諸症状を起こすケミカルメディエーターが、マスト細胞から放出されるのを防ぎます。抗ヒスタミン薬は、鼻粘膜などのH₁受容体を遮断し、鼻汁などの症状を抑えます。抗ヒスタミン薬は、眠気などの副作用が少ない第二世代の薬ができてから、点鼻薬より内服薬で使うことが多くなっています。ステロイド薬は、速効性はありませんが、使い続けることで効果的に鼻の炎症を抑えます。点鼻薬にすると全身の副作用が出にくいのが利点です。血管収縮薬は、点鼻すると鼻粘膜の血管を収縮させ、鼻閉を軽減します。

用語解説

レーザー治療
鼻粘膜表面にレーザーを照射して変性させて、花粉などの抗原に対するくしゃみ・鼻水などの、アレルギー反応を軽減する治療法。

減感作療法
アレルギー発生に関わる物質を体内に投与することでアレルギー反応に体を慣れさせる療法。過剰な免疫反応を抑える細胞が活性化し、アレルギー反応を抑える細胞が増加。それにより、アレルギー反応を促進する細胞の増加が抑えられることで、症状の緩和やアレルギー体質の緩和を促す。

メモ

抗ヒスタミン薬の第二世代って?
初期に開発された(第一世代)抗ヒスタミン薬は速効性に優れ、アレルギー疾患に対して効果が認められた一方、眠気や抗コリン作用による口渇、便秘、排尿障害、眼圧上昇などの副作用が問題であった。そこで第二世代の抗ヒスタミン薬は副作用を抑え、効果がじんわりと持続するように改善された。

鼻炎の薬の作用

鼻炎の薬物治療は対症療法として行われる。

治療薬

種類	一般名	作用	主な副作用
① ケミカルメディエーター遊離抑制薬	クロモグリク酸	マスト細胞からのヒスタミンなどの遊離を抑制	アナフィラキシー、鼻の刺激感、鼻出血など
② 非鎮静性第二世代H_1受容体拮抗薬	フェキソフェナジン、ロラタジンなど	細胞のH_1受容体に結合し、ヒスタミンの作用を遮断、マスト細胞からのケミカルメディエーターの遊離を阻害	ショック、アナフィラキシー、肝障害、眠気、頭痛、吐き気、口渇など
③ ステロイド薬	フルチカゾンプロピオン酸	マスト細胞からのケミカルメディエーターの遊離を阻害、T細胞のサイトカイン産生を抑制	鼻の刺激感、乾燥感、鼻出血、アナフィラキシーなど
④ 血管収縮薬	ナファゾリン	血管のα_1受容体に結合し、血管を収縮させ、鼻づまりを緩和する	鼻の熱感、刺激感、乾燥感、吐き気・嘔吐、眠気、頭痛、過敏症状など

それぞれの薬の作用点

鼻炎の治療薬は、アレルギー反応に対する薬（P.164参照）と、炎症を抑える薬（P.168参照）が主である

├─ 抑制

ケミカルメディエーター遊離抑制薬

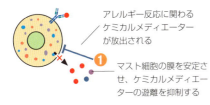

アレルギー反応に関わるケミカルメディエーターが放出される

① マスト細胞の膜を安定させ、ケミカルメディエーターの遊離を抑制する

非鎮静性第二世代H_1受容体拮抗薬

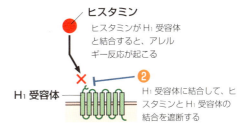

ヒスタミン
ヒスタミンがH_1受容体と結合すると、アレルギー反応が起こる

H_1受容体

② H_1受容体に結合して、ヒスタミンとH_1受容体の結合を遮断する

ステロイド薬

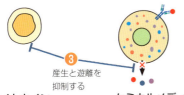

③ 産生と遊離を抑制する

サイトカイン
炎症に関わるサイトカインが産生される

ケミカルメディエーター
アレルギー反応に関わるケミカルメディエーターが遊離する

血管収縮薬

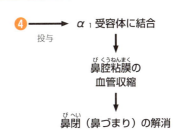

④ 投与 → α_1受容体に結合
↓
鼻腔粘膜の血管収縮
↓
鼻閉（鼻づまり）の解消

呼吸器系の薬

COPDの薬

ポイント
- COPDは有害物質により肺胞が破壊され、呼吸困難をきたす疾患
- 治療は症状の緩和とQOLの維持・改善、感染予防などが中心
- 抗コリン薬やβ₂刺激薬のほか症状別に薬を投与することもある

肺胞が壊れてひどい呼吸困難が生じる

　COPD（慢性閉塞性肺疾患）は、タバコの煙などの有害物質を長期間吸い込むことで気道や肺胞に炎症が起こり、徐々に肺胞が破壊され、気道が狭窄し、やがてひどい呼吸困難をきたす疾患です。酸素と二酸化炭素のガス交換の場である肺胞が壊れてしまうので、血液の酸素化が不十分になり、少し動いただけでも息が切れます（労作性呼吸困難）。肺胞が弾力を失って息を吐き出しにくくなるため、肺が過膨張し、胸郭の前後径が長くなって樽のような形になります（樽状胸郭）。息苦しいため日常の活動量が減り、体力が低下、食欲が低下して食事量も減り、体重や骨格筋量が減ります。そしてそれが活動量の低下につながるという悪循環が成立します。また呼吸器の感染症にかかると重症化しやすく、予後も悪くなります。

QOLの維持・改善が治療の目標

　壊れた肺胞が治ることはないので、治療は、咳や痰などの症状緩和と、QOLの維持・改善、感染予防が中心になります。また禁煙は必須です。症状が安定しているときは、呼吸のリハビリと適度な運動、適切な栄養摂取で、筋力の低下や栄養障害を予防、改善します。治療薬は主に気管支拡張薬の抗コリン薬（P.46参照）やβ₂刺激薬（P.44参照）を使います。また炎症を抑え、気管支を拡張する作用があり、気管支喘息にも使われるテオフィリン薬を投与することもあります。痰が増えるので、気道粘液修復薬のカルボシステイン（P.155参照）なども合わせて投与します。

用語解説

COPD
有害物質によって肺胞が破壊されることにより弾力性を失い、肺胞壁の毛細血管が減って血流が減少し、酸素と二酸化炭素のガス交換が行えなくなる。また、気管支に炎症が起こり、気管支の内腔が狭くなる。その結果、吸った空気の排出が困難になり、肺の中に空気が溜まって、肺が膨張する病態。

☕ちょっと一息

タバコの包装の注意表示
タバコの包装にはCOPDなどの病名が明記されているが、これはタバコ事業法施行規則36条にて義務づけられている。

COPDの治療薬

症状の緩和や感染予防のために薬が投与される。

種類	一般名	作用	主な副作用
抗コリン薬／短時間作用性抗コリン薬	臭化イプラトロピウム	ムスカリン受容体を遮断し、気管支平滑筋の収縮を抑制	口渇、眼圧上昇、吐き気、排尿困難など
抗コリン薬／長時間作用性抗コリン薬	チオトロピウム、グリコピロニウムなど		
β_2刺激薬／短時間作用性β_2刺激薬	サルブタモール、プロカテロールなど	気管支のβ_2受容体に作用し、気管支平滑筋を弛緩させる	手指のふるえ、動悸、頻脈、血圧変動、頭痛、吐き気、低カリウム血症など
β_2刺激薬／長時間作用性β_2刺激薬	サルメテロール、インダカテロール		ショック、アナフィラキシー、動悸、発疹、手指のふるえ、吐き気、頭痛など
テオフィリン製剤	テオフィリン徐放剤	気管支平滑筋を弛緩させる	吐き気・嘔吐、頭痛、けいれん、意識障害、横紋筋融解症、消化管潰瘍、赤芽球癆など
合成副腎皮質ステロイド	フルチカゾン、ブデソニドなど	Th細胞からのサイトカイン産生や、炎症細胞の気道への浸潤を抑制、ロイコトリエンやプロスタグランジンの産生を抑制	咳、嗄声、口渇、吐き気、頭痛、口腔・呼吸器カンジダ症など

COPDの病態

COPDはタバコの煙などの有害物質を原因として、気道や肺胞炎症→肺胞の破壊→気道狭窄→呼吸困難と、症状が少しずつ悪化していく。

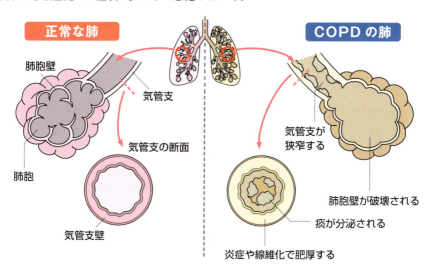

コラム Column

禁煙の治療薬

喫煙は肺や気管支に炎症を起こし、呼吸機能の低下を招きます。また、COPD（慢性閉塞性肺疾患）をはじめとする、さまざまな呼吸器疾患の原因になります。そればかりか、タバコに含まれる化学物質の中には約70種類もの発がん性物質が存在するため、がんを引き起こすリスクが高まるほか、脳卒中や狭心症、心筋梗塞などの循環器疾患の原因にもなります。

厚生労働省の調査によると、喫煙による年間死亡者数は12〜13万人を超えるとされており、タバコの悪影響を挙げるとキリがありません。しかし、ニコチンには強い依存性があり、やめたいと思っても簡単にはやめられないのが現実です。そこで役に立つのが、禁煙補助薬です。禁煙補助薬は、ニコチンを含む薬（ニコチン製剤）とニコチンを含まない薬（バレニクリン）の大きく2つに分けられ、そのうち、ニコチン製剤に分類されるニコチンパッチとニコチンガムは、一般用医薬品（P.12参照）として薬局などで購入することができます。ニコチンパッチは皮膚に貼布する薬で、1日1回、朝に上腕や背部に貼り付けます。ニコチンパッチは体内にニコチンを入れますが、禁煙と並行することで、血中のニコチン濃度を安定させることができるため、これを利用して段階的に依存症をなくすことが狙いです。ニコチンガムは、口腔から少量のニコチンを摂取することで、禁煙による離脱症状（頭痛、集中力低下、不眠など）を防ぎます。数週間かけてガムの量を減らすことにより、禁煙成功を目指します。

一方のバレニクリンは内服薬です。ニコチンは肺から取り込まれると、脳にあるニコチン受容体に結合します。すると大量のドパミンが放出されて強い快感を覚え、依存につながります。そこでバレニクリンは、ニコチン受容体と結合し、ドパミンの放出を少量に抑えます。また、競合阻害によりニコチンの受容体への結合を阻害して、喫煙の快感を抑制するのです。

低年齢からの喫煙は依存症になりやすく、将来の疾病予防の効果が大きいことから、低年齢における禁煙治療が推奨されています。

治療薬を使用した際の禁煙成功率は1.4〜2.3倍といわれており、薬を上手に利用することが禁煙の近道といえます。

第 7 章

炎症、免疫、アレルギーの薬

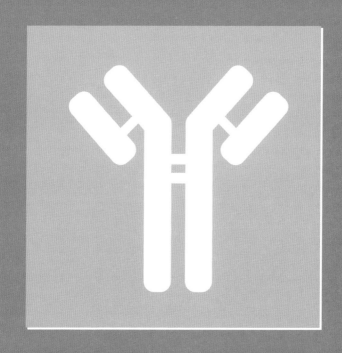

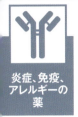

炎症、免疫、アレルギーの薬

アレルギー疾患の薬

 ポイント
- アレルギーは体内に侵入した外敵を排除する免疫機能の暴走
- 免疫機能の反応に応じてⅠ型からⅣ型に分類される
- 症状を改善する抗アレルギー薬は作用の異なる複数の薬がある

免疫が攻撃する必要がないものを攻撃してしまう

アレルギーは、免疫機能のいわば暴走です。免疫機能は本来、ウイルスや細菌など体に害をもたらす外敵が侵入したときに、これを攻撃し、排除するしくみです。一方、本来は攻撃する必要がない食べものや花粉などに対して、過剰な免疫応答が引き起こされた状態がアレルギーです。

アレルギーは、免疫機能がどのように反応するかでⅠ型からⅣ型に分類されます。もっとも身近なのはⅠ型の即時型で、気管支喘息や花粉症、食物アレルギーなど、アレルゲン（抗原）が体に入ると即座に反応するものです。

Ⅰ型アレルギーを抑える薬

アレルギーの症状を改善する薬を抗アレルギー薬といいます。これは主にⅠ型のアレルギーの症状を抑える薬です。

Ⅰ型アレルギーでは、マスト細胞（肥満細胞）の表面に抗原特異的※なIgE抗体が結合しており、これと体内に侵入したアレルゲンが結合すると、マスト細胞からケミカルメディエーターと呼ばれる化学物質が放出されます。ケミカルメディエーターにはヒスタミンやロイコトリエンなどがあり、これらが気管支を収縮させて血管透過性を高め、腺分泌を亢進させることにより、アレルギー反応を引き起こします。抗アレルギー薬には、マスト細胞でのケミカルメディエーターの産生を抑制するもの、ケミカルメディエーターのマスト細胞からの遊離を抑制するもの、組織の細胞が持つケミカルメディエーターの受容体に結合して遮断するもの、IgE抗体の産生を抑制するものがあります。

 用語解説

アレルゲン
Ⅰ型アレルギーを引き起こす外来抗原をさす。

IgE抗体
体内に侵入した異物（ウイルス、細菌、寄生虫など）を排除する働きを持つ、免疫グロブリンの一種。Ⅰ型アレルギーでは、本来は体に害を与えないアレルゲン物質（食べもの、花粉など）に反応してIgE抗体が過剰に産生される。そのIgE抗体がアレルゲンと結合すると、過剰な免疫応答が引き起こされる。IgEは、Ⅰ型アレルギーに関わるマスト細胞や好塩基球の細胞表面に結合する。

ケミカルメディエーター
細胞間の情報伝達に使用される化学物質。

血管透過性
血管とその周囲の組織の間の水や、物質の透過しやすさ。正常時、血管は酸素や栄養素などの低分子のみを透過し、高分子を透過しない。一方、免疫応答や炎症が起こると、血管透過性が亢進し血漿中の高分子や水分が血管外に漏れ出す。これが免疫細胞の浸潤やケミカルメディエーターの産生を促進し、炎症をさらに進行させる。

※基本的に、ひとつの抗体はひとつの抗原にのみ結合する。これを特異性と呼ぶ。

アレルギー反応のしくみ

アレルギーは免疫機能の暴走である。マスト細胞から放出されるケミカルメディエーターが持つ作用によって起きる。

抗アレルギー薬

種類	一般名	作用	主な副作用
❶ ケミカルメディエーター遊離抑制薬	クロモグリク酸、トラニラストなど	マスト細胞からのヒスタミンなどの遊離を抑制	アナフィラキシー、肝障害、膀胱炎様症状、血小板・白血球の減少、発疹、吐き気など
❷ 抗ヒスタミン薬（H_1受容体拮抗薬）	ジフェンヒドラミン、クレマスチン、クロルフェニラミンなど	細胞のH_1受容体に結合し、ヒスタミンの作用を遮断	口渇、眠気、肝障害、けいれんなど
❸ 非鎮静性第二世代H_1受容体拮抗薬	フェキソフェナジン、ビラスチン、エピナスチン、メキタジン、ロラタジン、など	細胞のH_1受容体に結合し、ヒスタミンの作用を遮断、マスト細胞からのケミカルメディエーターの遊離を阻害	ショック、アナフィラキシー、肝障害、眠気、頭痛、吐き気、口渇など
❹ ロイコトリエン受容体拮抗薬	プランルカスト、モンテルカスト	細胞のロイコトリエン受容体に結合し、マスト細胞からのロイコトリエンの作用を遮断	アナフィラキシー、肝障害、発疹、血小板減少、吐き気、腹痛、頭痛、眠気など
❺ トロンボキサン関連薬／トロンボキサンA_2合成酵素阻害薬	オザグレル塩酸塩	マスト細胞などのトロンボキサンA_2合成酵素を阻害	発疹、皮膚のかゆみ、肝障害、吐き気、胃部不快感、出血傾向など
❻ トロンボキサン関連薬／トロンボキサンA_2受容体拮抗薬	セラトロダスト、ラマトロバン	トロンボキサンA_2受容体に結合し、作用を阻害	肝障害、腹痛、胃部不快感など
❼ Th_2サイトカイン阻害薬	スプラタストトシル酸塩	Th_2細胞でのサイトカイン産生を阻害	肝障害、ネフローゼ症候群など

Ⅰ型アレルギー反応のしくみ

以下はアレルゲンによる反応の流れを示す

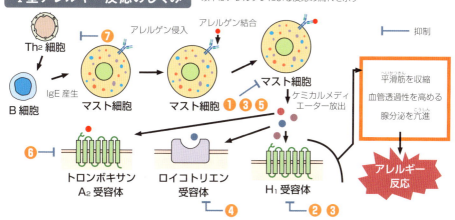

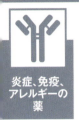

炎症、免疫、アレルギーの薬

アトピー性皮膚炎の薬

ポイント
- アトピーとは主にⅠ型アレルギーを発症しやすい体質のこと
- ケミカルメディエーターの大量放出で症状は過剰になる
- 治療には副腎皮質ステロイドの外用薬を中心に用いる

Ⅰ型アレルギーを起こしやすい素因をアトピーという

　アトピー性皮膚炎のアトピーとは、アレルギー（主にⅠ型）を発症しやすい体質＝アトピー素因のことです。

　アレルゲン※が初めて体内に侵入したとき、免疫機能が働き、抗原特異的IgE抗体ができます（感作）。そしてIgEは、マスト細胞の受容体に結合します。再び同じ抗原が侵入すると、マスト細胞に結合したIgEに結合します。このとき、抗原が2つ以上の抗体に同時につく（架橋）と、その刺激でマスト細胞がヒスタミンなどのケミカルメディエーターを放出し、その作用で炎症が起こります。アトピー素因がある人は血中のIgEの量が多いので、マスト細胞に結合するIgEも多く、抗原による架橋が起きやすくなります。そのため、ケミカルメディエーターが大量に放出され、炎症やかゆみなどの症状が過剰になるのです。

ステロイド薬などの外用薬と抗ヒスタミン薬と保湿

　アトピー性皮膚炎では、顔、頭、四肢の屈曲部などの皮膚に慢性的な炎症が生じ、強いかゆみをともないます。皮膚が乾燥し、バリア機能も損なわれています。

　アトピー性皮膚炎に対する治療薬は、炎症を抑える作用がある副腎皮質ステロイドの外用薬が中心です。ほかに免疫抑制薬や炎症性サイトカインのシグナルを伝達する酵素を阻害する薬（JAK阻害薬）などを使うことがあります。

　かゆみに対しては、H₁受容体拮抗薬（抗ヒスタミン薬）のうち、眠気の副作用が少ない第二世代の内服薬が有効です。またしっかりとスキンケアをすることも大切です。

 用語解説

アトピー素因
気管支喘息、アレルギー性鼻炎、結膜炎、アトピー性皮膚炎のどれか、あるいは複数を自分自身や家族が持っていること。またIgEを産生しやすい体質のこと。

感作
体内に入ったアレルゲンに対して抗原特異的なIgE抗体がつくられること。この後に、再度、同じアレルゲンが体内に入ると、Ⅰ型アレルギー反応が引き起こされる。

架橋
複数の物質を連結させること。

副腎皮質ステロイド
副腎皮質で産生分泌されるステロイドホルモン。糖質コルチコイドともいう。もっとも多く産生されるコルチゾールは、抗炎症作用、免疫抑制作用などを有する。ステロイドを長期投与すると副腎は萎縮し機能が低下するため、ステロイド投与を急に止めると、副腎皮質ホルモンが不足して離脱症状が現れることがある。

※抗原とも呼ぶ（P.164参照）。

アトピー性皮膚炎のしくみと治療薬

アレルゲンが体内に入ってきたとき、免疫機能が働いて感作が起こる。再び同じアレルゲンが侵入すると、架橋を経て炎症が起こる。

治療薬

種類	一般名	作用	主な副作用
❶ 免疫抑制薬	タクロリムス軟膏	T細胞の活性化を抑制、サイトカイン産生を抑制	熱感、しみる、かゆみ、細菌・真菌・ウイルス感染症、ニキビ、皮膚乾燥など
❷ 副腎皮質ステロイド	ステロイド外用薬	皮膚の炎症を抑える	ニキビが増える、皮膚が薄くなる、毛細血管拡張、感染症、多毛など
❸ 保湿剤	ヘパリン類似物質、尿素製剤、ワセリン、亜鉛華軟膏	皮膚を保湿し、バリア機能を維持、改善する	皮膚刺激感、発赤、かゆみ、発疹など
❹ JAK阻害薬	デルゴシチニブ軟膏	免疫細胞内のサイトカインのシグナル伝達に関わる酵素（JAK）に結合して遮断、炎症反応を抑制	ニキビ、湿疹、接触性皮膚炎、紅斑、かゆみなど
❺ PDE₄阻害薬	ジファミラスト軟膏	免疫細胞内の酵素（PDE4）に結合、サイトカインの産生を抑制	色素沈着、ニキビ、かゆみ、接触性皮膚炎など
❻ 抗ヒスタミン薬（H₁受容体拮抗薬）第二世代	フェキソフェナジン、ロラタジンなど	細胞のH₁受容体に結合し、ヒスタミンの作用を遮断、マスト細胞からのケミカルメディエーターの遊離を阻害	ショック、アナフィラキシー、肝障害、眠気、頭痛、吐き気、口渇など

作用点

以下はアレルゲン侵入時の感作と架橋のしくみ、薬の作用点を示す

← 促進
⊢ 抑制

感作
アレルゲン侵入

抗原提示
サイトカイン
活性化
T細胞
B細胞
樹状細胞
IgE
マスト細胞

架橋
アレルゲンの再侵入

皮膚のかゆみ
免疫細胞の
サイトカイン放出

H₁受容体

アトピー性皮膚炎は顔、頭、四肢の屈曲部などの皮膚に慢性的な炎症を生じさせ、強いかゆみをともなう疾患で、よくなったり悪くなったりを繰り返す

炎症、免疫、アレルギーの薬

アトピー性皮膚炎の薬

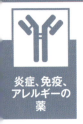

炎症、免疫、アレルギーの薬

炎症を抑える薬

ポイント
- 炎症は体の組織に受けたダメージを修復しようとして起こる
- 体へのダメージが広がらないように症状緩和の薬を投与する
- 抗炎症薬はケミカルメディエーターの生成を抑制する

炎症は組織が受けたダメージを修復するための反応

炎症とは、体の組織がダメージを受けたときに、そのダメージを修復しようとして起こる生体防御反応です。

炎症は、組織のダメージを感知したマクロファージなどがケミカルメディエーターを放出することから始まります。ケミカルメディエーターの作用で好中球が呼び寄せられ、血管が拡張し、血流が増加して局所が赤くなり熱を持ちます。また血管の透過性が亢進して好中球などが血管から出て局所に集まり、血漿成分が染み出して局所が腫れて痛みます。そして局所の代謝が亢進し、免疫反応や血液凝固などの反応が進み、やがてダメージが修復されます。

ステロイド性と非ステロイド性の抗炎症薬

炎症は、体にとって必要な反応といえますが、炎症が強くなると痛みや熱などの症状がつらくなり、炎症が長引くと体の組織のダメージがむしろ広がってしまうので、炎症を抑え、症状を緩和する薬を投与する必要があります。

抗炎症薬には、炎症に関係するケミカルメディエーターの生成を抑える作用があり、ステロイド性の薬と非ステロイド性の薬（NSAIDs、P.66参照）に大別されます。

副腎皮質ホルモンと同様の作用を持つステロイド性の薬は、リン脂質から炎症性ケミカルメディエーターのもとになるアラキドン酸をつくるホスホリパーゼA_2という酵素を阻害して炎症を抑えます。NSAIDsは、アラキドン酸から炎症性ケミカルメディエーターのプロスタグランジンをつくるCOXという酵素を阻害して炎症を抑えます。

用語解説

生体防御反応
異物の侵入を防ぎ、侵入した異物を排除し、異物に起因した障害を取り除いて修復するための機構。

メモ

自然免疫と獲得免疫
免疫は「自然免疫」と「獲得免疫」の2種類に分けられる。自然免疫はヒトの体にもとから備わっている先天的なシステムで、マクロファージや好中球による反応が当てはまる。一方で、獲得免疫は一度体内に侵入した病原体を記憶する、いわば後天的なシステム。記憶した病原体に対して攻撃できるようになる。

炎症の4徴候
「発赤」「発熱」「腫脹」「疼痛」を炎症の4徴候という。

炎症のメカニズムと治療薬

炎症は防御反応で体に必要な反応だが、長引くとダメージが広がるので、症状を緩和する薬を投与する。

抗炎症薬

抗炎症薬は炎症に関わる酵素を阻害する

種類	一般名	作用	主な副作用
❶ ステロイド性抗炎症薬	ヒドロコルチゾン、プレドニゾロンなど	細胞内で炎症性ケミカルメディエーター産生等に関わる酵素等の遺伝子の発現を抑制する	感染症、消化性潰瘍、糖尿病、脂質異常症、高血圧、満月様顔貌、中心性肥満、電解質異常など
❷ 非ステロイド性抗炎症薬（NSAIDs）	アスピリン、メフェナム酸、ロキソプロフェン、インドメタシン、ジクロフェナク、イブプロフェンなど	COXを阻害し、プロスタグランジンの生成を抑える	消化性潰瘍、腎障害、アスピリン喘息など

炎症・痛みのしくみと薬の作用点

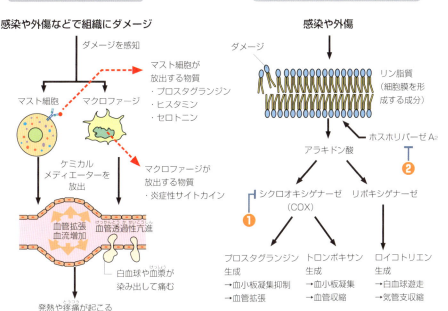

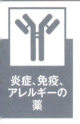

炎症、免疫、アレルギーの薬

痛風の薬① 痛風の概要と治療

ポイント
- 痛風は尿酸が関節などに溜まり炎症と激痛を起こす疾患
- 治療目的は激痛発作時の鎮痛と高尿酸血症の改善である
- 痛風発作が起きた際は主にNSAIDs(エヌセイド)で痛みと炎症を抑える

尿酸の生成過多か排泄低下か、その両方で痛風に

痛風は、血中に増えた尿酸（高尿酸血症）が結晶化して関節などに溜まり、炎症が起きて激痛が起こる疾患です。

尿酸は、DNAなどの核酸に含まれるプリン体の代謝産物で、肝臓で生成されるものと、食事で摂取するものがあります。全身の細胞外液や間質などには、常に一定量の尿酸が存在していて、これを尿酸プールといいます。毎日、肝臓と食事からの新たな尿酸が尿酸プールに入ります。また、同量の尿酸が主に尿として、ほか一部が胆汁の成分として腸管から排泄されることで、尿酸プールの量が維持されています。しかし、体内での生成量や食事での摂取量が多すぎたり、排泄量が低下したりすると、プールが溢れて尿酸が血中に流れ出し、高尿酸血症になるのです。

痛風発作の激痛を鎮め、炎症を抑える

痛風の治療の目標は、激痛の発作が起きたときの鎮痛と、高尿酸血症の改善（P.172参照）です。

痛風発作が起きたときは、主にNSAIDs(エヌセイド)（P.66参照）で痛みと炎症を抑えます。NSAIDsでも鎮痛効果が得られない場合はステロイド性の抗炎症薬も使います。

また、患部がムズムズ、ピリピリするなど痛風発作の前兆が現れたときや、実際に発作が起きたときは、早めにコルヒチンを投与するのも効果があります。コルヒチンは、集まってきたマクロファージや好中球が尿酸の結晶を貪食(どんしょく)したり、ケミカルメディエーターを放出したりするのを妨げることで、炎症が起こるのを抑えます。

用語解説

プリン体
アデニンやグアニンといった、核酸の主な構成要素のこと。内臓を機能させるためのエネルギー源で、体内で生成されているほか、レバーやイワシ、かつお節などに多く含まれている。

代謝産物
生体内の代謝によって生じる物質。

メモ

尿酸プールの生理的意義
尿酸はよくない物質と思われがちだが、実は老化やがんなどの原因となる活性酸素の働きを抑制する抗酸化作用を持つ。尿酸プールで体内に一定量の尿酸を保っておくのには、こうした理由がある。

ちょっと一息

プリン体ゼロのビールなら安心?
近年「プリン体ゼロ」をうたった商品が増えているが、そもそもアルコールには尿酸値を高める働きがあるため、飲みすぎには注意が必要である。

痛風発作のしくみと治療薬

痛風は血中に増えた尿酸が結晶化して関節などに溜まって炎症し、激痛が起こる疾患で痛風結節や痛風発作をともなう。

治療薬

痛風発作が起きた場合は抗炎症薬（P.169 参照）で痛みを抑える。痛風発作の前兆が見られたときは、コルヒチンを投与する

種類	一般名	作用	主な副作用
❶ 痛風発作治療薬	コルヒチン	細胞内の微小管の働きを阻害し、マクロファージのサイトカイン放出や好中球の遊走を抑制する	再生不良性貧血、白血球・血小板減少、横紋筋融解症、吐き気・嘔吐、下痢など

痛風発作のしくみ

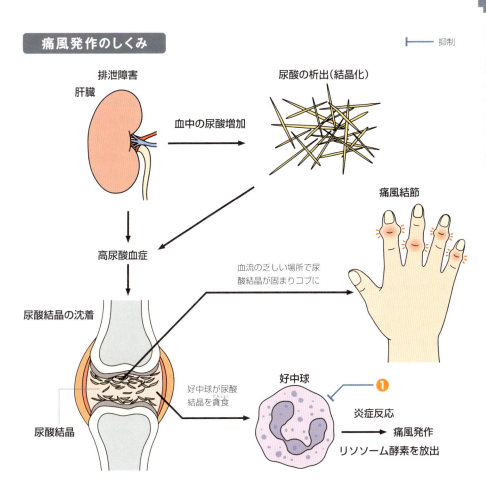

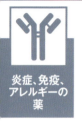

痛風の薬② 高尿酸血症の治療薬

ポイント
- 高尿酸血症は生活習慣の改善や薬の投与により改善する
- 尿酸生成抑制薬は物質を尿酸にする酵素を阻害する
- 尿酸排泄促進薬は尿酸の尿への排出を増やす薬である

尿酸の生成を抑える薬

　痛風発作が起きないように高尿酸血症を改善するためには、水分摂取や食事などの生活習慣を改善し、尿酸の生成を抑える尿酸生成抑制薬や、尿酸の排泄を促進する尿酸排泄促進薬を投与します。尿酸生成抑制薬は、核酸から尿酸がつくられるプロセスで、キサンチンを尿酸にするキサンチン酸化還元酵素（XOR）を阻害します。そのうちアロプリノールは、代謝産物がさらにXORを阻害するため作用が長いのが利点です。しかし、尿酸以外の代謝にも影響し、薬疹などの重い副作用が現れることがあります。一方でフェブキソスタットとトピロキソスタットは、尿酸の生成だけに作用するため、副作用が少ないのが特徴です。

尿酸の排泄を促す薬

　尿酸排泄促進薬は、尿酸の尿への排泄を増やす薬です。尿酸は、腎臓で尿がつくられる過程で、血液中から原尿に出たあと、最終的に90％が**近位尿細管**（P.136参照）で再吸収され、10％が尿として排泄されています。そこで尿酸の再吸収を阻害する薬を投与して、尿酸をより多く尿として排出し、血中の尿酸を減らします。

　これらの薬は、尿細管にある尿酸を輸送するトランスポーターを阻害する作用を持っています。この薬を使うと尿中の尿酸量が増えるため、**尿路結石**（P.142参照）を起こしやすくなります。それを予防するため、尿酸が結晶化しにくいように尿をアルカリ性にする薬を併用するとともに、水分を十分にとるようにします。

用語解説

近位尿酸管
糸球体と集合管をつなぐ尿細管のうち、糸球体に近い場所にある管をさす。

メモ

近位尿細管の再吸収
糸球体でろ過された原尿のうち、近位尿細管を通る過程で有用成分は再吸収される。再吸収される物質としては塩類、水分、糖、アミノ酸などがある。

ちょっと一息

高尿酸血症を改善するための食材
尿酸値を下げる働きを持つ食材が存在する。たとえば、牛乳などの乳製品やビタミンCを多く含んだ食材、水分などが該当する。乳製品にはカゼインというタンパク質が多く含まれるが、そのカゼインは胃や腸で分解されてアラニンになる。このアラニンの働きで、尿酸が排出されやすくなる。また、ビタミンCを摂取することで、尿から尿酸を排出しやすくなると考えられているため、これらを積極的に摂取するように心がけるとよい。

高尿酸血症の治療薬の作用

高尿酸血症の治療では、水分摂取や食事などの生活習慣を改善すると同時に、治療薬を用いる。

痛風発作の治療薬

種類	一般名	作用	主な副作用
❶ 尿酸生成抑制薬	アロプリノール、フェブキソスタット、トピロキソスタット	プリン体の尿酸への変換に関わる酵素を阻害し、尿酸の生成を抑制する	肝障害、再生不良性貧血、汎血球減少、スティーブンス・ジョンソン症候群（口や目、鼻、外陰等や粘膜に紅斑や水疱、びらん等）、中毒性表皮壊死症など
❷ 尿酸排泄促進薬	プロベネシド、ベンズブロマロン、ドチヌラド	尿細管での尿酸の再吸収を阻害し、尿への排出量を増やす	尿路結石、溶血性貧血、再生不良性貧血、肝障害など

各薬の作用点

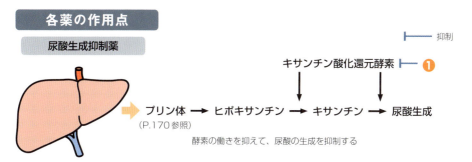

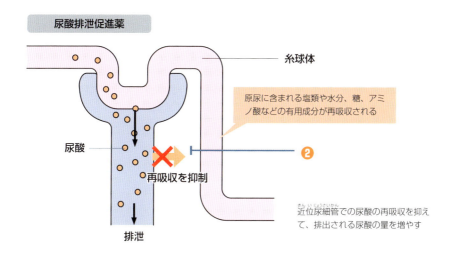

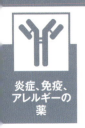

関節リウマチの薬

ポイント
- 関節リウマチはさまざまな関節に慢性の炎症が起こる疾患
- 症状の緩和や身体機能低下を食い止めることが治療目的
- 免疫機能に作用する薬や抗炎症薬、抗体薬を治療に用いる

炎症、免疫、アレルギーの薬

関節に慢性の炎症が起きる自己免疫疾患

関節リウマチは、特に手足の指や肘・膝の関節に慢性の炎症が起こる疾患です。関節に腫れや痛みが生じ、徐々に骨や軟骨が破壊され、関節が変形していきます。重症の場合は、肺や心臓、腎臓など関節以外の組織にも症状が現れ、生命に危険が及ぶこともあります。関節リウマチは自己免疫によるものと考えられています。何らかのきっかけで免疫細胞が滑膜に集まり活性化し、炎症性のサイトカインを放出すると、関節の滑膜細胞が増殖し、増えた滑膜細胞から軟骨のコラーゲンなどを分解する酵素が放出され、軟骨が破壊されます。またサイトカインによって破骨細胞も活性化し、骨の破壊も進みます。

免疫機能を抑えて炎症と関節の破壊を止める

関節リウマチは原因がわかっていないため、根治療法はありません。関節等の炎症を抑えて痛みや腫れなどの症状を緩和し、関節の破壊を止め、関節の変形やそれによる身体機能の低下を食い止めるのが治療の目的です。

治療薬は疾患修飾性抗リウマチ薬（DMARDs）と呼ばれ、従来型の合成抗リウマチ薬（csDMARDs）と、分子標的型合成抗リウマチ薬（tsDMARDs）、生物学的抗リウマチ薬（bDMARDs）に分類されています（右ページ表参照）。これらはいずれも免疫機能に作用して、免疫細胞を抑制したり、サイトカインの生成や作用を阻害したりして効果を発揮します。ほかに、抗炎症薬のNSAIDs（エヌセイド）やステロイド、破骨細胞を抑える抗体薬なども使います。

用語解説

自己免疫
英語で「Autoimmunity」。免疫機構が生物自身の健康な細胞や組織などに対して働いてしまうこと。それによって引き起こされた疾患を、自己免疫疾患と呼ぶ。正常時は、自己抗原（自己の細胞やタンパク質）に対して免疫細胞が攻撃することはない（免疫寛容）。ウイルス感染など何らかのきっかけで免疫寛容が破綻すると、自己抗原に対して免疫機構が作動して、自己免疫疾患の発症につながる。

根治療法
原因を排除することで根本から疾患を治すことが目的の治療法。原因療法とも呼ばれる。これと反対に、症状を和らげることが目的の対症療法（P.150参照）がある。

関節リウマチのしくみと治療薬

治療薬

種類	一般名	作用	主な副作用
従来型合成抗リウマチ薬（csDMARDs）／免疫抑制薬	メトトレキサート、レフルノミド	滑膜細胞などに作用し細胞外アデノシンを増やして白血球の機能を抑制、サイトカインの放出を抑制、また免疫細胞の増殖を抑制する	骨髄抑制、間質性肺炎、肝障害、腎障害、感染症など
従来型合成抗リウマチ薬（csDMARDs）／免疫調整薬	金チオリンゴ酸ナトリウム	異常な免疫反応を抑制する	ショック、アナフィラキシー、スティーブンス・ジョンソン症候群（口や目、鼻、外陰等の紅斑や水疱、びらん等）など
従来型合成抗リウマチ薬（csDMARDs）／免疫調整薬	ブシラミン	免疫複合体やリウマトイド因子を壊す	血液障害、腎障害、肝障害、間質性肺炎、発疹など
従来型合成抗リウマチ薬（csDMARDs）／免疫調整薬	サラゾスルファピリジン	T細胞やマクロファージを抑制する	発疹、胃腸障害、肝障害、血液障害、間質性肺炎など
分子標的型合成抗リウマチ薬（tsDMARDs）／JAK阻害薬	トファシチニブ、バリシチニブなど	免疫細胞内のサイトカインのシグナル伝達に関わる酵素（JAK）に結合して遮断、炎症反応を抑制	感染症、消化管穿孔、白血球減少、肝障害、間質性肺炎、心血管系事象、悪性腫瘍など
生物学的抗リウマチ薬（bDMARDs）／TNF-α阻害薬	インフリキシマブ、エタネルセプトなど	サイトカインのTNF-αに対する抗体で、TNF-αの作用を抑える	感染症、インフュージョンリアクション、間質性肺炎、肝障害、発熱、咽頭痛、咳など
生物学的抗リウマチ薬（bDMARDs）／IL-6受容体阻害薬	トシリズマブ、サリルマブ	サイトカインのIL-6の受容体に対する抗体で、IL-6の細胞への作用を阻害する	白血球・血小板減少、肝障害、感染症、アナフィラキシーなど
生物学的抗リウマチ薬（bDMARDs）／T細胞共刺激阻害薬	アバタセプト	抗原提示細胞に結合し、T細胞の活性化を阻害する	感染症、アナフィラキシー、間質性肺炎、発疹など
抗RANKL抗体	デノスマブ	破骨細胞を促進する因子（RANKL）に対する抗体で、骨吸収を抑制する	低カルシウム血症、顎骨壊死・顎骨骨髄炎、高血圧、肝障害など

関節リウマチのしくみ

自己免疫疾患で、炎症性サイトカインにより軟骨のコラーゲンなどを分解する酵素が放出されたり、破骨細胞が活性化されて骨が破壊されたりする

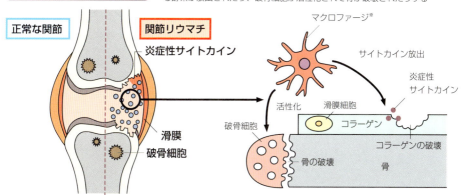

※マクロファージはサイトカインの放出や、免疫細胞、滑膜細胞、破骨細胞を活性化させる。

コラム　Column

副腎皮質ステロイドの作用と副作用の機序

　ヒトの体内では、体のさまざまな器官や機能を調節するための生理活性物質がつくられ、体内を巡り、標的細胞に働いています。それをホルモンといいます。さまざまな種類のホルモンが私たちの体内に存在していますが、そのひとつとして、副腎皮質ステロイドが挙げられます。副腎皮質ステロイドは、副腎でつくられるホルモンです。副腎皮質ステロイドは、大きく2種類に分けられます。水や電解質のバランスを調整する鉱質コルチコイドと、抗炎症作用と免疫抑制作用を持つ、糖質コルチコイドです。一般的によく耳にするステロイド薬は、この糖質コルチコイドをもとにしてつくられます。作用機序としては、まず糖質コルチコイドが細胞膜を通過します。次に、細胞質でグルココルチコイド受容体（GR）と結合し、ステロイド‐グルココルチコイド複合体（Cs-GR複合体）を形成します。その後、Cs-GR複合体は、細胞質から核へと移行するのです。

　核移行後は、炎症に関わる遺伝子の発現を調整することにより、強力な抗炎症作用と免疫抑制作用を発揮すると考えられています。

　強力な作用を持つので、アレルギー性疾患や自己免疫疾患に対して有効に使われますが、一方で、免疫力の低下により感染症にかかりやすくなったり（易感染性）、消化性潰瘍を引き起こしたりするリスクがあります。また、代謝にも影響を与えるため、糖尿病の誘発、中心性肥満、骨粗鬆症などの副作用に注意する必要があります。

　また、特に注意したいのがステロイド薬による副腎機能の抑制です。

　ステロイドを長期間、大量に使用していると、副腎皮質ステロイドの分泌を促進するためのホルモンが抑制されてしまうことがあります。その状態が長期間続くことにより、副腎皮質ステロイドが分泌されなくなるのです。この状態でステロイド薬の使用をやめてしまうと、体内の副腎皮質ステロイド不足を招き、倦怠感や悪心・嘔吐、頭痛、血圧低下、うつ病などの精神症状をともなう副腎皮質機能低下症を引き起こす場合があります。

　そのためステロイド薬を2～3週間以上使用している場合は、すぐに投与をやめるのではなく、徐々に量を減らしていくようにします。

第8章

感染症の薬

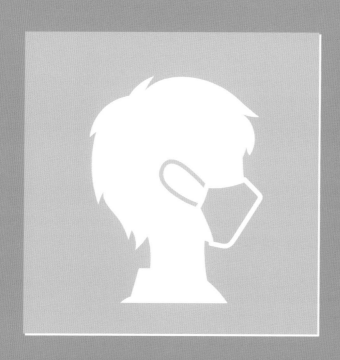

感染症の薬

感染症と薬の概要

ポイント
- 感染とは病原微生物が体内に定着して増殖すること
- 感染した結果、臨床症状が現れた状態を感染症という
- 治療では原因微生物の殺滅や増殖抑制の薬を投与する

生体防御機構を上回ると感染が成立する

　病原微生物（病原体）が体に侵入し、組織や臓器に定着して増殖することを感染といいます。そして感染により、発熱や下痢などの**臨床症状**が現れた状態が感染症です。

　私たちの体には、常にさまざまな微生物が入り込んでいますが、免疫の機能や、皮膚・粘膜のバリア機能などの**生体防御機構**がそれらを排除するため、多くの場合、感染にはいたりません。

　しかし病原微生物の数や病原性の強さが、生体防御機構を上回ると、感染が成立することになります。

　また皮膚や腸内、口腔・鼻腔などには常にさまざまな微生物がいて共存しており、これらを常在微生物叢といいます。それらの中には生体防御機構の役割を担ったり、ビタミンなどの栄養素をつくったりする人体に有益な微生物もいます。しかし、免疫機能の低下や、本来いるべき場所とは異なる場所への侵入、抗菌薬の大量投与などによって、生体防御機構とのバランスが崩れると、これらの微生物も感染や感染症を引き起こします（内因性感染）。

原因微生物に合った薬を使う必要がある

　感染症に対する治療では、病原微生物を殺したり、増殖を抑えたりする薬を投与します。

　病原微生物によって効く薬が異なるため、感染症の原因微生物を特定し、それに合った薬を選ぶ必要があります。薬には対象となる微生物によって、**抗菌薬**、**抗ウイルス薬**、**抗真菌薬**、**抗原虫薬**などがあります。

 用語解説

病原微生物
感染症を引き起こす寄生虫や真菌、細菌、ウイルスなどのこと。

臨床症状
医療において患者さんが実際に示している症状のこと。

生体防御機構
異物の体内への侵入を防ぐしくみと、侵入異物を排除するしくみのこと。自然免疫や獲得免疫（P.168参照）をさす。

病原微生物の種類と感染症

病原微生物は大きく寄生虫、真菌、細菌、ウイルス、プリオンに分けられる。それぞれ、引き起こす主な症状や治療薬が変わってくる。

分類	真核生物 寄生虫 蠕虫(ぜんちゅう)	真核生物 寄生虫 原虫	真菌	原核生物 細菌	ウイルス	プリオン
特徴	多細胞生物	単細胞生物	細胞壁、核膜を持つ単細胞生物	細胞壁を持ち核膜を持たない単細胞生物	核酸がタンパク質の殻に包まれた構造体	核酸を持たないタンパク構造体
形態						
主な感染症	蠕虫感染症	マラリア、トリコモナス症など	カンジダ症、ムコール症など	細菌性肺炎、肺結核など	インフルエンザ、新型コロナウイルス感染症など	プリオン病、クロイツフェルト・ヤコブ病、クールー病など

生体防御機構

ヒトの体にはさまざまな病原体から身を守る生体防御機構が備わっている。この生体防御機構を病原体の強さが上回ると、感染が成立する。

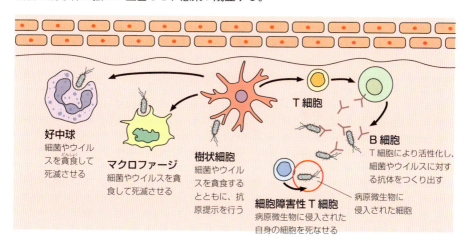

感染症の薬

感染症と薬の概要

感染症の薬

細菌感染症の薬① 種類と効果範囲

ポイント
- 抗菌薬は菌の増殖に必要な物質の合成を阻害する
- 抗菌スペクトルとは抗菌薬が効果を発揮する微生物の範囲
- 抗菌薬の乱用により薬物耐性菌が生まれる可能性がある

抗菌薬とは細菌を殺し、増殖を抑える薬のこと

　細菌を殺したり、増殖を抑制したりする薬を抗菌薬といいます。細菌は、栄養や温度などの環境が整えば、自ら細胞分裂をして増殖します。抗菌薬は、細菌の増殖に必要な細胞壁や核酸、タンパク質などの合成を阻害して増殖を止めます。細胞膜を傷害して細菌を殺す抗菌薬もあります。

　抗菌薬には、細胞壁合成阻害薬（P.182参照）、タンパク質合成阻害薬（P.182参照）、核酸合成阻害薬（P.184参照）、葉酸合成阻害薬（P.184参照）、細胞膜機能障害薬（P.184参照）といった種類があります。

抗菌薬はある特定の種類の菌に選択的に効く

　個々の抗菌薬には、この細菌には効くけれど、別の細菌には効かないという選択性があります。このような抗菌薬が効果を発揮する微生物の範囲を抗菌スペクトルといいます。ある抗菌薬が幅広く多くの細菌に効果を発揮する場合、それを広域スペクトル抗菌薬といいます。ただし、広域スペクトル抗菌薬が、抗菌薬としての効果が高いとは限りません。効果的な治療のためには、感染の原因微生物に対する効果と、副作用や薬物動態などを総合的に判断し、もっとも適した抗菌薬を選択する必要があります。

　一方、細菌が抗菌薬に対して耐性を獲得すると抗菌薬が効かなくなります。これを薬剤耐性菌といいます。抗菌薬を安易に使いすぎると、薬剤耐性菌を生む可能性があります。薬剤耐性菌が増えないように、適切な抗菌薬を必要な用量で正しく使うことが大切なのです。

 用語解説

抗菌スペクトル
最小発育阻止濃度：MIC（メモ参照）等の指標にもとづき、各抗菌薬が有効な菌種の範囲を示したもの。また、それを図表に示したもの。

薬剤耐性菌
英語で「antimicrobial resistant bacteria」。抗菌薬が効かなくなった細菌のこと。抗菌薬を使い続けると、細菌が抗菌薬に対する耐性を獲得して薬が効かなくなることがある。薬剤耐性は、耐性を持たない別の細菌に伝達されて、その細菌も薬剤耐性を獲得してしまうことがある。

 メモ

薬剤耐性菌の増加
近年、薬剤耐性菌が世界的に増加している。一方で、新しい抗菌薬の開発数は減少しており、大きな社会問題となっている。問題の背景には抗菌薬の不適切な使用があり、薬の適切な服用が求められる。例として、メチシリン耐性黄色ブドウ球菌（MRSA）がある。

最小発育阻止濃度(MIC)
英語で「Minimum Inhibitory Concentration」の略。抗菌薬の抗菌力を示すときに用いられる単位。これが小さいほど、抗菌力が強いといわれる。

細菌の構造と増殖

細菌は細胞壁を持つが、核膜は持たない構造をしている。細菌は細胞分裂によって倍々に増殖する。

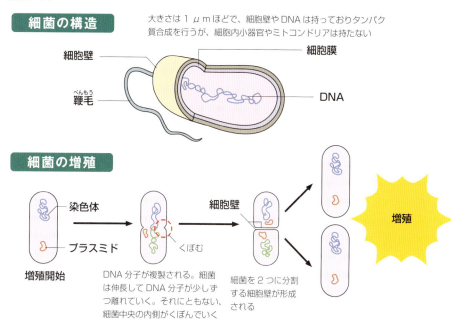

抗細菌薬の作用点

抗細菌薬には細菌の増殖を抑制する薬と細菌を殺す薬があり、それぞれ作用点が異なる。

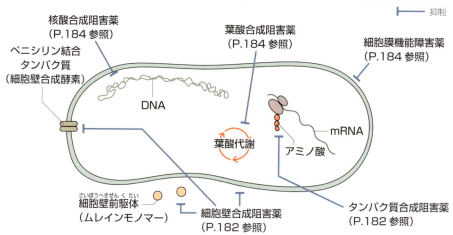

感染症の薬

細菌感染症の薬② # 抗菌薬の作用①

ポイント
- 細菌は細胞壁がないと浸透圧によって破裂する
- 細胞壁合成阻害薬は、細胞壁の合成を阻害する
- タンパク質合成阻害薬は、タンパク質の翻訳を阻害する

細胞壁合成阻害薬が抗菌作用を発揮するしくみ

　細菌は、細胞壁がないと浸透圧によって破裂してしまいます。そこで細胞壁合成阻害薬で細胞壁の合成を阻害し、細菌の増殖を止めます。細胞壁はペプチドグリカンの層でできていて、①まず細胞質でペプチド鎖と糖鎖からなるムレインモノマーがつくられ、②それが細胞表面に出て、ペプチドグリカンにつながります。③さらにペプチド鎖どうしがアミノ酸のグリシンによる橋でつながり、ペプチドグリカンの層が完成するというプロセスで合成されるのです。

　そしてホスホマイシン系抗菌薬は①、グリコペプチド系抗菌薬は②、β-ラクタム系と呼ばれるグループの抗菌薬は③のプロセスを阻害します。また抗結核薬のサイクロセリンは、①でペプチド鎖が合成されるのを阻害します。

タンパク質の合成プロセスを阻害する薬

　タンパク質は細菌の増殖に欠かせない物質で、設計図であるDNAの情報をmRNAに写し取り（転写）、リボソームなどで設計図にしたがってアミノ酸をつなげる（翻訳）ことで合成されます。そして、タンパク質合成阻害薬は、この翻訳のプロセスを阻害します。オキサゾリジノン系抗菌薬はリボソーム50Sに結合して、アミノグリコシド系抗菌薬やテトラサイクリン系抗菌薬は、リボソーム30Sに結合して、翻訳の開始反応を阻害します。マクロライド系、クロラムフェニコール系、リンコマイシン系、オキサゾリジノン系抗菌薬は、リボソームの50Sサブユニットに結合してアミノ酸がつながるのを阻害します。

用語解説

ペプチドグリカン
多糖類とペプチドからなる網状高分子で、細菌の細胞壁の主成分である。

ムレインモノマー
ペプチド鎖と糖鎖からなる物質で、ペプチドグリカンの構成要素。

リボソーム
細胞内に存在する、タンパク質とRNAからできた構造物で、DNAの翻訳はここで行われる。ヒトのリボソームは大サブユニット（60s）と小サブユニット（40s）からなり、細菌は50sと30sからなる。この違いにより、タンパク質合成阻害薬は、細菌にのみ作用を示す。

転写
DNA中の情報の設計図を写し取り、mRNAにコピーすること。

翻訳
mRNAの情報をもとにアミノ酸をつなげること。

 メモ

殺菌作用と静菌作用
抗菌薬による作用は、細菌を死滅させる「殺菌作用」と、細菌の増殖を阻害する「静菌作用」の2つに分けられる。

細胞壁合成阻害薬とタンパク質合成阻害薬の作用

細菌は細胞壁の合成を阻害されると破裂する。また、タンパク質の合成を阻害されると増殖が行われなくなる。

細胞壁合成阻害薬

細胞壁合成阻害薬は、細胞壁を構成するペプチドグリカンの層の形成プロセスで作用し、合成を阻害する

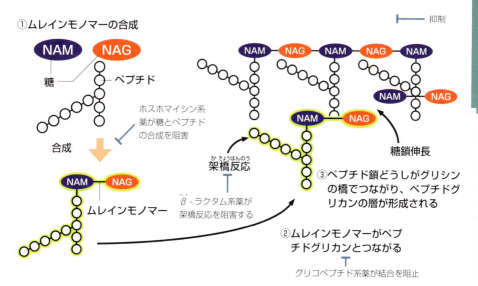

タンパク質合成阻害薬

タンパク質合成阻害薬はDNAの翻訳のプロセスを阻害する

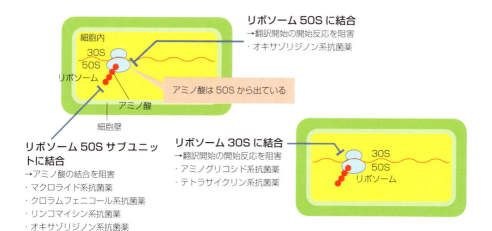

細菌感染症の薬③ 抗菌薬の作用②

感染症の薬

ポイント
- 核酸合成阻害薬はDNAやRNAなど核酸の合成を阻害する
- 葉酸合成阻害薬は葉酸の合成を阻害し核酸の合成を阻害する
- 細胞膜機能障害薬は細胞膜の損傷や物質輸送機能の阻害をする

核酸合成阻害薬と葉酸合成阻害薬

　核酸※の合成を阻害するのが核酸合成阻害薬です。ニューキノロン系抗菌薬は、細菌のDNAジャイレースや、トポイソメラーゼを阻害することで、DNAの複製を阻害して増殖を抑えます。細胞分裂が途中で止まった細菌は死んでしまうのです。また抗結核薬（P.192参照）には、RNAポリメラーゼという酵素を阻害することでmRNAへの転写を阻害するものがあります。**葉酸**は、DNAの材料である**ヌクレオチド**の合成に関わる補酵素です。ヒトは食事などで外から取り込みますが、細菌は外から取り込むことができないため、自ら葉酸を合成します。この合成を阻害して、細菌の増殖を止めるのが葉酸合成阻害薬です。

細胞膜に障害を与えて細胞の中身を漏れ出させる

　細胞膜機能障害薬は、細胞壁やその内側の細胞膜を傷つけたり、物質輸送などの機能を阻害したりする薬です。リポペプチド系抗菌薬は、分子が重合体をつくって細胞膜に食い込んで孔を開け、細胞質からK^+を流出させます。さらに核酸やタンパク質の合成を阻害して、細菌を殺します。**多剤耐性菌**に有効ですが、腎障害や神経毒性などの副作用に注意が必要です。

　ポリペプチド系抗菌薬は、**グラム陰性桿菌**（いんせいかんきん）に効果があります。グラム陰性桿菌の細胞膜に侵入して透過性を上げます。すると細菌の中から細胞内の成分が漏れ出て、死んでしまいます。またこの薬は、細菌が死んだあとで毒性を発揮する外膜成分のリポ多糖を中和する作用も持っています。

用語解説

葉酸
ビタミンB群の一種で、体内のさまざまな反応に関わる物質。ほうれん草から発見されたため、葉酸と名付けられた。

ヌクレオチド
リン酸と糖と塩基が合成したもので、核酸を構成する基本単位。

多剤耐性菌
英語で「multidrug resistant organism」。多くの抗菌薬に耐性を獲得した菌をさす。

グラム陰性桿菌
保護膜（莢膜）と外膜を持つグラム陰性菌のうち、形状が細長いものをさす。グラム陰性桿菌の感染によるショックは、エンドトキシンショックと呼ばれる。エンドトキシン（内毒素）とは、グラム陰性桿菌の細胞壁の構成成分であるリポ多糖類（LPS）。これが何らかの原因で血液中や腹腔内に入ると、エンドトキシンショック（血管透過性亢進、好中球や凝固系の活性化）や多臓器不全を誘発し、死亡する危険性が高い。

※DNA（デオキシリボ核酸）とRNA（リボ核酸）の総称。

核酸合成阻害薬、葉酸合成阻害薬、細胞膜機能障害薬

各薬は、それぞれ増殖に重要な酵素を阻害したり細菌の細胞膜を障害したりする。

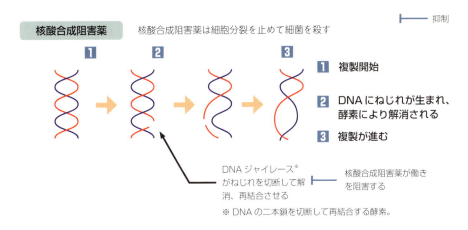

葉酸とヌクレオチドの合成過程

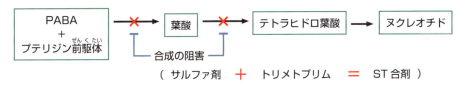

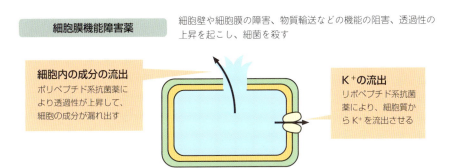

感染症の薬

肺炎の薬

ポイント
- 原因微生物により全身症状や呼吸症状など症状が異なる
- 治療薬は原因微生物に合わせて選択される
- 一刻を争う病状の場合はエンピリック治療を行う

細菌性肺炎と非定型肺炎に分けられる

　肺炎とは肺に炎症が起きた状態のことで、高齢者にとっては主要な死因のひとつです。感染性のものと非感染性のものがありますが、一般に肺炎という場合は感染性の肺炎をさします。感染性の肺炎は、細菌性肺炎と非定型肺炎に分けられ、非定型肺炎は、マイコプラズマ、クラミジア、レジオネラなどが原因で起こります。また、インフルエンザ（P.198参照）やCOVID-19（P.200参照）などによるウイルス性肺炎もあります。

　主な症状は、悪寒や発熱、頭痛、倦怠感などの全身症状や、咳や痰、胸痛、呼吸困難などの呼吸器症状で、原因微生物によって違いがあります。高齢、呼吸器疾患や心疾患、糖尿病などの基礎疾患、寝たきりなどのリスク因子があると、重症化して生命に危険が及ぶことがあります。

原因微生物がわかるまでのエンピリック治療

　肺炎の治療薬は原因微生物に合わせて選択しますが、検査に時間がかかる場合がある一方で、一刻を争う病状の場合、微生物の特定を待っていられないことがあります。このような場合は、臨床症状や短時間でできる検査などをもとに原因微生物を判断し、広くカバーできる抗菌薬などで治療を開始します。このような治療をエンピリック治療といいます。細菌性肺炎に対しては、β-ラクタマーゼ阻害薬配合ペニシリン系薬などを、非定型肺炎に対してはマクロライド系の抗菌薬などを投与し、原因微生物の特定後、それに合わせた治療薬を投与します。

用語解説

原因微生物
感染症を引き起こす原因となる微生物。原因微生物の種類によって症状が出るまでの期間（潜伏期間）の長さが変わる。一般的に、細菌の毒素が原因の場合は、潜伏期間が短い。

エンピリック治療
治療者が患者の病原体の特定前に、症状や自らの経験をもとに行う治療。特に感染症が疑われる場合、初期治療において、可能性のある菌を想定して広く効果のある抗菌薬などを投与する。

メモ

デ・エスカレーション
感染症の治療において最初にエンピリック治療を行い、原因微生物の特定後、それに合わせた治療薬の投与（デフィニティブ治療）に変更することを、デ・エスカレーションという。

原因微生物の感染割合
細菌性肺炎の代表的な原因微生物は肺炎球菌、インフルエンザ菌、クレブシエラ、黄色ブドウ球菌。そのうち、市中感染がもっとも多いのが肺炎球菌である。一方、クレブシエラや黄色ブドウ球菌は、院内感染による肺炎の原因となることが多い。

代表的な原因微生物と治療薬

細菌性肺炎の代表的な原因微生物は、肺炎球菌、インフルエンザ菌、クレブシエラ、黄色ブドウ球菌の4種類。治療は原因微生物に合わせた薬を用いる、デフィニティブ治療が行われる。

			抗菌薬															
			β-ラクタム系薬															
			ペニシリン系薬				セフェム系薬				カルバペネム系薬	ペネム系薬	アミノグリコシド系薬	マクロライド系薬	リンコマイシン系薬	テトラサイクリン系薬	ニューキノロン系薬	リファンピシン
			ベンジルペニシリン	アンピシリン	ピペラシリン	β-ラクタマーゼ阻害薬配合ペニシリン系薬	第一世代	第二世代	第三世代	第四世代								
代表的な原因微生物	グラム陽性	肺炎球菌	★	★	○			○	○	○	○	○					○	
		黄色ブドウ球菌				○	★	★			○	○						
	グラム陰性	インフルエンザ菌		○	○	★		○	★								★	
		クレブシエラ				○		★	★	○								

★は第一選択薬を示し、○はそれ以外の治療薬を示す

エンピリック治療で用いられる薬

一刻を争う状況では、主に以下のような広域スペクトルの抗菌薬などを用いるエンピリック治療が行われる。β-ラクタマーゼ阻害薬配合ペニシリン系薬は細菌性肺炎に対して、マクロライド系の抗菌薬は非定型肺炎に対して投与される。

種類	一般名	作用	主な副作用
β-ラクタマーゼ阻害薬配合ペニシリン系薬	スルタミシリン、アモキシシリン・クラブラン酸など	細菌の細胞壁の合成を阻害する	ショック、中毒性表皮壊死症、スティーブンス・ジョンソン症候群など
マクロライド系抗菌薬	クラリスロマイシン、アジスロマイシン	細菌のタンパク質合成のプロセスで、アミノ酸がつながるのを阻害する	ショック、過敏症、中毒性表皮壊死症、スティーブンス・ジョンソン症候群など

感染症の薬

尿路感染症の薬

ポイント
- 尿路感染症は腎臓から尿道までの尿の通り道の感染症
- 単純性尿路感染症と複雑性尿路感染症に分けられる
- 原因の多くは大腸菌だがクラミジアや淋菌による感染もある

外陰から尿路に侵入した大腸菌が感染症を起こす

尿路感染症とは、腎臓、尿管、膀胱、尿道といった尿の通り道に起こる感染症のことで、健康な人に突然起こる**単純性尿路感染症**と、尿路に結石やがんなどの基礎疾患がある人に起こる**複雑性尿路感染症**に分けられます。

単純性尿路感染症は、主に**大腸菌**が外陰から尿道、膀胱、尿管へと上行性に侵入することで起こります。そのため尿道が短い女性に多いのが特徴です。通常、尿路には、粘膜表面を覆う粘液や、定期的に尿が流れて細菌などを流し出すことによる自浄作用があります。

しかし、水分摂取量の不足や大量の発汗などで脱水傾向になったり、たびたび排尿を我慢したりすることにより自浄作用が低下して、細菌が粘膜に定着、繁殖して炎症を起こすのです。

急性期にはニューキノロン系抗菌薬などを投与

原因病原体の多くは大腸菌ですが、クラミジアや淋菌などによる感染もあります。

急性期には、グラム陰性桿菌の仲間である大腸菌に有効な、ニューキノロン系抗菌薬やセフェム系抗菌薬などの抗菌薬を投与するのが一般的です。さらに感染が膀胱から上行して腎盂に到達し、腎盂腎炎を起こした場合は、前述の抗菌薬のほか、ペニシリン系やカルバペネム系などの抗菌薬を使うこともあります。

また尿路の自浄作用を改善、維持するため、水分を十分に摂取し、排尿を我慢しないようにすることも大切です。

用語解説

大腸菌
温血性動物の下部腸管内に存在するグラム陰性細菌である。大腸においては多くは無害だが、尿道などの無菌部位に侵入すると感染症を引き起こす。さらに、重篤な症状を引き起こす病原大腸菌が存在する。

腎盂
腎臓の出口にあり、漏斗状の形状をしている。腎臓でつくられた尿は、腎盂を経て尿管を通って膀胱に流れ込む。

メモ

ペニシリン結合タンパク質（PBP）
英語で「Penicillin-Binding Protein」。βラクタム系抗菌薬の作用標的であり、βラクタム系抗菌薬はPBPに結合することにより、細菌の細胞壁合成を阻害する。

尿路感染症のしくみと治療薬

尿路感染症は主に大腸菌が尿の通り道に入り、粘膜に定着、繁殖して炎症を起こす。

治療薬

❶は核酸合成阻害薬に、❷～❹は細胞壁合成阻害薬に分類される

	種類	一般名	作用	主な副作用
❶	ニューキノロン系抗菌薬	シプロフロキサシン	細菌のDNA合成を阻害する	ショック、過敏症、中毒性表皮壊死症、スティーブンス・ジョンソン症候群など
❷	セフェム系抗菌薬	セファゾリン	細菌の細胞壁の合成を阻害する	
❸	β-ラクタマーゼ阻害薬配合ペニシリン系抗菌薬	アモキシシリン、クラブラン酸	細菌の細胞壁の合成を阻害する	
❹	カルバペネム系抗菌薬	イミペネム、シラスタチン	細菌の細胞壁の合成を阻害する	

尿路感染症のしくみと作用点

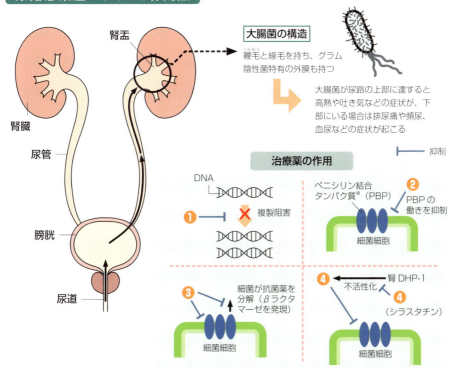

※細胞壁合成酵素で、ペプチドグリカン（P.183参照）の生合成に関わる。

感染症の薬

ピロリ菌感染症の薬

ポイント
- ピロリ菌は胃で持続感染し胃粘膜に慢性の炎症を起こす細菌
- 胃の中のピロリ菌は除菌療法により排除する
- ピロリ菌は耐性を獲得しやすいため、多剤併用療法を行う

慢性胃炎や胃がんの原因になりうるピロリ菌

　ヘリコバクター・ピロリ（ピロリ菌）は、数本の鞭毛を持つらせん状の細菌です。子どものときに経口感染すると、胃の中でピロリ菌が生き続け（持続感染）、胃粘膜に慢性の炎症が起こります。しかし、その状態でも自覚症状はほとんどないことが多く、気付かないまま少しずつ胃粘膜のダメージが進み、やがて消化性潰瘍や胃がんなどを発症することがあります。大人になってから感染した場合は、免疫がピロリ菌を排除するので、持続感染になることはあまりありません。

　ピロリ菌が強酸の胃の中でも生き続けることができるのは、ウレアーゼという酵素で尿素を分解してアルカリ性のアンモニアをつくり、自分のまわりの胃酸を中和することができるからです。

ピロリ菌の除菌療法に使う抗菌薬

　胃の中にピロリ菌がいるとわかったら、除菌療法を行ってピロリ菌を排除します。ピロリ菌は耐性を獲得しやすいため、2剤以上の抗菌薬を同時に使う多剤併用療法を行います。最初は一次除菌法として、アモキシシリン（ペニシリン系抗菌薬）とクラリスロマイシン（マクロライド系抗菌薬）に、プロトンポンプ阻害薬（P.102参照）を加えて投与します。それでも除菌できなかった場合は、二次除菌法として、アモキシシリンとメトロニダゾール（ニトロイミダゾール系抗原虫薬）に、プロトンポンプ阻害薬などの胃酸を抑える薬を加えて投与します。

用語解説

鞭毛
糸状の細胞小器官で、真核細胞のものと細菌のものとでは構造やしくみが異なる。細菌の鞭毛はスクリュープロペラの役割を持つ。細菌は鞭毛により、自身の生育に適した環境へと移動することができる。なお、いわゆるモーターの役割は、細胞の表層膜系に存在する基部体※が果たす。細胞内外の膜を隔てたプロトンの電気化学ポテンシャル差をエネルギー源とし、鞭毛を回転させる。

※鞭毛はモーターの役割を果たす基部体とスクリュープロペラの役割を果たす鞭毛線維、これらをつなぐフックからなる。

除菌療法
薬により、原因となる菌を除去する治療法。ピロリ菌の除菌治療では、胃酸の分泌を抑制する薬と抗菌薬が用いられる。

多剤併用療法
複数種類の薬剤を併用して行う治療法。治療効果の向上や耐性菌出現を防ぐなどの目的で行われる。

ピロリ菌の特徴と治療薬の作用点

ピロリ菌は複数の鞭毛を持つらせん状の細菌で、子どものときに感染すると胃の中で生存し続けて、慢性的な炎症を起こす。治療は一般的に、多剤併用療法による除菌療法が行われる。

ヘリコバクター・ピロリの特徴

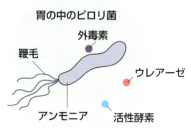

ウレアーゼ
尿素を分解してアルカリ性のアンモニアをつくる

アンモニア
胃酸を中和して生存できるようにする。胃粘液を傷つける

外毒素
胃粘膜表面を傷つける

活性酵素
アンモニアと結合してモノクロラミンという毒性の強い物質を生み出す。モノクロラミンは胃粘膜を傷つける

鞭毛
旋回させて胃の中を活発に移動する

治療薬

種類	一般名	作用	主な副作用
❶ ペニシリン系抗菌薬	アモキシシリン	細菌の細胞壁の合成を阻害する	ショック、過敏症、中毒性表皮壊死症、スティーブンス・ジョンソン症候群など
❷ マクロライド系抗菌薬	クラリスロマイシン	細菌のタンパク質合成のプロセスで、アミノ酸がつながるのを阻害する	
❸ ニトロイミダゾール系抗原虫薬	メトロニダゾール	ピロリ菌の酵素で還元されて生じたヒドロキシラジカルが菌のDNAを壊し、還元型メトロニダゾールが菌のDNAを不安定化する	出血性大腸炎、神経障害、髄膜炎、中毒性表皮壊死症など

治療薬の作用点

※一部の薬の詳細な作用は各ページを参照　　⊢——— 抑制

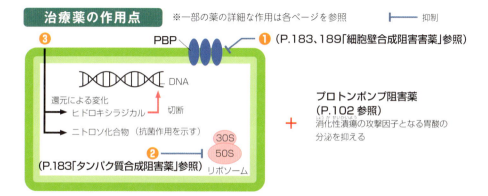

プロトンポンプ阻害薬（P.102 参照）
消化性潰瘍の攻撃因子となる胃酸の分泌を抑える

191

感染症の薬

結核の薬

ポイント
- 結核菌による感染症を結核という
- 治療は結核菌壊滅を目標に抗結核薬の多剤併用療法を行う
- 菌を壊滅させないと増殖、再発するため薬は正しく服用する

発症はごく一部だが、数十年後に発症することも

　結核は、結核菌による感染症です。空気感染による感染で、大半が肺結核ですが、リンパ節や胸膜、泌尿器など肺以外の場所に感染症を起こすこともあります。

　結核菌に感染（初感染）しても、大半は免疫機能がこれを退けるため発症しませんが、5％程度が6ヶ月〜2年以内に発熱、咳や痰などの症状が現れる一次結核症を発症します。また、初感染で発症せずに過ぎた人の5％程度が、数年〜数十年後に発症することがあり、これを二次結核症といいます。これは、初感染のときに体内に入った結核菌が、活性化したマクロファージに取り囲まれるようにして形成される肉芽腫の中で生き残り、加齢や低栄養、糖尿病やほかの感染症、免疫抑制薬の使用などによって免疫機能が低下すると活性化し、感染症を起こすものです。

結核菌には一般的な抗菌薬は効かない

　結核の治療目標は、結核菌を壊滅させることです。結核菌には一般的な抗菌薬が効かないため、抗結核薬が使われます。また耐性菌の出現を防ぐために、多剤併用療法を行います。標準治療は、リファンピシン、イソニアジド、ピラジナミド、エタンブトールまたはストレプトマイシンの4剤を使う2ヶ月間の強化期と、続けて2〜3剤に減らして投与を続ける4〜7ヶ月間の維持期で構成されます。薬を決められた通りに飲まなかったり、勝手にやめてしまったりすると、菌を壊滅させることができず、残った菌が増殖し、再発してしまうので注意が必要です。

用語解説

初感染
ある疾患に初めて感染すること。免疫のつく疾患に対して使う用語だが、多くの場合は結核に用いる。

メモ

肉芽腫は免疫反応
肉芽腫は腫瘍性病変ではなく、免疫反応の一種である。腫瘍の詳細が解明されていなかったころに名付けられたため、「腫」が付いている。

結核の治療薬と作用点

治療は結核菌の壊滅を目的に、抗結核薬が投与される。また、耐性菌の出現を防ぐため、多剤併用療法が行われる。

治療薬

種類	一般名	作用	主な副作用
抗結核薬	❶ リファンピシン	菌の核酸合成を阻害する	肝障害、発疹、発熱、胃腸障害、腎障害など
	❷ イソニアジド	菌の細胞壁合成を阻害する	肝障害、末梢神経障害、発疹、発熱、精神症状など
	❸ ピラジナミド	菌の細胞壁合成を阻害する	肝障害、高尿酸血症など
	❹ エタンブトール	菌の細胞壁や核酸の合成を阻害する	視神経障害、消化器症状など
アミノグリコシド系抗菌薬	❺ ストレプトマイシン	菌のタンパク質合成を阻害する	内耳神経障害、腎障害など

治療と薬の作用点

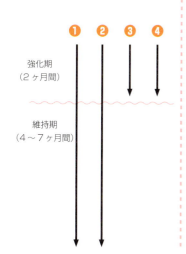
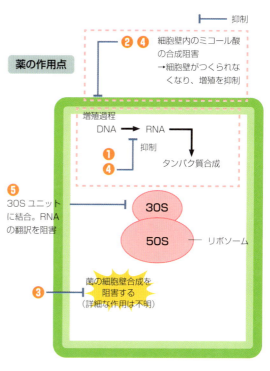

ウイルス感染症の薬① ウイルスの概要

ポイント
- ウイルスは侵入した宿主細胞の働きを利用して増殖する
- 表面の分子が宿主細胞の受容体に合致すると侵入できる
- 抗ウイルス薬が有効なウイルス感染症はごく一部に限られる

自力では分裂・増殖できないウイルス

　ウイルスは、遺伝情報を持つ核酸（DNA、RNA）と、それを包むタンパク質の殻だけでできています（P.196メモ参照）。細菌のように自ら分裂して増えることはできず、ヒトや動物、植物などの宿主細胞に侵入し、その細胞の働きを利用して自分の複製をつくることで増殖します。

　どんな細胞にも侵入できるというわけではなく、ウイルス表面の分子が、宿主細胞の受容体に合致する場合にのみ侵入できます。特定の動物にしか感染しないウイルスや、呼吸器だけに症状を引き起こすウイルスがあるのはこのためです。

　また侵入のしくみだけでなく、細胞内での増殖の仕方もウイルスによって異なります。

有効な抗ウイルス薬は多くない

　ウイルスと細菌とは構造も増殖の仕方も違うため、ウイルスに抗菌薬は効きません。また抗ウイルス薬にも「多くの種類のウイルスに効く薬」はなく、現在有効な抗ウイルス薬があるウイルス感染症はごく一部に限られています。またウイルスは変異しやすく、もともとあった薬が効かなくなるということもよく起こります。

　現在、有効な抗ウイルス薬があるのは、インフルエンザウイルス（P.198参照）、新型コロナウイルス（P.200参照）、単純ヘルペスウイルス（P.202参照）、ヒト免疫不全ウイルス（P.204参照）、B型肝炎ウイルス、C型肝炎ウイルス、水痘・帯状疱疹ウイルスなどです。

用語解説

宿主細胞
ウイルスはタンパク合成や遺伝子の複製を行うことができないため、増殖することができない。そこで細胞に侵入し、ウイルスの遺伝情報をもとに、細胞を利用して遺伝子の複製やタンパク合成を行い、子孫ウイルスを大量に増殖させる。このとき、ウイルスに侵入され利用される細胞を宿主細胞という。

ちょっと一息

ウイルスは生物？
ウイルスは遺伝情報を持っているが、細菌などの生物とは異なり、自力で増殖することはできない。ウイルスが増殖するためには宿主細胞に侵入して、細胞の機能や構造に依存する必要がある。よって、ウイルスは、生物と非生物の中間的な存在である。

ウイルスの特徴

ウイルスは核酸と、それを包むタンパク質の殻でできており、ヒトや動物、植物などの宿主細胞に侵入して増殖する。また、変異がしやすいという特徴を持つ。

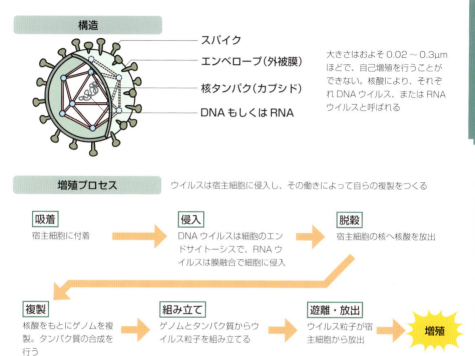

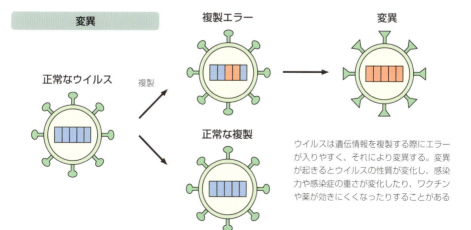

ウイルス感染症の薬② 薬の作用

ポイント
- 抗ウイルス薬は増殖プロセスのどこかを阻害し増殖を抑える
- 抗ウイルス薬は特定または一部のウイルスに効果を発揮する
- ウイルスの増殖に必要な酵素を阻害する薬が多い

抗ウイルス薬は、増殖プロセスのどこかを阻害する

　抗ウイルス薬はウイルスを直接殺す薬ではありません。ウイルスは、宿主細胞(しゅくしゅさいぼう)の細胞膜に結合して侵入し（吸着・侵入）、細胞内で自分の殻を破り（脱殻）、宿主細胞を利用して核酸を複製します。その後、タンパク質を合成して新しい殻を、殻の中に核酸が入ったウイルス粒子をつくり、細胞外に出る（遊離・放出）ことで増えるのです。遊離したウイルスは別の細胞に侵入し、このプロセスを繰り返します。抗ウイルス薬は、このプロセスのどこかを阻害し、増殖を抑制します。構造や宿主細胞への侵入・増殖方法はウイルスにより異なるため、多くの場合、抗ウイルス薬は特定の、または一部のウイルスだけに効果を発揮します。

増殖に必要な酵素を標的とした抗ウイルス薬

　抗インフルエンザ薬（P.198参照）のノイラミニダーゼ阻害薬は、ウイルス表面のノイラミニダーゼという酵素を阻害します。この酵素が、ウイルス粒子表面のヘマグルチニンに結合している、宿主細胞表面の糖タンパク質を切断することで、ウイルスは遊離します。ノイラミニダーゼを阻害すると遊離できないため、ウイルスは別の細胞への侵入ができなくなります。RNAポリメラーゼ阻害薬は核酸を複製したり、タンパク質の設計図を読み出したりする際、遺伝情報をmRNAに転写するのに必要なRNAポリメラーゼという酵素を阻害します。またエンドヌクレアーゼ阻害薬は、タンパク質を合成するためのmRNA転写の初期段階を阻害することで、ウイルスの増殖を抑制します。

ノイラミニダーゼ
糖タンパク質や糖脂質などの糖類の末端に結合したシアル酸を切り離す働きを持つ酵素。ウイルスが感染した宿主細胞内で増殖したあと、外へ出て行く際に、ノイラミニダーゼがシアル酸を切り離して、ウイルスを細胞から遊離させる。ウイルス粒子表面のスパイクタンパク質のひとつである。

ヘマグルチニン
ウイルスの表面にある糖タンパク質で、赤血球を凝集させる作用を持つ。ノイラミニダーゼと同様に、ウイルス粒子表面のスパイクタンパク質である。ウイルスが細胞に感染する最初のステップにおいて、ヘマグルチニンが細胞の表面の受容体に結合して、宿主細胞の中に侵入する。

ウイルスの分類
ウイルスは、遺伝情報としてDNAを持つDNAウイルスと、RNAを持つRNAウイルスに分類される。RNAウイルスはDNAウイルスと比較して変異しやすい傾向がある。DNAウイルスにはヘルペスウイルスが、RNAウイルスにはエイズウイルス(HIV)、インフルエンザウイルス、コロナウイルスなどがある。

抗ウイルス薬の作用点

抗ウイルス薬は、ウイルスが増殖するプロセスのうちのどこかを阻害し、増殖を抑制する薬である。

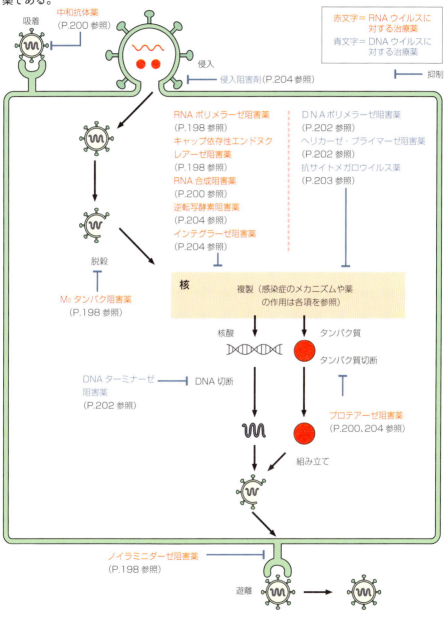

インフルエンザの薬

感染症の薬

ポイント
- インフルエンザは全身症状が中心のウイルス感染症
- 感染が確定した場合は抗インフルエンザ薬を投与する
- 現在の主な治療薬は遊離を阻害するノイラミニダーゼ阻害薬

毎年流行する代表的なウイルス感染症

　インフルエンザは**インフルエンザウイルス**による感染症で、毎年、冬から春先にかけて流行します。インフルエンザウイルスにはA型、B型、C型、D型※がありますが、国内で流行するのは**A型**と**B型**です。飛沫感染や接触感染で、約1〜3日の潜伏期間のあとに、急な発熱（高熱）、全身倦怠感、関節の痛みなどの症状が現れます。鼻汁や鼻閉、咳などのかぜ症候群のような症状が現れることもありますが、インフルエンザの症状は全身症状が中心です。

　鼻腔や咽頭のぬぐい液で検査し、インフルエンザの感染が確定したら、抗インフルエンザ薬を投与します。

発症から48時間以内に投与しないと効果がない

　現在、主に使われているのは**ノイラミニダーゼ阻害薬**（P.196参照）です。この薬は、宿主細胞の中でできたウイルスが外に出て遊離するのを阻害します。この薬は発症から48時間以内に投与を開始しないと、効果が得られません。RNAポリメラーゼ阻害薬（P.196参照）もありますが、これは新型インフルエンザ等が流行したときなど、国が使用を認めたときだけ使うことになっています。また、ウイルスのmRNAの合成を阻害するキャップ依存性エンドヌクレアーゼ阻害薬がありますが、この薬への**低感受性ウイルス**が出現しやすいことが報告されています。A型ウイルスに対して、脱殻を阻害するM_2タンパク阻害薬がありましたが、多くのインフルエンザウイルスが耐性を獲得してしまったため、現在ではほとんど使われていません。

用語解説

新型インフルエンザ
季節性のインフルエンザとは抗原性が大きく異なるインフルエンザ。免疫を持つ人がいないため、感染拡大しやすいのが特徴。

メモ

なぜ48時間以内か？
インフルエンザウイルスは発症から24時間前後で急速に増殖し、48〜72時間で、そのピークを迎える。ノイラミニダーゼ阻害薬が発症から48時間以内に投与を開始しなければならない理由は、ピークに達する前に、増殖したウイルスが宿主細胞から遊離するのを抑えないと、十分な効果が発揮されないからである。

※ただしD型は牛や豚などの家畜のみ感染する。

抗インフルエンザ薬の作用機序

抗インフルエンザ薬には、主にノイラミニダーゼ阻害薬が用いられる。抗インフルエンザ薬は、発症から48時間以内に投与する必要がある。

治療薬

種類	一般名	作用	主な副作用
❶ M_2 タンパク阻害薬	アマンタジン	A型ウイルスが宿主細胞内で脱殻するのに必要な M_2 タンパクを阻害する	悪性症候群、中毒性表皮壊死症、角膜炎など
❷ キャップ依存性エンドヌクレアーゼ阻害薬	バロキサビルなど	ウイルスのRNA合成開始に必要なキャップ構造を切り出す酵素を阻害し、RNA合成を阻害	悪心・嘔吐、下痢、異常行動など
❸ RNAポリメラーゼ阻害薬	ファビピラビル	ウイルスのRNAポリメラーゼがヌクレオチドのかわりに組み込まれ、RNAが複製できなくなる	異常行動、ショック、アナフィラキシー、催奇形性など
❹ ノイラミニダーゼ阻害薬	オセルタミビル、ザナミビルなど	宿主細胞からウイルスが遊離するときに作用するノイラミニダーゼを阻害する	悪心・嘔吐、下痢、発疹など

作用機序

脱殻時（A型のみ）

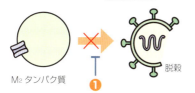

M_2 タンパク質の作用で脱殻が起こる

M_2 タンパク質の働きを阻害して脱殻を防ぐ

合成開始時

合成のためにキャップ依存性エンドヌクレアーゼを用いてキャップ構造を奪う

キャップ依存性エンドヌクレアーゼの働きを阻害して合成を防ぐ

転写時

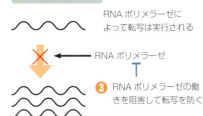

RNAポリメラーゼによって転写は実行される

RNAポリメラーゼの働きを阻害して転写を防ぐ

遊離時

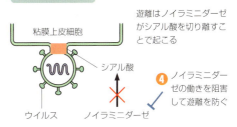

遊離はノイラミニダーゼがシアル酸を切り離すことで起こる

ノイラミニダーゼの働きを阻害して遊離を防ぐ

COVID-19の薬

ポイント
- 新型コロナウイルスは高い病原性を持ち重い症状を発症する
- 主な症状は全身症状や呼吸器症状、消化器症状である
- 治療薬はRNA合成阻害薬やプロテアーゼ阻害薬、中和抗体薬

世界中で大流行した新型コロナウイルス感染症

　COVID-19とは、新型コロナウイルス感染症のことです。コロナウイルスにはいくつもの種類があり、かぜ症候群（P.150参照）を起こすものもありますが、一方で、重い呼吸器症状などを引き起こす高い病原性を持ったウイルスが登場しています。そのひとつが新型コロナウイルス（SARS-CoV-2）です。

　COVID-19は、飛沫またはエアロゾルから感染し、1〜14日の潜伏期間ののち、発熱、頭痛などの全身症状や、咽頭痛、咳、痰、鼻汁などの呼吸器症状、味覚・嗅覚障害、下痢・腹痛などの消化器症状を発症します。重症化すると、呼吸困難をともなう重い肺炎や、血栓症、心疾患などの合併症を起こし、死亡することもあります。

核酸合成に割り込んで邪魔する治療薬

　COVID-19は社会的にも大きな問題になったため、迅速に治療薬が開発されています。RNA合成阻害薬のレムデシビルとモルヌピラビルは、核酸と似た構造をしていて、ウイルスがRNAを合成するときに正常なヌクレオチドと間違って取り込まれ、正しい合成を阻害します。

　プロテアーゼ阻害薬のニルマトレルビルやエンシトレルビルなどは、ウイルスに必要なタンパク質の合成に関わる酵素を阻害します。

　中和抗体薬は、ウイルス表面のスパイクタンパク質に対する抗体で、これが結合するとウイルスが宿主細胞に吸着・侵入することができなくなります。

用語解説

エアロゾル
空気中を浮遊する粒子のこと。花粉や埃などもエアロゾルにあたるが、ここでは唾液や鼻汁が粒子化したものをさす。

スパイクタンパク質
ウイルスがヒトの細胞に侵入する際に使用する、ウイルス表面に存在する突起状のタンパク質。ウイルス表面にある2種類のスパイク状のタンパク質は、ヘマグルチニン（HA）とノイラミニダーゼ（NA）である。

治療薬の作用機序

COVID-19の治療薬は合成を阻害する薬と、吸着・侵入を防ぐ薬がある。

治療薬

種類	一般名	作用	主な副作用
❶ RNA合成阻害薬	レムデシビル、モルヌピラビル	ウイルスのRNAポリメラーゼにヌクレオチドのかわりに組み込まれることで、RNAが複製できなくなる	悪心・嘔吐、便秘、下痢、腎障害、肝障害など
❷ プロテアーゼ阻害薬	ニルマトレルビル、エンシトレルビルなど	ウイルスRNAから一括で翻訳されたタンパク質を、機能を持ったタンパク質に切断するプロテアーゼを阻害する	肝障害、中毒性表皮壊死症、アナフィラキシー、下痢、味覚障害など
❸ 中和抗体薬	ソトロビマブ、カシリビマブ	ウイルスのスパイクタンパクに結合し、宿主細胞への吸着・侵入を阻害する	過敏症、インフュージョンリアクション（発熱、呼吸困難、悪寒等）など

作用機序

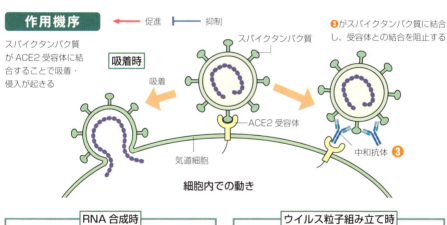

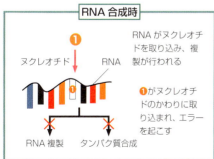

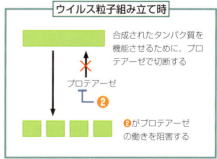

感染症の薬

ヘルペスウイルス感染症の薬

ポイント
- ヘルペスウイルスは複数種類があり、引き起こす疾患が異なる
- 治療後も体内に潜伏し免疫機能が低下すると再び活性化する
- 抗ヘルペスウイルス薬は複製プロセスで働く酵素を阻害する

感染して治ったようでも体内に潜伏している

　ヘルペスウイルスにはいくつもの種類があり、それぞれ引き起こす病気が違います。単純ヘルペスウイルス1型は口唇ヘルペスや性器ヘルペスなどを、水痘・帯状疱疹ウイルスは水痘や帯状疱疹を引き起こします。またサイトメガロウイルスは、多くが小児期に感染するものの、大半が特に症状が現れずに終わります（不顕性感染）。

　ヘルペスウイルスの特徴は、最初に感染して発症したのち治癒（または不顕性感染）しても、体内に潜伏し、加齢や何かの病気などで免疫機能が低下すると再び活性化し、何らかの症状を引き起こすことです。このように、再活性化して発症するものを回帰発症といいます。

DNA複製や、殻への封入を阻害する

　ヘルペスウイルスに対する抗ヘルペスウイルス薬には、いくつかの種類がありますが、いずれもヘルペスウイルスが宿主細胞の中で自分のDNAを複製するプロセスで働く酵素を阻害する薬です。

　DNAポリメラーゼ阻害薬は、ウイルスが自分のDNAを複製するときに、新しいヌクレオチドをつなげる働きをする酵素のポリメラーゼを阻害します。

　ヘリカーゼ・プライマーゼ阻害薬は、DNA複製の開始に必要な酵素のヘリカーゼ・プライマーゼを阻害します。

　DNAターミナーゼ阻害薬は、まとめて長く複製されたDNAを1個分ずつに切断し、タンパク質の殻に封入するのに必要なターミナーゼという酵素を阻害します。

用語解説

ヘリカーゼ
2本鎖のDNAを1本ずつに分離する働きを持つ酵素。この働きは、ATPのエネルギーを使って行われる。

プライマーゼ
DNA複製において、DNAポリメラーゼがDNA合成を開始するために必要な、合成開始の起点となる部分に結合した短いRNA断片（RNAプライマー）を合成する酵素。

ターミナーゼ
サイトメガロウイルスのDNAがコードする酵素で、ウイルス粒子にDNAをパッケージングする際に、複製されたDNAを1単位長のゲノムサイズに切断する。ウイルス粒子の形成に必須の酵素。

治療薬の作用機序

ヘルペスウイルスの治療薬は、各増殖プロジェクトで必要な酵素の働きを阻害する

治療薬

疾患に応じて選択する薬剤の種類や服用量が変わる

種類	一般名	作用	主な副作用
❶ DNAポリメラーゼ阻害薬	アシクロビル、バラシクロビルなど	活性化されたものをウイルスのDNAポリメラーゼが間違ってDNA鎖に組み込み、DNAが複製できなくなる	悪心・嘔吐、下痢、腹痛、肝障害、アナフィラキシーなど
❷ ヘリカーゼ・プライマーゼ阻害薬	アメナメビル	ウイルスDNAの2本鎖を開くヘリカーゼと、DNA合成の起点となるRNAプライマーをつくるプライマーゼの複合体を阻害、DNAの複製を阻害する	悪心・嘔吐、下痢、腹痛、多形紅斑など
❸ DNAターミナーゼ阻害薬	レテルモビル	長く合成されたDNAを1単位ずつに切って、殻に入れる酵素を阻害する	悪心・嘔吐、下痢など
❹ 抗サイトメガロウイルス薬（DNAポリメラーゼ阻害薬）	ガンシクロビル	アシクロビルの誘導体で、サイトメガロウイルスの酵素で活性化し、それをウイルスのDNAポリメラーゼが間違ってDNA鎖に組み込み、DNAの複製が阻害される	骨髄抑制、血小板減少による出血、腎不全など

作用機序

┠── 抑制

DNAの複製過程

① DNAの2重らせんを1本鎖にする
② DNAを複製する

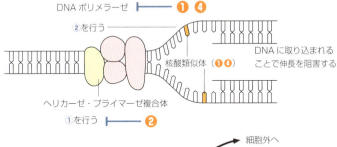

DNA複製後の過程

③ DNAが1単位のサイズに切断される
④ DNAがカプシドに詰められる
⑤ テグメント、エンベロープを獲得して細胞外へ

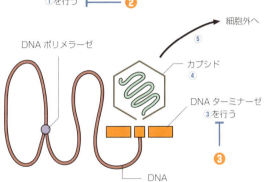

HIV感染症の薬

ポイント
- HIVはCD4陽性T細胞に入り込み、AIDS（エイズ）を引き起こす
- 逆転写酵素阻害薬で宿主細胞（しゅくしゅさいぼう）内のHIVの逆転写を止める
- 酵素の働きを阻害する薬やHIVの侵入を防ぐ薬も使われる

CD4を持つT細胞を壊して免疫機能を低下させるHIV

HIV感染症とはHIV（ヒト免疫不全ウイルス）の感染によって引き起こされる病気です。HIVは免疫細胞のCD4陽性T細胞に入り込み、その数を減らして、AIDS（エイズ）（後天性免疫不全症候群）を引き起こします。HIVは、性行為感染や、注射針の使い回しなどによる血液感染、母子感染などで感染します。感染後、1〜3ヶ月の急性感染期には発熱やリンパ節の腫れなどの症状が現れますが、その後、1〜10年の無症候期を経て、免疫機能が低下してくると、日和見感染（ひよりみかんせん）や体重減少、脳症などをともなうAIDSを発症します。

治療薬は逆転写酵素阻害薬が代表的

HIVは、宿主細胞（しゅくしゅさいぼう）に侵入すると、まず自分のRNAを鋳型にしてDNAを合成する逆転写（ぎゃくてんしゃ）という反応を起こします。そこで逆転写酵素阻害薬で、この反応を止めます。この薬には、薬自体がヌクレオチドと似た構造を持ち、正常のヌクレオチドと間違って組み込まれることで反応を止める核酸系と、酵素に結合し反応を抑える非核酸系があります。

ほかに、逆転写でつくったウイルスのDNAを宿主細胞のDNAに組み込む反応を起こすインテグラーゼという酵素を阻害するインテグラーゼ阻害薬、宿主細胞の中でウイルス粒子のカプシド（殻）を形成するタンパク質を、前駆（ぜんく）体から切り出す（たい）プロテアーゼという酵素を阻害するプロテアーゼ阻害薬、HIVが宿主細胞のCD4に結合し、細胞内に侵入するのをブロックする侵入阻害剤などがあります。

用語解説

CD4陽性T細胞
T細胞受容体として、細胞膜の表面に抗原であるCD4糖タンパク質を発現しているもの。CD4陽性細胞は、抗原を認識して活性化しエフェクター細胞になると、免疫の司令塔であるヘルパー細胞や、免疫機能を終了させる制御性T細胞になる。

日和見感染
免疫力が低下した結果、健康な状態では問題とならないような病原体に感染し、発症する感染症をさす。

逆転写
RNAを鋳型としてDNAを合成すること。

インテグラーゼ
ウイルスDNAを染色体に組み込ませる酵素。

プロテアーゼ
タンパク質中のペプチド結合を分解する、タンパク質分解酵素。

抗HIV阻害薬の作用機序

HIVの治療はアドヒアランス（P.38参照）の維持や有害作用、コストなど、考慮が必要なさまざまなポイントが存在する。

抗HIV薬
耐性ウイルスが生まれやすいため、多剤併用療法が行われる

種類	一般名	作用	主な副作用
❶ 逆転写酵素阻害薬／核酸系	テノホビル・アラフェナミド、エムトリシタビンなど	ウイルスの逆転写酵素が、正常なヌクレオチドと間違ってDNA鎖に組み込む	乳酸アシドーシス、腎障害、骨粗鬆症など
❷ 逆転写酵素阻害薬／非核酸系	リルピビリン、ドラビリンなど	ウイルスの逆転写酵素に結合し、酵素の働きを阻害する	不眠や異常な夢などの精神神経症状、頭痛、悪心、肝障害、下痢など
❸ インテグラーゼ阻害薬	ドルテグラビル、ビクテグラビルなど	ウイルスのDNAを宿主のDNAに組み込む酵素を阻害する	過敏症、悪心、下痢、頭痛、クレアチニン上昇など
❹ プロテアーゼ阻害薬	ダルナビル、リトナビルなど	ウイルス粒子を構成するタンパク質を前駆体から切り出すプロテアーゼを阻害することで、ウイルス粒子の産生を阻害する。	悪心、下痢、脂質異常症、糖尿病など
❺ 侵入阻害剤	マラビロク	ウイルスが宿主細胞に侵入するのを阻害する	悪心、頭痛など

作用機序

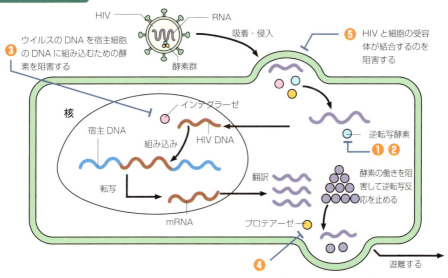

感染症の薬

真菌感染症の薬① **真菌感染症と薬**

ポイント
- 真菌はカビなど細胞内に核を持つ真核生物に属する微生物
- 真菌のうち病原性を持つものが真菌感染症を引き起こす
- 抗真菌薬には増殖プロセスを阻害する薬や死滅させる薬がある

真菌はヒトと同じ真核生物

真菌とは、細胞内に核を持つ真核生物に属する微生物で、カビ、キノコ、酵母などがその仲間です。真菌の中には、飲食物やその加工に利用されるなど、有用なものも数多くありますが、ヒトなどに病原性を持つものもあり、それらが真菌感染症を引き起こします。

真菌感染症は、皮膚や爪など体の表面に生じる白癬（水虫）や表在性カンジダ症といった表在性真菌症、傷口などから侵入した真菌によって起こる深在性皮膚真菌症、内臓や全身に起こる深在性カンジダ症や肺アスペルギルス症などの深在性真菌症に分けられます。表在性真菌症は健康な人でもかかりますが、深在性真菌症の多くは、免疫不全の状態の人に日和見感染として起こるものです。症状は、原因となる真菌や病巣などによって異なります。

検体を採取して感染した真菌を確定する必要がある

真菌を殺し、または増殖を抑える薬の抗真菌薬には、真菌が増殖するプロセスを阻害する細胞膜合成阻害薬、核酸合成阻害薬、細胞壁合成阻害薬や、細胞膜の機能を障害して、細胞内の成分を漏れ出させて真菌を殺す細胞膜安定化阻害薬があります（P.208参照）。

真菌によって効く薬が違うので、病巣から検体を採取して詳しく調べ、病原となる真菌を確定する必要があります。しかし、特に深在性真菌症の場合は検体が取りにくく、培養に時間がかかることも多いため、短時間で簡易にできる検査等で判断し、治療を開始することもあります。

用語解説

真核生物
真核細胞を持っている生物のことで、ほとんどの真核生物は多細胞生物である。細菌とは異なり、真核生物の細胞は核を有し、遺伝情報は核の中にある。真核生物の例として、ヒト、動物、植物、寄生虫、カビ、酵母などが挙げられる。

メモ

病原体を持つ真菌はどれ？
真菌にはカビやキノコ、酵母が存在するが、このうち、病原体を多く持つのはカビである。

真菌細胞の構造

真菌はヒトと同じ真核生物であり、細胞どうしの共通点は多い。そのため、真菌だけに選択毒性※を発揮する治療薬を開発するのは難しい。

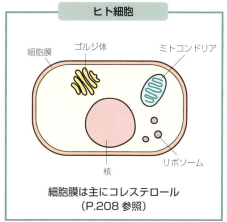

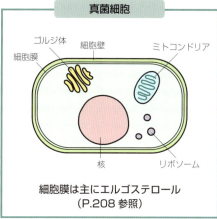

※選択毒性とは、特定の病原菌などに対して毒性を示し、正常細胞などには害を与えないこと。

抗真菌薬の作用点

真菌によって効く薬は異なるため、治療では検査をして病原体を確定させる必要がある。

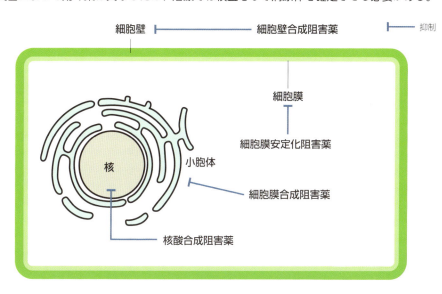

感染症の薬

真菌感染症の薬② **抗真菌薬の作用**

ポイント
- 増殖プロセスを阻害する薬は対象の物質ごとに存在する
- 真菌を殺す薬は細胞膜に対してチャネルのように働く
- 細胞膜に作用する薬の欠点は副作用が出やすいこと

細胞膜や細胞壁、核酸の合成を阻害する薬

　真菌の増殖プロセスを阻害する薬には、細胞膜合成阻害薬、核酸合成阻害薬、細胞壁合成阻害薬があります。

　細胞膜合成阻害薬は、真菌の細胞膜の主要な成分であるエルゴステロールの合成を阻害します。エルゴステロールはアセチルCoAから、いくつかの酵素によって何段階かのプロセスを経てつくられます。そしてこの薬には、右ページの表のように阻害する酵素が異なるものがあります。

　核酸合成阻害薬はフルシトシンという薬で、真菌内に取り込まれるとフルオロウラシルという抗がん薬にもなっている物質に変化し、核酸の合成を阻害します。

　細胞壁合成阻害薬は、真菌の細胞壁を構成する成分であるβ-D-グルカンを合成する酵素を阻害して、細胞壁の合成を止めます。この薬は、アルペルギルス症とカンジダ症に効果があります。

細胞膜に孔を開けて中身を漏れ出させる薬

　細胞膜安定化阻害薬は、真菌の細胞膜の構成成分であるエルゴステロールに結合して、細胞膜にチャネルのような孔を開け、細胞内の電解質やアミノ酸などを細胞外に漏れ出させて真菌を殺します。内服した場合、消化管内の真菌には効果がありますが、吸収されにくく、全身に分布させることができないので、基本的には注射で投与することになります。またヒトの細胞膜のコレステロールにも同様に作用するため、副作用が出やすいのが欠点で、副作用を低減するために工夫した薬も開発されています。

用語解説

エルゴステロール
真菌の細胞膜を構成する脂溶性物質。

β-D-グルカン
真菌の細胞壁を構成する多糖類の一種。

メモ

抗真菌薬の標的
真菌とヒトの細胞は共通点が多く、真菌だけに選択毒性を発揮するのは難しい。ただし、まったく同一なわけではない。たとえば細胞膜を構成する脂質は、真菌はエルゴステロールであり、ヒトはコレステロールである。抗真菌薬は、エルゴステロールを標的として作用する。

抗真菌薬の作用機序

抗真菌薬は、それぞれの増殖プロセスで効果を発揮する。

抗真菌薬

種類	一般名	作用	主な副作用
❶ 細胞膜合成阻害薬／イミダゾール系薬	ミコナゾール、クロトリマゾール	細胞膜の成分を合成する酵素を阻害する	肝障害、消化器症状、口腔の乾燥・頭痛、皮膚や粘膜の刺激感など
❷ 細胞膜合成阻害薬／トリアゾール系薬	イトラコナゾール、フルコナゾールなど		ショック、中毒性表皮壊死症、スティーブンス・ジョンソン症候群など
❸ 細胞膜合成阻害薬／アリルアミン系薬	テルビナフィン		比較的軽い。頭痛、悪心・嘔吐、下痢、味覚障害、外用薬は皮膚刺激症状など
❹ 細胞膜合成阻害薬／ベンジルアミン系薬	ブテナフィン		
❺ 核酸合成阻害薬／フルオロピリミジン系	フルシトシン	真菌内に取り込まれると活性化し、DNA合成に必要な物質を合成する酵素を阻害する	汎血球減少、無顆粒球症、腎障害、発疹など
❻ 細胞壁合成阻害薬／キャンディン系薬	ミカファンギン、カスポファンギン	真菌の細胞壁の合成に関わる酵素を阻害する	血液障害、ショック、アナフィラキシー、肝障害、腎障害など
❼ 細胞膜安定化阻害薬／ポリエンマクロライド系薬	アムホテリシンB	細胞膜の成分に結合し、細胞膜の機能を障害する	ショック、過敏症、中毒性表皮壊死症、スティーブンス・ジョンソン症候群など

作用点

⊢―― 抑制

細胞膜合成阻害薬

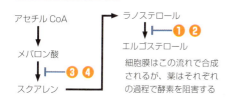

アセチルCoA → メバロン酸 → スクアレン → ラノステロール → エルゴステロール

細胞膜はこの流れで合成されるが、薬はそれぞれの過程で酵素を阻害する

核酸合成阻害薬

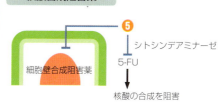

シトシンデアミナーゼ
5-FU
核酸の合成を阻害

細胞壁合成阻害薬

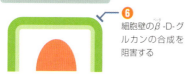

細胞壁のβ-D-グルカンの合成を阻害する

細胞膜安定化阻害薬

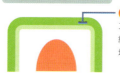

エルゴステロールに結合して細胞膜を破壊する

コラム Column

アルコール消毒と薬剤耐性（AMR）

　2019年に発生した新型コロナウイルス感染症（COVID-19）の世界的な流行を境に、人々の清潔衛生への意識が高まり、街中のさまざまな場所にアルコール消毒液等が設置されました。しかしながら、COVID-19が治まるにつれ、人々の手指消毒や飛沫感染防止の意識が薄れつつあるようです。

　アルコール消毒液（製剤）の主成分は、エタノールとイソプロピルアルコールです。これらの消毒用アルコールは、細菌の細胞壁（P.181参照）や細胞を構成するタンパク質を変性させることで殺菌作用を発揮します。しかしながら、滅菌作用はありません。細菌は生育環境が悪化すると芽胞を形成して生き延びますが、芽胞は熱やアルコール消毒では死滅しないからです。芽胞は、滅菌装置を用いて180℃以上の高温または高温高圧の蒸気で物理的に滅菌する必要があります。アルコール消毒はウイルスにも効果を発揮します。特に、エンベロープを持つウイルス（P.195参照）には有効とされています。

　抗菌薬を長期にわたり使用すると、耐性菌が出現します（p.180参照）。これを薬剤耐性（AMR：Antimicrobial Resistance）といいます。抗菌薬開発の歴史は、新たな抗菌薬の登場と耐性菌の出現のいたちごっこでした。1960年にペニシリンより強力な抗菌薬メチシリンが開発されました。しかしながら、そのわずか2年後には、メチシリン耐性黄色ブドウ球菌（MRSA：(Methicillin-Resistant Staphylococcus Aureus)）という非常に病原性の高い耐性菌が出現しました。これに対してバンコマイシンが開発されたものの、次にバンコマイシンに対する耐性菌が出現しました。

　薬剤耐性を持った抗菌薬の効かない細菌は、ときに命に関わる重篤な感染症を引き起こします。新たな薬剤耐性は、パンデミックの再来を招く脅威となります。また、抗菌薬の長期使用によって薬剤耐性を獲得した悪玉細菌が体内に残ってしまうと、炎症性腸疾患、自己免疫疾患、代謝性疾患、神経疾患など、さまざまな病気を引き起こすことがわかってきました。

　薬剤耐性を起こさせないためには、適切な消毒により感染症を防ぎ、感染症に対して薬剤を適正に使用することが重要なのです。

第 9 章

がんに対する薬

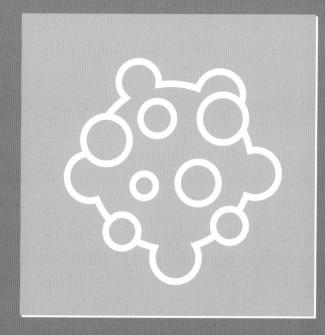

がんとがん治療の概要

ポイント
- がんは悪性腫瘍ともいう
- がん細胞が広がると組織の正常な機能を損ない痛みを生じる
- がんの治療法には手術療法、薬物療法、放射線治療がある

がんの3つの分類

がんとは、正常な細胞の遺伝子に何らかの異常が生じ、無秩序に増殖するようになった状態です。**悪性腫瘍**とも呼ばれます。がん細胞は増殖して大きな塊となったり、周囲の組織に入り込んで広がったり（**浸潤**）、血流やリンパ流に乗って離れた場所に運ばれ増殖を始めたり（**転移**）します。その結果、がん細胞により組織の正常な機能が損なわれ、痛みなどの症状も現れるのです。そして生体恒常性の維持に重要な臓器の機能が損なわれたり、栄養障害（**がん悪液質**）を生じたりすると死にいたります。

「がん」は悪性腫瘍全体を示す際に使われる表記です。がんは一般的に、胃がんや大腸がんなど、それが生じた臓器で分類されます。発生した組織によって、**上皮性のがん**（「癌」と表記される）、**非上皮性のがん**（「肉腫」と呼ばれる）、**造血器でできるがん**（血液のがん）に分けられます。

がんの三大療法

がんが発見された場合はすみやかに治療を開始し、がんを取り除くか、がん細胞を死滅させる必要があります。

がんの治療法には、手術で病巣を切除する**手術療法**、抗悪性腫瘍薬による**薬物療法**、放射線を照射してがん細胞を死滅させる**放射線治療**があります。血液以外のがんでは、手術療法が第一選択肢となります。しかし、がん細胞が進行して転移している場合は、手術療法と薬物療法や、放射線治療を組み合わせて行うことがあります※。一方、血液のがんの治療は、薬物療法と放射線治療が中心です。

用語解説

がん悪液質
がんの進行により出現する、脂肪組織と骨格筋を消耗する病態。体重が10〜20％減少することもある。

上皮性のがん
上皮細胞から発生するがんで、「癌」と表記される。扁平上皮癌や腺癌などが、これに含まれる。

非上皮性のがん
非上皮組織から発生するがんで、「肉腫」と呼ばれる。平滑筋肉腫や脂肪肉腫などが、これに含まれる。

造血器でできるがん
血液細胞から発生するがん。白血病や悪性リンパ腫などが、これに含まれる。

メモ

腫瘍は2種類ある
腫瘍とは体の細胞や組織の一部が病的に増殖したもので、良性と悪性の2種類ある。良性腫瘍は、その時点では治療の必要がなく、健康への悪影響を及ぼさない。悪性腫瘍はがんである。

緩和治療
三大療法を行うも、がんの進行を止められない場合は、がんによる心身の苦痛を取り除き、可能な限り平穏に残りの日々を過ごすための、緩和ケアが目的になる。

※これを集学的治療と呼ぶ。

がん細胞の増殖と化学療法

がん細胞が相当数まで増殖すると「がん」と診断される。外科手術後に残ったがん細胞に対して化学療法を行うと、その数を減らすことはできるが、薬の感受性が低いがん細胞は生き残り、再び増殖するとがんが再発する。

がんと診断されるまで　下記の図のがん細胞は次のように分類している

- 抗がん薬感受性高
- 変異／生存適正ありあり／抗がん薬感受性中
- 変異／生存適正なし（自然消滅）
- 変異／生存適正あり／抗がん薬耐性あり

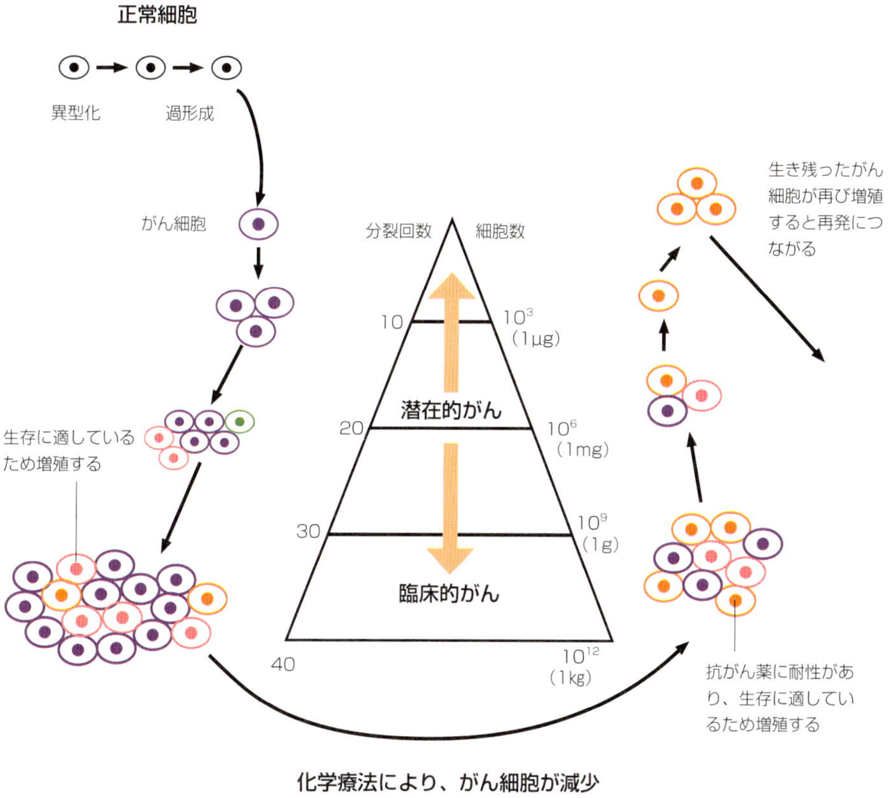

正常細胞

異型化　過形成

がん細胞

生存に適しているため増殖する

分裂回数　細胞数

10　10^3（1μg）

20　10^6（1mg）

30　10^9（1g）

40　10^{12}（1kg）

潜在的がん

臨床的がん

生き残ったがん細胞が再び増殖すると再発につながる

抗がん薬に耐性があり、生存に適しているため増殖する

化学療法により、がん細胞が減少

がんに対する薬

がんの薬物療法の概要

ポイント
- 抗がん薬は手術や放射線治療と異なり、全身に作用する。
- 薬物療法は手術前の病巣縮小や転移したがんを叩くことが目的
- 抗がん薬は研究により、推奨される投与方法が示されている

抗がん薬を用いる目的

　がんの薬物療法に用いる薬を抗がん薬（正式名称は抗悪性腫瘍薬）といいます。手術や放射線療法と違い全身に作用するのが特徴で、多剤併用療法が効果的です。

　薬物療法は手術前に病巣を縮小しておき（術前化学療法）、がんを確実に取り除いて手術の侵襲を低減するために、あるいは手術後、全身に転移しているかもしれないがんを叩くために行います。すでにがんが、あちこちに転移しているなど手術ができない場合には、がんの進行を抑えて生存期間を延長させ、症状を緩和するための薬物療法が治療の中心になります。

それぞれのがんに標準的な薬物治療法が示されている

　抗がん薬には、殺細胞性抗がん薬（P.216〜221参照）、分子標的薬（P.222〜227参照）、免疫チェックポイント阻害薬（P.228、231参照）、ホルモン療法薬（P.232、233参照）といった種類があります。がんの種類によって薬の組み合わせ、投与量、投与間隔など、推奨される投与方法が示されているため、がんの種類と進行度を明らかにしたうえで、そのがんに推奨される治療を行います。

　抗がん薬が、がん細胞だけでなく正常な細胞にも作用してしまうと、副作用を引き起こします。骨髄や心臓、腎臓など生命予後に重要な臓器に重篤な副作用が起こった場合は、その薬の治療を中止しなければなりません。そこで、抗がん薬の有効性を高めて副作用を軽減する目的で、多剤併用療法が行われています。

メモ

乳がんの術前化学療法
早期の乳がんに対する術前化学療法は、薬であらかじめがんを小さくしてから手術を行うことにより、以下の効果を期待している。
・確実にがんを取り除く
・目には見えない微小転移に対する治療を、早期に開始する
・乳房温存療法（乳房部分切除術＋放射線治療）を行える可能性を高める

ちょっと一息

「侵襲」の意味
一般的に、「侵襲」は侵入し襲うことを意味するが、医学用語としての「侵襲」は意味が異なる。生体の恒常性を乱す刺激全般のことで、たとえば投薬や手術などの医療行為、または外傷・感染症などをさす。

また、がん細胞が抗がん薬に対する耐性を獲得した場合、作用機序の異なる抗がん薬に切り替えます。

各抗がん薬の作用

抗がん薬は主に殺細胞性抗がん薬、分子標的薬、免疫チェックポイント阻害薬、ホルモン療法薬に分けられ、がんの種類や程度に応じて選択される（各薬の作用機序は、それぞれのページを参照）。

⊣— 抑制

殺細胞性抗がん薬

細胞分裂のプロセスを阻害してがん細胞を殺すが、同様に正常細胞も阻害するリスクがある
（P.216～221参照）

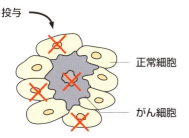

分子標的薬

特異的に発現、あるいは高発現しているがん細胞のターゲット分子に作用する（正常細胞にも作用して副作用を起こすこともある）
（P.222～227参照）

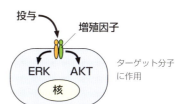

免疫チェックポイント阻害薬

免疫チェックポイントタンパク質の働きを阻害することにより、がん細胞に対する免疫機構を強める
（P.228、231参照）

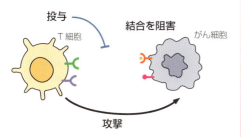

免疫チェックポイントが結合すると、T細胞はがん細胞を攻撃しなくなる。そこで結合を阻害し、がん細胞を攻撃させる

ホルモン療法薬

がんの増殖に関わるホルモンの受容体を阻害して、がん細胞の増殖を抑制する
（P.232、233参照）

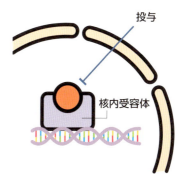

がんに対する薬

殺細胞性抗がん薬① 薬の作用

ポイント
- 化学療法とは殺細胞性抗がん薬を用いた治療をさす
- 殺細胞性抗がん薬はがん細胞のDNA合成や複製、細胞分裂を阻害
- 殺細胞性抗がん薬によって細胞周期の異なるステップに作用する

細胞分裂がさかんながん細胞の特徴を利用して叩く

抗がん薬のうち、もっとも歴史が長いのが殺細胞性抗がん薬（細胞障害性抗がん薬）と呼ばれる薬で、がん治療の化学療法とは、基本的にこの薬を使った治療をさします。

がん細胞は細胞分裂がさかんなため、その特徴を利用して、細胞分裂のプロセスを阻害することでがん細胞を死にいたらしめようとする薬です。

薬によって阻害する細胞周期のステップが違う

細胞分裂のプロセスは、DNA合成準備期（G_1期）、DNA合成期（S期）、分裂準備期（G_2期）、分裂期（M期）に分けられ、M期から再びG1期に入るというサイクルを繰り返します。これを細胞周期といいます。細胞は、細胞分裂が止まった静止期（G_0期）に入ることもあります。正常な細胞は静止期後、再びG_1期からの細胞周期に入るものもあれば、特定の細胞に分化して増殖する力を失うものもあります。

増殖するがん細胞にはG_0期がありません。治療後に生き残ってG_0期で潜んでいたがん細胞が、何らかの刺激で再び増殖を始めると、がんが再発します。

殺細胞性抗がん薬は、代謝拮抗薬（たいしゃきっこうやく）、プラチナ製剤、アルキル化薬、抗腫瘍性抗生物質、トポイソメラーゼ阻害薬、微小管阻害薬（びしょうかんそがいやく）に分類されます（P.218参照）。

代謝拮抗薬は細胞周期のS期を、トポイソメラーゼ阻害薬はS期とG_2期を、微小管阻害剤はG_2期からM期へ入るステップを阻害します。

用語解説

細胞周期
真核生物の細胞がDNA合成や細胞分裂を経て、2つの娘細胞を生み出す一連の過程。G_1期、S期、G_2期、M期からなる。

メモ

薬物療法の細分化
がんの薬物療法は、殺細胞性抗がん薬を用いた化学療法のほかに、ホルモン療法（内部分泌療法）、分子標的療法などに分けられます。一方で、がんや、その治療にともなう症状を和らげる目的で薬を用いる療法を、支持療法（P.232参照）といいます。

またプラチナ製剤とアルキル化薬、抗腫瘍性抗生物質は、どの細胞周期にある細胞にも影響を及ぼし、細胞分裂を止めます。

殺細胞性抗がん薬の作用点

殺細胞性抗がん薬は、細胞分裂のプロセスを阻害する。薬によって、阻害するステップが異なる。

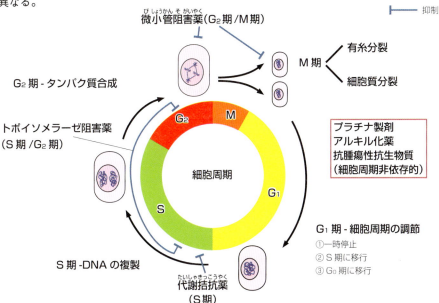

| COLUMN | シスプラチンの歴史 |

　シスプラチン（CDDP:cis-diamminedichloro-platinum）は、細胞増殖に必要なDNAの塩基に結合・架橋して、DNAの複製や転写を阻害する抗がん薬です。分子内に白金原子（Pt）を持っているため、プラチナ製剤（白金製剤）に分類されています。抗がん薬として広く使われている薬ですが、その歴史は偶然の産物から始まりました。シスプラチンが合成されたのは1845年です。もともとは錯体※の研究材料として開発されました。しかし、1965年にアメリカのローゼンバーグ博士が、細菌への電場の影響を調べている際に、プラチナ電極が大腸菌の増殖を抑制することを発見。その作用を応用して、がん細胞の分裂抑制についての研究が行われ、やがて製剤化されました。諸外国では1978年、日本では1983年に承認され、多くのがんに対して使われてきました。今日では、シスプラチンの腎毒性や血液毒性を軽減するために、第2世代、第3世代の白金製剤が開発されています。

※金属または金属類似元素の原子・イオンの周囲に、原子・イオンや原子団が立体的に結合し、原子集団をつくるもの。

がんに対する薬

殺細胞性抗がん薬② 薬の種類と作用

ポイント
- DNAの合成を阻害し細胞分裂を止める代謝拮抗薬
- DNAの複製や転写を阻害するトポイソメラーゼ阻害薬
- 細胞に作用して死にいたらしめる微小管阻害薬

DNAの合成を阻害して細胞分裂を止める薬

代謝拮抗薬（葉酸代謝拮抗薬、ピリミジン拮抗薬、プリン拮抗薬）は、いずれも核酸の合成に必要な物質と似た構造をしていて、正しい物質のかわりに利用されることで、ヌクレオチドの合成を担う酵素を阻害し、DNAの合成を阻害します。**プラチナ製剤**と**アルキル化薬**は、DNAの塩基に結合して塩基間に橋をかけ（架橋）、DNAの複製や転写を阻害します。プラチナ製剤は、DNAの2本鎖の一方の鎖に並ぶ塩基に、アルキル化薬は、2本鎖の両方の塩基に架橋を形成することが多いという違いがあります。

抗腫瘍性抗生物質は、抗菌薬として利用される抗生物質の仲間です。抗生物質とは細菌などの微生物がつくる、ほかの細菌や細胞を殺す作用を持つ物質で、がん細胞を殺す作用を持つものが、抗がん薬として利用されています。

DNA複製に必要な酵素を阻害する薬

DNAを複製するため2本のDNA鎖がほどかれると、ほかの部分に強いねじれが生じます。

そこでトポイソメラーゼが一度DNA鎖を切り、ねじれを直してまたつなげます。**トポイソメラーゼ（I・II）阻害薬**は、このDNA鎖をつなげる働きを阻害してDNAの複製を止めます。抗腫瘍性抗生物質のアントラサイクリン系薬はトポイソメラーゼII阻害作用を有します。

微小管阻害薬は、**微小管**の伸長・短縮の働きを阻害することで**紡錘体形成**を阻害し、細胞分裂を停止させ、がん細胞を死にいたらしめます。

用語解説

微小管
真核生物の細胞骨格タンパク質のひとつ。細胞の有糸分裂の際に、染色体を娘細胞に分配するために形成される紡錘体を構成する。微小管は、細胞分裂のほかに、細胞の形態維持や形態変化、細胞内物質輸送、鞭毛や繊毛の運動など、細胞機能に重要な役割を果たす。

メモ

アルキル化薬の開発
アルキル化薬は最初につくられた殺細胞性抗がん薬である。第一次世界大戦で使用されたマスタードガスの骨髄抑制作用による、悪性リンパ腫に対する有効性が示され、抗がん薬として開発された。

各殺細胞性抗がん薬の作用機序

代謝拮抗薬はDNAの合成を、プラチナ製剤とアルキル化薬はDNAの複製と転写を、トポイソメラーゼ阻害薬はDNAの複製を、微小管阻害薬は細胞分裂を阻害する。

代謝拮抗薬

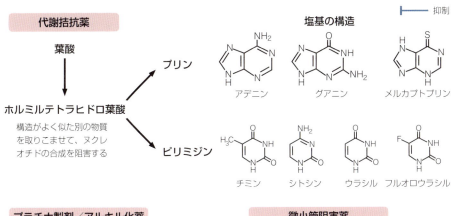

葉酸 → プリン / ピリミジン

ホルミルテトラヒドロ葉酸
構造がよく似た別の物質を取りこませて、ヌクレオチドの合成を阻害する

塩基の構造：アデニン、グアニン、メルカプトプリン、チミン、シトシン、ウラシル、フルオロウラシル

プラチナ製剤／アルキル化薬

アルキル化薬
DNAの塩基にアルキル基を共有結合させて架橋を形成して複製・転写を阻害する

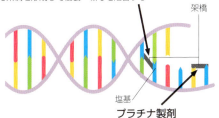

プラチナ製剤
隣り合う塩基を架橋して複製・転写を阻害する

微小管阻害薬

微小管の働きを阻害して細胞分裂のプロセスを阻害し、がん細胞を殺す

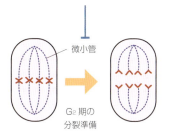

G₂期の分裂準備

トポイソメラーゼ阻害薬

2本鎖のDNAの1本を切り離し、ねじれを解消した後に再結合させるトポイソメラーゼの働きを阻害。DNA複製やRNA転写を障害する

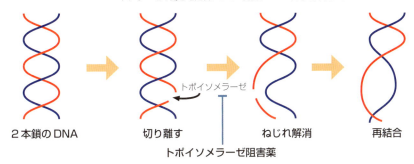

2本鎖のDNA → 切り離す → ねじれ解消 → 再結合

トポイソメラーゼ阻害薬

がんに対する薬

殺細胞性抗がん薬③ 主な副作用

ポイント
- 細胞分裂を阻害する殺細胞性抗がん薬は正常細胞も障害する
- 抗がん薬による副作用の多くは細胞分裂の阻害が原因である
- 副作用の症状が現れた際は副作用緩和が目的の支持療法を行う

細胞分裂がさかんな細胞はがんでも正常でも攻撃する

　殺細胞性抗がん薬は、細胞分裂のプロセスを阻害するので、がん細胞だけでなく、活発に細胞分裂を行う正常細胞も障害してしまいます。人体に約60兆個あるとされる細胞のうち、たとえば脳の神経細胞は、脳が完成するとその後は細胞分裂を停止します。一方で、小腸粘膜で栄養素を吸収する細胞の寿命はたった1日で、さかんに細胞分裂をして入れ替わっています。人体で特に細胞分裂がさかんなのは、この小腸粘膜をはじめとした消化管の粘膜細胞、毛根、血球をつくる骨髄の造血細胞などです。抗がん薬の副作用としてよく知られている悪心・嘔吐や下痢、脱毛、貧血（骨髄抑制）などが起こるのは、これが原因です。

骨髄抑制、手足症候群、神経障害なども

　骨髄抑制によって、前述の症状のほか、白血球が減少して感染しやすくなる、血小板が減少して出血しやすくなるといった症状も現れます。骨髄抑制は、すべての殺細胞性抗がん薬に見られます。薬によっては、間質性肺炎、腎障害、肝機能障害、循環器毒性などの副作用もあります。これらの副作用が一定のレベルを超えた場合は、薬の投与を中止・延期する必要があります。ほかに、手足のしびれや痛みなどの末梢神経障害、手足の爪などに炎症などの副作用をきたす抗がん薬もあります。これらの副作用には有効な治療薬がないため、予防のためにスキンケアや口腔ケアを行ったり、症状を緩和する薬を投与したりするなどの支持療法（P.232参照）を行います。

用語解説

骨髄抑制
造血器官である骨髄の働き（赤血球や白血球、血小板などの血球の生成）が低下して、血液の生産能力が低下すること。抗がん薬により、ダメージを受ける血液細胞に応じて、程度や発現の時期が異なる。

支持療法
がん治療における副作用や合併症、後遺症に対する予防や治療、ケアを行うこと。

殺細胞性抗がん薬の副作用

殺細胞性抗がん薬は、正常細胞の細胞分裂を阻害するため、以下の副作用が生じる。特に細胞分裂がさかんに行われている箇所では起こりやすい。

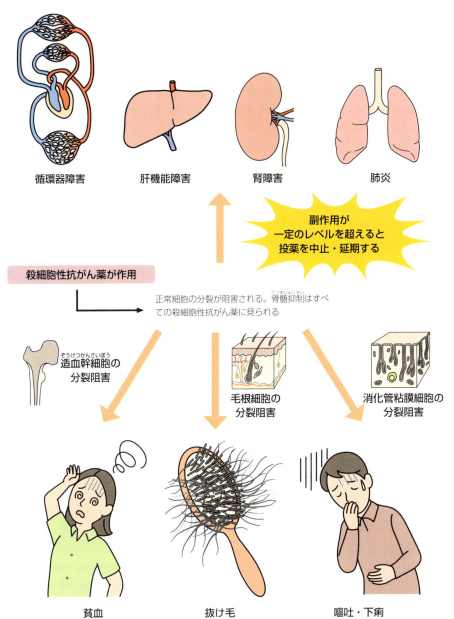

がんに対する薬

分子標的薬① 標的分子と薬

ポイント
- 分子標的薬はがん細胞が持つ分子をターゲットに攻撃する
- 殺細胞性抗がん薬に比べて正常な細胞を障害しにくいのが特徴
- 投与前に検査を行い効果と安全性の高い分子標的薬を予測する

がん特有の分子を狙い撃ちする分子標的薬

分子標的薬は、がん細胞の特徴である異常増殖能、細胞死に対する抵抗性、浸潤や転移などを担う分子をターゲットに攻撃することで、がんを抑え込む薬です。標的となる分子を持つがん細胞に作用するため、殺細胞性抗がん薬 (P.216参照) に比べて、正常な細胞を障害しにくいのが特徴です。しかし、標的となる分子の一部が正常細胞でも機能を担っていたり、薬がターゲットと似た構造を持つほかの分子にも作用したりする場合があるため、分子標的薬でも副作用 (P.226参照) が発現します。分子標的薬がターゲットとする分子には、ヒト上皮成長因子受容体 (EGFR、HER2)、血管新生因子 (VEGF) や血小板由来成長因子 (PDGF) および、それらの受容体 (VEGFR、PDGFR)、細胞表面の抗原などの、細胞の外側に存在するものがあります。これらの分子に対するモノクローナル抗体は、細胞の外からターゲット分子に結合して抗がん作用を発揮します。一方、分子量が小さく細胞内に入り込める小分子の分子標的薬は、細胞内のシグナル伝達に関わる酵素などの分子をターゲットとして奏効します。

がんがどんな分子を持っているかを調べる必要がある

分子標的薬はターゲットとする分子が決まっているので、適切な治療薬を選択するためには、がん細胞が持っているターゲット分子を調べる必要があります。同じがんでも、人により遺伝子変異やタンパク質の発現が異なる場合もあります。

用語解説

奏効
効き目が表れること。医療現場などで主に使われる言葉である。

メモ

分子標的薬の併用
実際の治療では、分子標的薬は殺細胞性抗がん薬と組み合わせて使用されることもある。

ターゲット分子の検査
がん細胞のターゲット分子を検査する方法としては、コンパニオン診断薬による検査やがん遺伝子パネル検査が挙げられる。

コンパニオン診断
特定の治療薬が患者さんに対して効果を発揮するかを、あらかじめ検査すること。コンパニオン診断薬により、標的のタンパク質や遺伝子の変異状況を調べる。

がん遺伝子パネル検査
がん細胞の遺伝子の変異をもとに、発現しているがんの特徴を調べる検査。

どの分子標的薬が効果的か、安全性が高いかを予測するため、事前にどんな遺伝子変異等があるかを調べます。

ターゲット分子によるシグナル伝達経路

分子標的薬は特定の分子をターゲットに攻撃して、がんを抑え込む。主なターゲット分子に、EGFRやHER2、VEGFなどがある。

EGFRのシグナル伝達

EGFRのシグナル伝達は、以下のような経路によって行われる

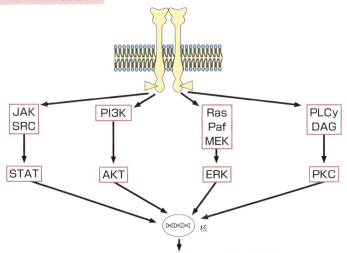

発がん増殖／血管新生／自動性遺伝子発現／形質変換

シグナル伝達による作用

1回膜貫通型受容体タンパクにリガンドが結合すると、2量体化して活性化し、細胞内へ情報を伝える

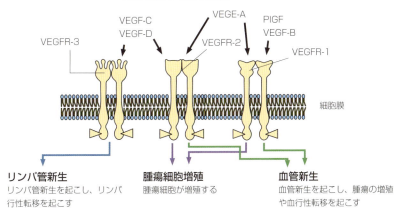

リンパ管新生
リンパ管新生を起こし、リンパ行性転移を起こす

腫瘍細胞増殖
腫瘍細胞が増殖する

血管新生
血管新生を起こし、腫瘍の増殖や血行性転移を起こす

がんに対する薬

分子標的薬② 薬の作用

ポイント
- 細胞の増殖を促すシグナル伝達などを阻害するEGFR阻害薬
- がん細胞の細胞分裂に必要な血管増殖を阻害するVEGF阻害薬
- 細胞内の受容体や細胞表面に発現した抗原への抗体薬がある

上皮成長因子受容体を阻害して細胞分裂を止める

EGFR阻害薬は、細胞膜にある上皮成長因子受容体（EGFR）に作用してがん細胞の増殖を止める薬で、抗体薬の抗EGFR抗体と、小分子薬のEGFRチロシンキナーゼ阻害薬があります。EGFRに上皮成長因子が結合するとシグナルが伝達され、受容体が持つチロシンキナーゼが活性化し、細胞分裂が始まります。がん細胞ではEGFRが高発現していたり、チロシンキナーゼに活性型の遺伝子変異が入っていたりします。このEGFRに抗EGFR抗体が結合することで、細胞の増殖を促すシグナルの伝達は阻害されます。

またEGFRチロシンキナーゼ阻害薬は活性変異型チロシンキナーゼの活性化を阻害して、細胞分裂を抑えます。HER2阻害薬（抗HER2抗体、HER2チロシンキナーゼ阻害薬）の作用はEGFR阻害薬と似ています。HER2や、これが持つチロシンキナーゼを阻害して、がん細胞の細胞分裂を抑制するのです。

がんが出す血管新生因子を阻害する

がん細胞が細胞分裂を繰り返すには、酸素や栄養が必要なため、がん細胞は血管内皮細胞増殖因子（VEGF）という物質を出して血管の内皮細胞の増殖を促します。VEGFを標的とした抗VEGF抗体薬やVEGF受容体（VEGFR）チロシンキナーゼ阻害薬は、血管の増殖を阻害することで、がんの縮小を目指します。

がん細胞のうち、細胞内にあり異常に活性の高いチロシ

用語解説

HER2
英語で「human epidermal growth factor receptor 2」。上皮成長因子受容体の仲間で、この受容体の過剰な発現が、がん細胞の異常な増殖能をもたらす。たとえば、乳がんのほか、胃がんや胆管がん、肺がん、卵巣がん、膣がん、唾液腺がん、膵がん、子宮がん、膀胱がん、大腸がんなど、さまざまな臓器のがん細胞を増やすことが明らかにされている。

チロシンキナーゼ
タンパク質のチロシン残基にリン酸を付加する機能を持つ酵素で、細胞の増殖・分化などに関わる信号の伝達に重要な役割を果たす。EGFRやHER2などの受容体型チロシンキナーゼは、細胞外ドメイン※へのリガンド結合によりキナーゼの活性化が起こり、チロシン自己リン酸化を介して、細胞内にシグナルを伝える。
※細胞膜を貫通するタンパク質のうち、細胞の外に出ている部分。

ンキナーゼを発現して爆発的な増殖能を示すものには、これをターゲットとした分子標的薬が使われます。そのほかに、細胞表面に発現している抗原に対する抗体薬などがあります。

分子標的薬の作用機序

分子標的薬はターゲット分子に攻撃し、がん細胞の分裂を阻害する。

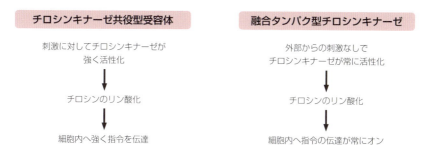

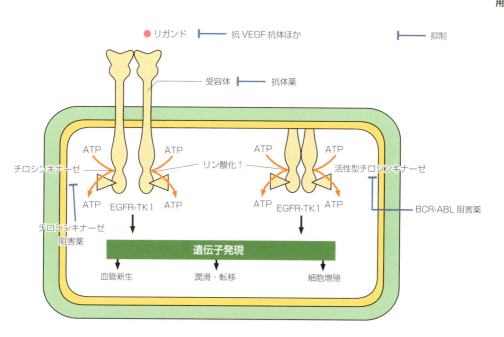

がんに対する薬

分子標的薬③ 主な副作用

ポイント
- 副作用はターゲットの分子を持つ細胞や組織に現れる
- 代表的な副作用はEGFR阻害薬による皮膚障害である
- 循環器毒性などの副作用もある

薬によって特有の副作用が出る

分子標的薬の副作用は、薬がターゲットにする分子を持つ細胞や組織に現れます。

代表的なのが、EGFR阻害薬による皮膚障害です。EGFR※は皮膚や爪などの細胞に発現するため、薬によって細胞が傷付きます。いいかえれば、これらの副作用は分子標的薬が効いている証拠でもあるのです。

皮膚障害としては、ざ瘡様皮疹、脂漏性皮膚炎、乾皮症、爪囲炎などが現れます。皮膚障害に対する有効な治療薬はありませんが、スキンケアや、ステロイド薬や抗菌薬の投与などにより、ある程度、予防や悪化防止が可能です。

抗HER2抗体薬の標的のHER2は、心筋細胞をストレス刺激から守り機能を維持する重要な働きを担っています。そのため、これを抗体によって阻害する循環器心毒性が現れることがあります。VEGFは血管内皮細胞に作用して血管を拡張させる働きがあるため、抗VEGF抗体薬がこれを阻害することで高血圧や血栓塞栓症等の副作用が発現します。一部の抗細胞表面抗原抗体薬は、免疫抑制などの副作用をきたします。

用語解説

ざ瘡様皮疹
頭部や顔面、体幹にニキビ様の皮疹が出る疾患。

脂漏性皮膚炎
頭部や顔面など、皮脂の分泌が盛んな部位に湿疹ができる疾患。

乾皮症
皮膚が乾燥し、角質が剥がれたり、かゆみが生じたりする疾患。

爪囲炎
爪の周囲が赤く腫れたり、痛みが生じたりする疾患。

COLUMN　分子標的薬の名称のルール

トラスツズマブ、リツキシマブなどのモノクローナル抗体製剤の名称は、末尾に「マブ（mab）」と付きますが、これは「monoclonal antibody（mab）」に由来します。一方、小分子のチロシンキナーゼ阻害薬の名称の末尾には、イマチニブ、ゲフィチニブなど、「ニブ（nib）」が付きます。このルールを知っていると、薬剤名から作用機序を類推できます。

※皮膚の細胞の増殖や分化に関与し、重要な役割を果たす。

分子標的薬の副作用

分子標的薬がターゲットにする分子を持つ細胞や組織に副作用が現れる。代表的な副作用として、皮膚障害や循環器障害が挙げられる。

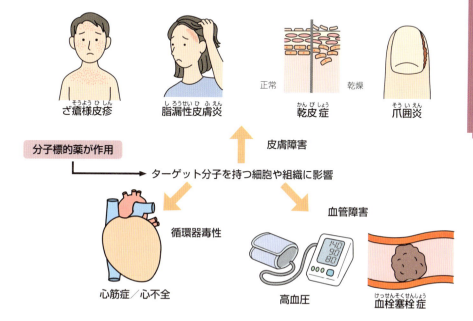

●主な分子標的薬の副作用

種類	主な副作用
抗EGFR抗体	皮膚障害、インフュージョンリアクション、間質性肺炎、下痢など
EGFRチロシンキナーゼ阻害薬	皮膚障害、下痢、肝障害、間質性肺炎など
抗HER2抗体	インフュージョンリアクション、循環器毒性、間質性肺炎など
HER2チロシンキナーゼ阻害薬	皮膚障害、循環器毒性、下痢、肝障害など
抗VEGF抗体	高血圧、出血、血栓塞栓症、傷の治りが遅くなる、タンパク尿、インフュージョンリアクションなど
VEGFRチロシンキナーゼ阻害薬	高血圧、手足症候群、出血、下痢、肝障害、甲状腺機能の異常など
マルチキナーゼ阻害剤（VEGFR、PDGFRなど）	高血圧、出血、蛋白尿、血栓塞栓症、傷の治りが遅くなるなど皮膚障害、悪心・嘔吐、骨髄抑制、肝障害など
非受容体型チロシンキナーゼ阻害薬	皮膚障害、悪心・嘔吐、骨髄抑制、肝障害など
mTOR阻害薬	免疫抑制、口内炎、高血糖、脂質異常症など
抗細胞表面抗原抗体薬	インフュージョンリアクション、免疫抑制など

がんに対する薬

免疫チェックポイント阻害薬① 薬の作用

ポイント
- がん細胞は異物を排除しようとする免疫の攻撃を回避できる
- 免疫は免疫チェックポイント分子により過剰な攻撃を防いでいる
- 免疫チェックポイント阻害薬は免疫に対がん細胞攻撃を促す

免疫による攻撃を巧みに回避するがん細胞

　体内では常にがん細胞が生まれていて、免疫がそれを監視し、異物と判断して排除しています。一方で、がん細胞は、免疫の攻撃を回避する術を持ち、それにより排除されずに増殖し、やがて、がんを発症すると考えられています。

　免疫の攻撃が過剰になると、自らをも傷付けることになるため、攻撃の司令塔であるT細胞を抑制し、過剰な攻撃にブレーキをかけるしくみが備わっています。これに関わるのが免疫チェックポイント分子（PD-1、CTLA-4）です。

　PD-1は活性化したT細胞表面に出現する分子で、がん細胞は、PD-L1という分子を結合させ、T細胞を抑制してしまいます。またCTLA-4は、ある程度活性化したT細胞表面や、免疫にブレーキをかける働きを持つ制御性T細胞表面にある分子で、この働きでT細胞が抑制されると、攻撃が弱まったすきに、がん細胞が増殖してしまいます。

抗体薬でT細胞が抑制されないようにする

　免疫チェックポイント阻害薬は、免疫チェックポイント分子を阻害してT細胞へのブレーキを外して、免疫によるがん細胞への攻撃を強めます。抗PD-1抗体薬は、T細胞が持つPD-1に対する抗体、抗PD-L1抗体薬はがん細胞が持つPD-L1に対する抗体です。これらはPD-1とPD-L1の結合を阻害し、T細胞が抑制されるのを防ぎます。

　また抗CTLA-4抗体薬は、CTLA-4に対する抗体で、CTLA-4の働きを抑えてT細胞が抑制されないようにし、がんへの攻撃を続けさせるのです。

用語解説

T細胞
細胞性免疫において、重要な役割を果たす細胞。胸腺（thymus）で分化して成熟するため、T細胞と呼ばれるようになった。なお、T細胞には、異常細胞を殺すキラーT細胞や、ほかの免疫細胞を調整するヘルパーT細胞、過度な免疫反応を抑制する制御性T細胞、病原体に対する免疫応答を記憶するメモリーT細胞がある。

免疫チェックポイント阻害薬の作用

免疫システムにブレーキをかける免疫チェックポイント分子を阻害することで、免疫によるがん細胞への攻撃を強める。

免疫チェックポイント阻害薬

種類	一般名	作用	主な副作用
抗PD-1抗体薬	ニボルマブ、ペムブロリズマブなど	T細胞のPD-1に結合し、がん細胞がPD-L1で結合するのをブロックし、T細胞の活性化抑制を阻害する	インフュージョンリアクション、免疫関連有害事象など
抗PD-L1抗体薬	アテゾリズマブ、デュルバルマブなど	がん細胞のPD-L1に結合し、T細胞のPD-1との結合を阻害し、T細胞の活性化抑制を阻害する	
抗CTLA-4抗体薬	イピリムマブ、トレメリムマブなど	T細胞や制御性T細胞のCTLA-4に結合し、抗原提示細胞のB7（CD80/86）との結合を阻害し、T細胞の活性化抑制を阻害する	

作用点

以下のように免疫ポイントチェック分子の結合を阻害する

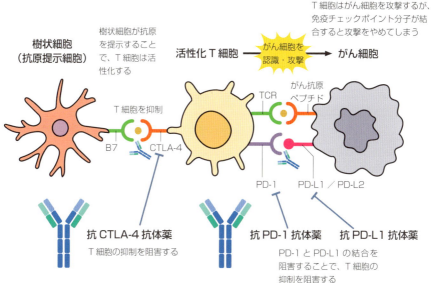

免疫チェックポイント阻害薬② 主な副作用

がんに対する薬

ポイント
- 免疫が暴走し自己免疫疾患のような症状が全身に現れる
- 免疫チェックポイント阻害薬の副作用をirAEと呼ぶ
- irAEには間質性肺障害や腸炎、消化管穿孔、肝機能障害等がある

いつごろどんな副作用が出るかが予測しにくい

　免疫チェックポイント阻害薬は、T細胞が抑制されるのを阻害するので、いわば免疫の暴走を引き起こし、自らをも攻撃するようになってしまう可能性があります。

　免疫チェックポイント阻害薬の副作用として、それが原因で、自己免疫疾患のような症状が全身に現れることがあります。免疫チェックポイント阻害薬による副作用は<u>免疫関連有害事象（irAE）</u>と呼ばれます。

　irAEの中には、自己免疫性心筋炎、消化管穿孔、<u>劇症1型糖尿病</u>、間質性肺障害など生命予後に関わる重大な副作用があります。よって、irAE発症の早期発見・早期治療が重要です。irAEの症状が現れた場合は、状況に応じて免疫チェックポイント阻害薬を中止・延期し、免疫を抑制する作用があるステロイド薬を投与します。

用語解説

劇症1型糖尿病
1型糖尿病の亜種で、急激な発症経過をたどるもの。原因として、遺伝的因子を背景にウイルス感染が契機となると考えられる。ウイルスに対する免疫応答によって炎症が起こり、β細胞が破壊され、インスリン分泌が障害される可能性が挙げられているのだ。

COLUMN　神経系の免疫関連有害事象

　免疫チェックポイント阻害薬の免疫関連有害事象（immune-related Adverse Events: irAE）は、生命予後に関わる症状や疾患が多く、早期発見・早期治療が重要とされています。irAEの中でも、消化管穿孔などをはじめとする消化器系の疾患や、劇症1型糖尿病などの内分泌系の疾患の頻度は高く、irAEのおよそ20～30%に及ぶといわれています。一方、頻度は非常に低いですが、神経系のirAEも存在しています。具体的には重症筋無力症や筋炎、横紋筋融解症、ギラン・バレー症候群、脳炎、髄膜炎などです。これらの疾患は急速に重篤化することも少なくありません。また、後遺症が出る可能性もあるため、軽症の場合でも免疫チェックポイント阻害薬を中止するなど、迅速な対応が求められる副作用といえます。なお、免疫関連副作用は、すべての症例に現れるわけではありません。どのような患者さんに出現しやすいのか、リスク因子と早期診断の研究が進められています。

免疫チェックポイント阻害薬の副作用

免疫チェックポイント阻害薬は、T細胞の抑制を阻害するため、いわば免疫の暴走を引き起こす。そのため、自己免疫疾患のような副作用が生じる。

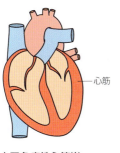

自己免疫性心筋炎

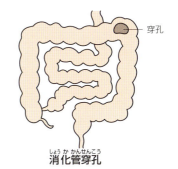

消化管穿孔

免疫チェックポイント阻害薬が作用 → 免疫関連有害事象（irAE）

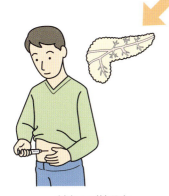

劇症1型糖尿病

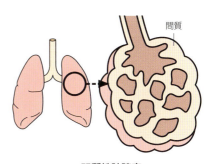

間質性肺障害

発現頻度は低いものの、
免疫チェックポイント阻害薬の副作用は、
生命予後に関わる重篤な副作用である
⇒早期発見と適切な治療が必要

がんに対する薬

ホルモン療法薬と支持療法薬

ポイント
- がん細胞の増殖にホルモン作用が関わるホルモン依存性腫瘍
- ホルモン依存性腫瘍にはホルモン療法薬が有効となる
- 副作用やがんによる症状を緩和する治療を支持療法と呼ぶ

ホルモン依存性腫瘍にはホルモン療法薬

　がん細胞の増殖にホルモンの作用が関わっているがんを、ホルモン依存性腫瘍といいます。エストロゲンが関わる乳がんや、アンドロゲンの作用で増殖する前立腺がんが代表的です。このようなホルモン依存性腫瘍には、ホルモン療法薬が有効です。ホルモンの産生を抑える薬として、下垂体の性腺刺激ホルモン放出ホルモン（GnRH、LHRH）受容体を減らす薬や、受容体に結合してLH・FSHの分泌を抑制するGnRHアナログ、エストロゲン産生に関わる酵素を阻害するアロマターゼ阻害薬などを使います。またホルモンの作用を阻害する薬として、前立腺のアンドロゲン受容体を遮断する抗アンドロゲン薬や、乳腺のエストロゲン受容体を遮断する抗エストロゲン薬などを投与します。

がんによる症状や治療の副作用を緩和する薬

　がんの手術療法、放射線療法、薬物療法を支える治療のことを支持療法といい、副作用の症状に対する治療や、がんによる症状を緩和する治療が含まれます。薬物療法の副作用への治療は、抗がん薬による治療を完遂させるために重要で、対症療法薬などさまざまな薬を使います。
　特に、骨髄抑制によって起こる発熱性好中球減少症は、重症化して死亡することもあるため、迅速な対応が求められます。リスクに応じて抗菌薬を選択するほか、好中球などの顆粒球の前駆細胞に作用して、好中球の産生を促す顆粒球コロニー刺激因子（G-CSF）製剤を投与します。また、吐き気・嘔吐に対する制吐剤の使用などがあります。

 用語解説

エストロゲン
エストロゲン（卵胞ホルモン）とプロゲステロン（黄体ホルモン）とともに、女性ホルモンと総称される。エストロゲンは、主として卵巣と胎盤から分泌され、女性らしい体づくりや妊娠の準備を担う。また、認知や骨の健康、心臓の機能を維持するのにも役立つ。副腎や脂肪組織でも産生され、男性も有する。

アンドロゲン
男性ホルモン、精巣ホルモンとも称される。胎生期の一次性徴、思春期の二次性徴を促進する。精巣のほか、卵巣においても産生される。副腎からは、男性女性ともに産生する。

発熱性好中球減少症
体内の好中球の数が減少して発熱する疾患。抗がん剤により障害された粘膜などから、細菌や真菌などが侵入して発症する。重い感染症につながる可能性があるため、迅速な対応を必要とする。

 メモ

アロマターゼとは
脂肪組織で、アンドロゲンをエストロゲンに変換する酵素。

ホルモン療法の治療薬の作用点

ホルモン療法は、ホルモン依存性腫瘍に対する治療法で、主に乳がんや前立腺がんの治療で行われる。ホルモンの産生や受容体の阻害などの作用がある。

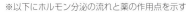

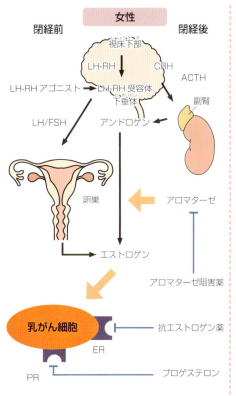
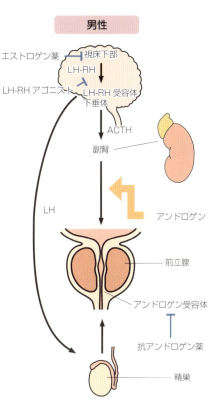

COLUMN 制吐剤の貢献

がん患者さんに対する支持療法のひとつとして、制吐剤の使用があります。制吐剤は、悪心や嘔吐を抑制する薬です。これにより、以前はあまり食事を摂れずにガリガリにやせ細ってしまっていたがん患者さんの食事が安定し、体力が維持され、仕事を続けながらがん治療が行えるようになりました。仕事を続けながら治療を受けられることは、患者さんにとって、精神的にも経済的にも非常に重要なことです。制吐剤は、がん治療の完遂率と生存率の向上にも貢献しています。

コラム Column

微小管阻害薬の歴史

　殺細胞性抗がん薬のひとつである微小管阻害薬は、細胞分裂において重要な微小管の働きを阻害する薬です。

　というのも微小管には、細胞分裂時に紡錘体と呼ばれる構造を取ることで、染色体を二分するという役割があります。そのため、細胞分裂に必要不可欠な働きをする細胞骨格※のひとつといえます。

　そこで微小管阻害薬は、微小管の伸長・短縮の働きを阻害して、紡錘体の形成を阻害します。それにより、細胞分裂を停止させ、細胞を死にいたらしめるのです。そんな微小管阻害薬はタキサン系とビンカアルカロイド系の、2種類が存在します。どちらも植物由来で、それぞれの植物の特徴や旧学名にちなんで命名されました。

　微小管阻害薬の開発の歴史は古く、特にタキサン系の起源であるイチイ科の植物の抽出物は、古代ローマ時代から毒薬として用いられていました。余談ですが、イチイの有毒成分であるタキシン (taxine) は、英語で毒素を意味する「toxin」の語源になったともいわれています。

　そんなイチイ科の植物の抽出物が、腫瘍細胞に対して細胞傷害作用を示すことが見出されたのは、1960年代のことです。

　アメリカの国立がん化学療法センターでは、当時、悪性腫瘍に対して効果のある物質の調査が進められていました。化合物や植物抽出エキスなど、さまざまな物質が調査される中で見出されたのが、イチイ科の植物だったのです。1960年代にその活性物質が分離され、1971年にはその化学構造が決定され、パクリタキセルが誕生しました。

　その後、1990年代に抗がん薬として承認され、多くの臓器のがんに対する有効性が示されました。現在は副作用の軽減を目指し、パクリタキセル誘導体の開発や、薬物送達システム製剤の開発が進められています。さらに、植物や海洋生物、微生物からも有効成分が発見され、新しい微小管阻害薬が開発されています。

※細胞質内に存在する繊維状の構造。細胞の形の維持や細胞の運動、細胞内の物質輸送などに用いられる。

索 引

薬物または薬物に類するもの

数字・欧文

Ca拮抗薬	76
D₂受容体拮抗薬	110
DCI合剤	58
DNAターミナーゼ阻害薬	197,202
DNAポリメラーゼ阻害薬	197,202
H₁受容体拮抗薬	168
H₂受容体拮抗薬	102
K保持性利尿薬	138
M₂タンパク阻害薬	197,198
M₃受容体	108
NMDA受容体拮抗薬	60
NSAIDs	66,170
PDE-5阻害薬	144
PL配合顆粒	150
RNA合成阻害薬	197,200
RNAポリメラーゼ阻害薬	197,198
t-PA製剤	92
β₂刺激薬	156
β₃アドレナリン受容体刺激薬	146
β遮断薬	78,80
β-ラクタマーゼ阻害薬配合ペニシリン系薬	186
β-ラクタム系抗菌薬	182

あ

アコチアミド	98
アセトアミノフェン	66,150
アデノシン二リン酸受容体遮断薬	92
アドレナリン作動薬	44,88
アドレナリン受容体遮断薬	44
アミノグリコシド系抗菌薬	182
アルキル化薬	216,218
アロマターゼ阻害薬	232
アンジオテンシンⅡ受容体拮抗薬	76
アンジオテンシン変換酵素阻害薬	76,154
インスリン製剤	126
インターフェロン製剤	114
インテグラーゼ阻害薬	197,204

ウルソデオキシコール酸	112
オキサゾリジノン系抗菌薬	182
オピオイド鎮痛薬	64
オレキシン受容体拮抗薬	54

か

外用薬	15
核酸アナログ製剤	114
核酸合成阻害薬	180,184
活性型ビタミンD₃製剤	130
カリウムイオン競合型アシッドブロッカー	102
カルシトニン製剤	130
漢方薬	40
気分安定薬	52
逆転写酵素阻害薬	197,204
キャップ依存性エンドヌクレアーゼ阻害薬	197,198
強心薬	84
局所麻酔薬	48
去痰薬	154
グリコペプチド系抗菌薬	182
グリチルリチン製剤	112
グリニド薬	124
クロラムフェニコール系抗菌薬	182
経口血糖降下薬	124
経口薬	28
血管収縮薬	158
血栓溶解薬	92
ケミカルメディエーター遊離抑制薬	158
健胃薬	98
抗悪性腫瘍薬	214
降圧薬	76
抗アンドロゲン薬	232
抗ウイルス薬	194,196
抗うつ薬	52
抗炎症薬	170
交感神経作用薬	44
抗がん薬	214
抗凝固薬	92
抗菌薬	178,180
攻撃因子抑制薬	102
抗結核薬	192

抗血小板薬	80,92
抗原虫薬	178
抗甲状腺薬	132
抗コリン薬	46,108,116,146,160
抗サイトメガロウイルス阻害薬	197,203
抗酒薬	112
抗腫瘍性抗生物質	216,218
抗真菌薬	206,208
抗精神病薬	50
合成麻薬性鎮痛薬	64
抗てんかん薬	56
抗ヒスタミン薬	150,158,168
抗不安薬	54
抗不整脈薬	88
コリン作動薬	46,144

さ

サイアザイド系利尿薬	78,142
細胞膜機能障害薬	180,184
細胞壁合成阻害薬	180,102
殺細胞性抗がん薬	214,216
三環系	52
止瀉薬	106,108
疾患修飾性抗リウマチ薬	176
収斂薬	108
消化管運動機能改善薬	98
硝酸薬	80
浸透圧利尿薬	138
侵入阻止薬	197,204
睡眠薬	55
ステロイド薬	158,168,226
制酸薬	102
整腸薬	108
セフェム系抗菌薬	188
セロトニン(5-HT3)受容体拮抗薬	110
全身麻酔薬	70
選択的エストロゲン受容体モジュレーター	130
選択的セロトニン再取り込み阻害薬	54
総合感冒薬	150

た

代謝拮抗薬	216,218
代謝性アシドーシス治療薬	140

235

炭酸脱水酵素阻害薬 ……………… 137,138
炭酸リチウム ……………………………… 52
タンパク質合成阻害薬 ………… 180,182
タンパク分解酵素阻害薬 …………… 116
チアジド系利尿薬 ……………… 78,138
チアゾリジン薬 ………………………… 124
中和抗体薬 ……………………… 197,200
腸管運動抑制薬 ………………………… 108
長期管理薬 ……………………………… 156
直接作用型抗ウイルス薬 …………… 114
直接阻害型経口凝固薬 ………………… 92
鎮咳薬 …………………………………… 152
鎮痛薬 …………………………… 62,64,66
テトラサイクリン系抗菌薬 …………… 182
ドパミンD₂受容体拮抗薬 …………… 110
トポイソメラーゼ(I・II)阻害薬 … 216,218

な

ニトログリセリン ………………… 28,80
ニューキノロン系抗菌薬 ……… 184,188
ニューロキニンNK₁受容体拮抗薬 ……110
尿酸生成抑制薬 ………………………… 174
尿酸排泄促進薬 ………………………… 174
ノイラミニダーゼ阻害薬 ……… 196,198

は

バソプレシン受容体拮抗薬 …………… 138
バルビツール酸系 ……………………… 70
非オピオイド鎮痛薬 ……………… 64,66
ビグアナイド薬 ………………………… 124
ヒスタミンH₁受容体拮抗薬 …………… 110
非ステロイド性抗炎症薬 ……………… 66
ビスホスホネート ……………………… 130
非定型抗精神病薬 ………………… 50,52
プラチナ製剤 …………………… 216,218
フルオロウラシル ……………… 208,219
プロテアーゼ阻害薬 ……… 197,200,204
プロトンポンプ阻害薬 ………… 102,190
分子標的薬 ……………………… 214,222
ペニシリン系抗菌薬 …………………… 190
ヘリカーゼ・プライマーゼ阻害薬 … 197,202
ベンゾジアゼピン系 …………………… 54
防御因子増強薬 ………………………… 102
ホスホマイシン系抗菌薬 ……………… 182
発作治療薬 ……………………………… 156
ボツリヌス毒素 ………………………… 146
ポリペプチド系抗菌薬 ………………… 184
ホルモン療法薬 ………………… 214,232

ま

マクロライド系抗菌薬 …… 182,186,190
ミネラルコルチコイド受容体拮抗薬

………………………………………… 85,136
無機ヨウ素薬 …………………………… 132
ムスカリン受容体遮断薬 ……………… 46
メラトニン受容体作動薬 ……………… 54
免疫チェックポイント阻害薬

………………………………… 214,228,230

や

葉酸 ……………………………………… 94
葉酸合成阻害薬 ………………… 180,184
抑肝散 …………………………………… 60

ら

利尿薬 ……………… 78,136,138,142
リンコマイシン系抗菌薬 ……………… 182
利胆薬 …………………………………… 118
ループ利尿薬 …………………… 136,138
レボドパ ……………………………… 24,58
ロイコトリエン受容体拮抗薬 …… 156,167

わ

ワルファリン ……………………… 36,92

薬物以外の事項

数字・欧文

1型糖尿病 ……………………… 122,126
2型糖尿病 ……………………… 122,126
50%致死量 ……………………………… 31
50%中毒量 ……………………………… 31
50%有効量 ……………………………… 31
ADME …………………………………… 22
cAMP …………………………………… 92
CD4陽性T細胞 ………………………… 204
CGRP …………………………………… 68
COPD …………………………… 78,160
COVID-19 ……………………………… 200
COX ……………………………… 66,170
DPP-4 …………………………………… 124
GABA …………………………………… 54
GABAₐ受容体 ………………………… 56
Gタンパク質共役型受容体 …………… 21
HDL …………………………………… 128
HER2 …………………………………… 224
HIV ……………………………………… 204
HIV感染症 ……………………………… 204
IgE抗体 ………………………………… 166
irAE …………………………………… 230
LDL …………………………………… 128
LVEF …………………………… 82,84

OTC医薬品 ……………………………… 12
T細胞 …………………………… 204,228
YAM …………………………………… 130
β₁アドレナリン受容体 ………………… 78
β-D-グルカン …………………………… 208
β細胞 …………………………………… 122

あ

悪性腫瘍 ………………………………… 212
悪性症候群 ……………………………… 34
アゴニスト ……………………………… 18
アストロサイト ………………………… 24
アセチルCoA …………………………… 208
アセチルコリン ………………………… 46
アデノシン二リン酸 …………………… 92
アトピー性皮膚炎 ……………………… 168
アトピー素因 …………………………… 168
アドレナリン受容体 …………………… 44
アポトーシス …………………………… 130
アミド型 ………………………………… 48
アルコール ……………… 36,112,114,116
アルツハイマー型認知症 ……………… 60
アルドステロン ………………………… 76
アレルギー ………………… 156,166,168
アレルゲン ………………… 156,166,168
アンジオテンシノーゲン ……………… 76
アンジオテンシンI ……………………… 76
アンジオテンシンII …………………… 76
安全域 …………………………………… 31
アンタゴニスト ………………………… 18
アンドロゲン …………………………… 232
胃液 …………………………………… 100
イオンチャネル ………………………… 21
イオンチャネル内蔵型受容体 ………… 21
痛み ………………………………… 48,62
一次結核症 ……………………………… 192
一次止血 …………………………… 90,92
一酸化窒素 ……………………………… 80
胃もたれ ………………………………… 98
医薬部外品 ……………………………… 12
医療用医薬品 …………………………… 12
インクレチン …………………………… 124
インスリン ……………………… 122,126
インスリン抵抗性 ……………………… 124
陰性症状 ………………………………… 50
インターフェロン ……………………… 114
インテグラーゼ ………………………… 204
インフォームド・コンセント ………… 38
インフルエンザ ………………………… 198
インフルエンザウイルス ……………… 198

ウイルス …………………………………194	逆流性食道炎 …………………………102	骨吸収 ……………………………………130
右心室 ……………………………………86	吸収 ………………………………10,22	骨形成 ……………………………………130
うっ血 ……………………………………82	急性炎症 …………………………………150	骨髄 ………………………………………94
うつ状態 …………………………………52	急性腎障害 ………………………………140	骨髄抑制 …………………………………220
エアロゾル ………………………………200	急性耐性 …………………………………32	骨粗鬆症 …………………………………130
エステル型 ………………………………48	吸着 …………………………………195,196	骨盤臓器脱 ………………………………146
エストロゲン ……………………………232	狭心症 ……………………………………80	コリン ……………………………………46
エリスロポエチン ………………………94	協力作用 …………………………………36	コレステロール ……………118,128,208
エルゴステロール ………………………208	局所作用 …………………………………16	コレステロール代謝 ……………………128
炎症 ………………………………66,168	巨赤芽球性貧血 …………………………94	根治療法 …………………………………174
延髄 ………………………………………110	近位尿細管 ………………………………172	さ
エンピリック治療 ………………………186	グアニル酸シクラーゼ …………………80	細菌性肺炎 ………………………………186
嘔吐 ………………………………………110	クエン酸 …………………………………142	剤形 ………………………………………14
横紋筋融解症 ……………………………34	薬 …………………………………………12	細胞周期 …………………………………216
悪心 ………………………………………110	グラム陰性桿菌 …………………………184	サイログロブリン ………………………132
オピオイド ………………………………64	グリチルリチン …………………………112	左室駆出率 ……………………………82,84
オピオイドμ受容体 ……………………108	グルカゴン ………………………………122	左心室 ……………………………………86
オレキシン ………………………………54	クローン病 ………………………………106	作用減弱 …………………………………32
か	経口投与 …………………………………28	三叉神経説 ………………………………68
回帰発症 …………………………………202	劇症1型糖尿病 …………………………230	ざ瘡様皮疹 ………………………………226
咳嗽 ………………………………………152	血液脳関門 ………………………………24	シグモイド曲線 …………………………30
潰瘍 ………………………………………100	血液脳脊髄関門 …………………………24	持効型 ……………………………………126
化学受容器引き金帯 ……………………110	結核 ………………………………………192	自己免疫 ………………………………94,174
架橋 ………………………………………166	血管透過性 ………………………………164	脂質異常症 ……………………………90,128
核酸 ………………………………………20	血漿 ………………………………………90	視床下部 …………………………………134
拡張期血圧 ………………………………74	血小板 ……………………………………80	支持療法 ………………………………220,232
下行性神経 ………………………………64	血栓 ……………………………………90,92	持続感染 …………………………………190
下垂体 ……………………………………134	血栓塞栓症 ………………………………226	シトクロムP450 ………………………26
かぜ症候群 ………………………………150	血糖値 ……………………………………122	収縮期血圧 ………………………………74
過敏性腸症候群 …………………………106	ケミカルメディエーター ………158,164	重責状態 …………………………………56
花粉症 ……………………………………158	下痢 ………………………………………106	重炭酸平衡系 ……………………………138
がん ……………………………………104,212	原因微生物 …………………………178,186	十二指腸 …………………………………100
がん悪液質 ………………………………212	減感作療法 ………………………………158	宿主細胞 …………………………………194
眼圧 ………………………………………138	原尿 ………………………………………136	主作用 ……………………………………16
肝炎 ………………………………………114	腱反射 ……………………………………134	手術療法 …………………………………212
肝機能障害 ………………………………112	抗炎症作用 ………………………………66	消化性潰瘍 …………………………100,102
肝硬変 ……………………………………112	抗菌スペクトル …………………………180	消化不良 …………………………………98
感作 ………………………………………166	口腔内投与 ………………………………28	上行性神経 ………………………………64
関節リウマチ ……………………………174	攻撃因子 …………………………100,102	上皮性のがん ……………………………212
感染症 ……………………………………178	高血圧 …………………………………74,226	静脈注射 ………………………………22,29
乾皮症 ……………………………………226	甲状腺 ……………………………………132	生薬 ………………………………………40
冠攣縮性狭心症 …………………………80	甲状腺機能亢進症 ………………………132	初回通過効果 ……………………………22
緩和治療 …………………………………212	甲状腺機能低下症 ………………………134	初感染 ……………………………………192
気管支喘息 ………………………………156	酵素 ………………………………………20	除菌療法 …………………………………190
起座呼吸 …………………………………82	酵素内蔵型受容体 ………………………21	食欲不振 …………………………………98
拮抗作用 …………………………………36	高尿酸血症 …………………………170,172	徐脈性不整脈 ……………………………86,88
機能性ディスペプシア …………………98	高プロラクチン血症 ……………………50	自律神経反射 ……………………………70
気分障害 …………………………………52	興奮作用 …………………………………16	脂漏性皮膚炎 ……………………………226
逆転写 ……………………………………204	黒質 ………………………………………58	腎盂 ………………………………………188

237

侵害受容性疼痛	62
真核生物	200
新型インフルエンザ	198
新型コロナウイルス感染症	200
真菌感染症	206
心筋梗塞	74,90
心筋リモデリング	84
神経障害性疼痛	62
神経内分泌腫瘍	106
侵襲	214
浸出液	106
浸潤	212
腎小体	136
浸透圧	104
侵入	196
深部静脈血栓症	90
心不全	82
腎不全	140
膵炎	116
錐体外路症状	50
スパイクタンパク質	200
生体防御機構	178
生体防御反応	168
生理活性物質	18
赤血球	94
節後線維	44
節前線維	44
セロトニン	52
セロトニン(5-HT3)受容体	110
全身作用	16
全身麻酔	70
蠕動運動	104
前立腺肥大	144
爪囲炎	226
双極性障害	52
造血幹細胞	94
造血器でできるがん	212
奏功	222
躁状態	52
速効型	126
速効性作用	16

た

ターゲット分子	222
ターミナーゼ	202
代謝	26
代謝産物	170
代償機構	82
対症療法	150
耐性	32

大腸菌	188
人脳基底核	58
第四脳室	110
多剤耐性菌	184
多剤併用療法	190,214
脱感作	32
脱感受性	32
脱穀	196
胆汁	26
単純性尿路感染症	188
胆石	116
胆石症	118
淡蒼球	58
胆道	118
チアジド	78
蓄尿機能障害	144,146
遅効性作用	16
致死量	30
中毒量	30
腸肝循環	26,113,119
治療係数	30
チロシンキナーゼ	224
鎮痛作用	64,66
痛覚変調性疼痛	62
痛風	170
痛風発作	172
低K血症	138
低感受性ウイルス	198
低酸素誘導因子	94
デ・エスカレーション	186
転移	212
添加剤	14
てんかん	56
てんかん発作	56
転写	182
添付文書	34,36
洞結節	84
統合失調症	50
透析	140
動脈硬化	80
投与経路	28
特異的	20
ドパミン	50,58
ドパミンアゴニスト	58
トランスポーター	21
トロンボキサンA2	92

な

肉芽腫	192
ニコチン受容体	46

二次結核症	192
二次止血	90
二次性高血圧	74
ニューロキニンNK1受容体	110
ニューロン	44
尿細管	136
尿酸プール	170
尿路感染症	188
尿路結石	142
認知症	60
ヌクレオチド	184
粘液水腫	134
ノイラミニダーゼ	196
脳梗塞	90
脳室	110
脳脊髄液	24
ノルアドレナリン	44

は

パーキンソン病	58
肺うっ血	82
肺炎	186
肺サーファクタント	154
排泄	26
排尿機能障害	144
橋本病	134
バセドウ病	132
バソプレシン	138
発酵	108
発熱性好中球減少症	232
鼻炎	158
微小管	218
非上皮性のがん	212
ヒス束	86
非定型肺炎	186
ヒト免疫不全ウイルス	204
病原微生物	178
標的分子	18,20
日和見感染	204
ビリルビン	118
非連続型毛細血管	23
ピロリ菌感染症	190
貧血	94
頻脈性不整脈	86,88
不安障害	54
フェンタニル	64
複雑性尿路感染症	188
副作用	16,34
副腎皮質ステロイド	166
腹水	136

238

服薬アドヒアランス	38	
服薬コンプライアンス	38	
不顕性感染	202	
不整脈	84,86	
不定愁訴	40	
腐敗	108	
不眠症	54	
プライマーゼ	202	
プリン体	170	
プルキンエ線維	86	
プレフィルド型	126	
プロスタグランジン	102,168	
ブロック注射	48	
プロテアーゼ	204	
分布	22	
噴門部	110	
ベニテングダケ	88	
ペプシン	100	
ペプチドグリカン	182	
ヘマグルチニン	196	
ヘモグロビン	94	
ヘリカーゼ	202	
ヘリコバクター・ピロリ	190	
ヘルペスウイルス感染症	202	
片頭痛	68	
便秘	104	
鞭毛	190	
防御因子	100	
房室結節	86	
放射線治療	212	
報酬系	50	
放出	196	

紡錘体形成	218
ホスホジエステラーゼ	92
勃起障害	144
ホルモン補充療法	134
本態性高血圧	74
翻訳	182

ま

麻酔	48
マスト細胞	68
慢性甲状腺炎	134
慢性腎臓病	140
慢性閉塞性肺疾患	78,160
無効量	30
ムスカリン	88
ムスカリン受容体	46
ムスカリン中毒	46
ムチン	154
ムレインモノマー	182
迷走神経	88
メラトニン	54
免疫関連有害事象	230
網膜症	122
モノアミン	52

や

薬剤	12
薬剤学	10
薬剤耐性菌	180
薬物	12
薬物感受性	32
薬物受容体	18,20
薬物相互作用	36
薬物動態学的相互作用	36

薬物動態学	10
薬物有害反応	34
薬物療法	212
薬理学	10
薬力学	10
薬力学的相互作用	36
薬理作用	16
薬機法	12
薬効	16
薬効成分	14
有害事象	34
有効量	30
有窓型毛細血管	23
幽門部	110
遊離	196
癒着	104
葉酸	184
陽性症状	50
用量	30
用量-反応曲線	30
抑制作用	16

ら

ランゲルハンス島	122
リガンド	18
リガンド受容体	21
リポタンパク質	128
臨床症状	178
レーザー治療	158
レセプター	18
レニン	76
レビー小体型認知症	60
攣縮	80

【参考文献】

『いちばんやさしい 薬理学』木澤靖夫 監修（成美堂出版）

『カラー図解 これならわかる薬理学』佐藤俊明 訳（メディカル・サイエンス・インターナショナル）

『カラー図解 人体の正常構造と機能』坂井建雄、河原克雅 編（日本医事新報社）

『薬の基本とはたらきがわかる 薬理学』柳田俊彦 編（羊土社）

『薬がみえる vol.1』医療情報科学研究所 編（メディックメディア）

『薬がみえる vol.2』医療情報科学研究所 編（メディックメディア）

『薬がみえる vol.3』医療情報科学研究所 編（メディックメディア）

『薬がみえる vol.4』医療情報科学研究所 編（メディックメディア）

【監修者紹介】

赤羽 悟美（あかはね・さとみ）

東京都出身。東邦大学医学部・大学院医学研究科・生理学講座統合生理学分野教授。公益社団法人日本薬理学会理事長（2022年4月～2024年3月）。東京大学薬学部薬学科卒業。同大学大学院博士（薬学）課程修了後、東京大学薬学部助手。その後、米国ジョージタウン大学医学部薬理学講座に留学。東邦大学医学部（薬理学講座）助教授を経て、2013年より現職。薬理学およびその基盤となる生理学の研究と教育に従事している。

編集	渡邉宥介（有限会社ヴュー企画）、石塚陽樹（株式会社マイナビ出版）
本文デザイン・DTP	中尾剛（株式会社バズカットディレクション）
執筆協力	鈴木泰子
イラスト	高橋なおみ
校正	株式会社聚珍社

運動・からだ図解　薬理学の基本

2024年10月30日　初版第1刷発行

監修者	赤羽悟美
発行者	角竹輝紀
発行所	株式会社マイナビ出版
	〒101-0003
	東京都千代田区一ツ橋2-6-3 一ツ橋ビル2F
	電話　0480-38-6872（注文専用ダイヤル）
	03-3556-2731（販売部）
	03-3556-2735（編集部）
	URL　https://book.mynavi.jp/

印刷・製本　シナノ印刷株式会社

※定価はカバーに表示してあります。

※落丁本、乱丁本についてのお問い合わせは、TEL0480-38-6872（注文専用ダイヤル）か、電子メールsas@mynavi.jpまでお願いいたします。

※本書について質問等がございましたら、往復はがきまたは返信切手、返信用封筒を同封のうえ、㈱マイナビ出版編集第2部書籍編集1課までお送りください。お電話でのご質問は受け付けておりません。

※本書を無断で複写・複製（コピー）することは著作権法上の例外を除いて禁じられています。

ISBN978-4-8399-8344-4
©2024 Satomi Akahane
©2024 Mynavi Publishing Corporation
Printed in Japan